王晏美
谈肛说肠

王晏美◎著

| WANG YANMEI |
| TAN GANG SHUO CHANG |

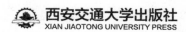
西安交通大学出版社
XIAN JIAOTONG UNIVERSITY PRESS

图书在版编目（CIP）数据

王晏美谈肛说肠 / 王晏美著 —西安 ：西安交通大学出版社，2016.6
ISBN 978-7-5605-8607-6

Ⅰ．①王… Ⅱ．①王… Ⅲ．①肛肠疾病—诊疗②直肠疾病—诊疗 Ⅳ．
①R574

中国版本图书馆CIP数据核字（2016）第132364号

书　　名	王晏美谈肛说肠	
著　　者	王晏美	
责任编辑	张沛烨　　康强强	
出版发行	西安交通大学出版社	
	（西安市兴庆南路10号　邮政编码710049）	
网　　址	http://www.xjtupress.com	
电　　话	（029）82668502　82668805（医学分社）	
	（029）82668315　（总编办）	
传　　真	（029）82668280	
印　　刷	固安县保利达印务有限公司	
开　　本	710mm×960mm　1/16　印张　22.75　字数　200千字	
版次印次	2016年9月第1版　2016年9月第1次印刷	
书　　号	ISBN 978-7-5605-8607-6/R·1252	
定　　价	39.80元	

读者购书、书店添货、如发现印装质量问题，请通过以下方式联系、调换。
订购热线：（029）82665248　82665249
投稿热线：（029）82668502
读者信箱：medpress@126.com

目 录

上篇　谈肛说肠不尴尬

目录

目录

下篇　冷眼看热点

目录

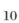

上篇　谈肛说肠不尴尬

"久旱逢甘露，金榜题名时，洞房花烛夜"这人生三大幸事我们都知道，但人身三大幸事是什么，你知道吗？吃得香、睡得着、排得畅。吃嘛嘛香、着床入眠，这肯定是幸福的标志，但这"排得畅"怎么就成了幸事了呢？

　　早晨起来如厕，轻松卸掉头一天产生的垃圾，会顿觉上下通透，浑身轻松，然后你会带着愉快的心情走出家门，去开始新的一天。可是一旦排不畅，甭说吃得香了，或许你会吃不下，甚至吃进去又会马上吐出来，这样一来，"睡得着"自然也就不可能。所以这排得畅，不仅是幸事，还是幸事中的幸事。

　　是否排得畅和我们人体的两大器官——肛与肠有关。说到这两个字，尤其是"肛"，很多人往往难以启齿，觉得说出来很尴尬。也许是它们工作岗位的特殊，人们普遍存在歧视思想。有个成语叫"吮痈舐痔"，说的是战国时期，宋偃王派曹商出使秦国，曹商能说会道，深得秦惠王的宠信，秦惠王特意赏赐他100辆马车。回国后曹商对庄子炫耀，庄子说："秦王对给自己吮痈舐痔的人都会赏赐马车，越脏的地方给的车越多。"庄子认为长在肛门上的痔和痈是最脏的，所以用吮痈舐痔来讽刺挖苦曹商。

　　哎，"英雄"受辱啊，天天为人们的幸福在辛勤工作，不但没功，最后还被嘲笑，竟然连名字都没人愿叫，这肛肠兄弟俩就真的让你那么丢面子吗？如果他俩罢工会怎样？

第一章　重拳在握——肛门

它看上去像一只攥紧的拳头。它重权在握，管控着人体最重要的出口。所以说它用拳来掌权，铁腕执政。它，就是肛门。

肛门是门吗？如果你真的认为肛门就像屋门、闸门一样，那你就错了。肛门之所以被称作"门"，完全是从其像门一样具有开合功能上考虑的。事实上，它既没有门板，也没有门栓，它更像一只攥紧的拳头。这只拳头只有在排便时才会短暂松开，其他时间一刻也不放松，守卫着人体最主要的排泄口。所以医学上更多时候称其为肛管，而肛门只是肛管的外口。为了减少概念上的混乱，本书在后面提到的肛门和肛管是一个意思，都是这段管状组织。

我们再看看"肛"这个字，左边是个"月"，代表是人体的器官，右边是个"工"，上边一横表示宽大的直肠，下边一横表示宽广的肛门外边，中间一竖表示闭合的肛管，所以整个肛门就好比一只有力的手握住哑铃，哑铃是中间的工字，而手就是肛门括约肌。

肛门这只铁拳上端连接直肠，上下长 2.5 ～ 4 cm。厚厚的手掌（管壁）共有五层结构，从里向外依次是：皮肤层、皮肤下层、内括约肌、肛提肌、外括约肌。

皮肤层具有感觉功能，是肛门的情报系统，可以辨别到达此处的肠内容物是液体、气体还是粪便，便意的产生就是源自肠内容物对此处的压迫刺激。

皮肤下层主要是血管组织，像一层海绵垫，对肛门的闭合起到密封作用。该层也是痔疮的发生部位。

　　三层肌肉层是构成肛管的最主要成分，三者既独立又配合，共同完成肛门的控便和排便任务。正是因为有这样三层肌肉系统，所以肛门较真正的拳头更有力。拳头攥久了会累，但肛门不会。这三层肌肉就是控制肛门的三套系统，自动运行时依靠内括约肌，人工控制靠外括约肌，而肛提肌则通过使直肠和肛管弯曲成一定角度来控制。三系统既分工又相互协作，共同把守人体的国门。

　　下面我们看看这只铁拳是如何来执政的。

第1节　自动控制

一、静息不是休息

　　肛门在绝大部分时间里都处于自动工作状态，这个时候不需要我们去做任何事，无论是排便还是非排便。排便时肛门扩张，非排便时肛门闭合，这都是自动行为，不需要我们去人为干预。

　　肛门非排便时又称"静息状态"，意为静止休息状态。虽然叫静息，但实际上肛门并没有休息，它自觉地处于闭合状态，只有这样，才能防止粪便、肠内容物甚至是直肠不会随便跑出体外。那么是谁在静息时刻默默承担起闭合肛门的重任呢？

　　肛门内括约肌！这是一块了不起的肌肉，我们先来认识它。

二、一块肛门最重要的肌肉

　　何谓括约肌？括是扩张，约是收缩、约束，括约肌就是可张可弛，可松可紧的肌肉，由于它位于肛管的最内侧，所以叫内括约肌，括是为了排便，约是为了控便。它包裹着肛管的上 2/3 部分，上下长约 3 cm，厚度 0.5 cm。内括约肌不是肛门局部一块孤立的肌肉，它是直肠壁肌肉的延续和末端，是整个肠管中最肥厚的肌肉。它肥厚的下缘平时距离肛门口约

0.5 cm，而在排便时它还会下降到肛门口，因此内括约肌是可以被摸到的。

　　肛门在 95% 的时间里都是由内括约肌自动掌控，所以它是肛门最重要的肌肉。它之所以有这样的能力完全在于它的肌肉属性——平滑肌。

　　人体肌肉按照有无横纹（粗大肌纤维）可分为横纹肌和无纹肌两大类。横纹肌包括骨骼肌和心肌。无纹肌又叫平滑肌，存在于消化系统、血管、膀胱、呼吸道和女性的子宫中。内括约肌来自于直肠壁肌肉，所以是平滑肌。

　　骨骼肌是可以看到和感觉到的肌肉类型，我们做健身锻炼练的就是骨骼肌。它受意识控制，可以随意收缩和放松。通常情况下骨骼肌做的是短暂单次收缩，且易疲劳。但在一些特殊情况下也出现长期持续收缩，如患破伤风的时候。下节将要介绍的肛门外括约肌就是属于骨骼肌。

　　平滑肌能够长时间拉紧和维持张力。这种肌肉不随意志收缩，意味着神经系统会自动控制它们，而无须人去考虑 。像胃肠道的肌肉每天都在执行任务，但人们一般都不会察觉到。内括约肌正是这样一种肌肉，下面看看它到底有哪些特性。

三、肛门内括约肌的"屈"

　　在静息时肛门内括约肌始终保持在一种轻度的持续收缩状态，这种收缩可以使肛管始终保持着一定的基础压力，称为肛管压，正常肛管压是 6.0～9.3 kPa（千帕）。

　　内括约肌的这种紧张性始终存在，只要不排便，它可以持续一天、两天，甚至一周、两周。所以内括约肌又有"肛门劳模""肛门大力士""肛门最重要的肌肉""国门第一卫士"之称。

　　内括约肌的紧张性是肛门控便的最关键因素，一旦遭到破坏，就会出现失禁。这种破坏可以是针对肌肉，也可以是针对支配肌肉的神经。前者常出现在肛周疾病的手术后，后者较多见于对脊髓的损伤。曾经会诊一位骨科的患者，做脊柱手术时，损伤到马尾神经，而控制肛门的神经恰恰是马尾神经的分支，结果内括约肌紧张性丧失，肛门洞开，大便失禁。

　　当然，有些人属于先天因素，根本就没有内括约肌，就更不要谈紧张性了，这些人肛门是敞开的，除了肠道内容物会流出，直肠也会脱出。

上篇　谈肛说肠不尴尬

紧张性体现在名称上，就是括约肌的"约"。

四、肛门内括约肌的"伸"

内括约肌保持正常的伸展性是肛门排便的重要条件，如果伸展性受到制约，不仅会出现排便困难，还会引起肛裂、肛门疼痛等病症。常见于疾病和炎症的刺激，导致内括约肌瘢痕化、纤维化，弹性下降。不合理手术引起肛管皮肤缺损，导致肛门狭窄，也会使伸张性下降。

伸展性体现在名称上，就是括约肌的"括"。

五、肛门内括约肌的"敏感"

我们都有吃坏肚子而导致胃痛、腹痛和腹泻的经历，这主要是因为腐败和不洁食物刺激消化道平滑肌致其痉挛所致。这就是肠道平滑肌的敏感性，内括约肌也同样如此，它对一些生物组织产物、化学、温度和牵张等刺激有较高的敏感性。比如肠胀气，属于牵张刺激，不仅会产生腹部不适，肛门也会收缩。肛裂和肛肠手术导致内括约肌外露，受到粪便和肠黏液等的刺激，产生痉挛，这个时候就会产生肛门局部剧烈疼痛。所以，为什么很多人都害怕痔疮手术？怕痛！而手术创面是不会产生这么恐怖的疼痛，主要是因为内括约肌痉挛痛，这和肛裂的疼痛原理是一样的。所以聪明的手术医生不仅会切痔疮，还在术中加上一些防止括约肌痉挛的处理方法，比如内括约肌部分切断松解术，当然手术一定要掌握好尺度，既达到松解目的，又不能伤及其闭合功能。内括约肌痉挛带来的不只是疼痛，还会造成局部血流障碍，引发肛裂、痔疮、肛乳头瘤等疾病，日久还会导致肛门狭窄。

内括约肌的敏感性不仅表现在收缩方面，也表现在扩张上。当受到一些化学物或药品的刺激它还会扩张，如肾上腺素、硝酸甘油、肉毒素等。利用这一点，可以开发一些治疗肛裂的药物。

紧张性、伸展性、敏感性都是内括约肌的本能反应，它们的活动不听从大脑指挥，其指挥中心在脊髓内。

肛门自动控制系统依靠的主要是内括约肌，但成也萧何败也萧何，内括约肌虽劳苦功高，但很多肛周疾病都与它有关。通过对它的了解，可以用其所长，避其所短，从而为我们的肛门健康寻找到更多的防治手段。

第2节　人工控制

一、听话的肛门外括约肌

上节谈到大部分时候我们的肛门是由内括约肌来自动控制的，但有时候也需要人工来控制。

我们都有这样的体验，有时突然有大便想解，但这时正好找不到厕所，或是正在工作或学习，条件不允许排，你怎么办？憋着！这个"憋"就是我们在人工控制肛门。当然有时憋得住，有时憋不住，后面再介绍为什么会这样。

憋便是一种主观意识行为，前面谈到内括约肌是不受意识支配，所以憋便靠的肯定不是内括约肌，那是什么肌肉呢？

提肛锻炼很多人都做过，简便易行，效果显著，有肛门第一保健操之称。但你知道提肛锻炼是在练什么肌肉吗？其实这个动作我们都是在和肛门外括约肌打交道。

外括约肌位于肛管的最外侧，由下向上分三个部分，分别是：

1. 皮下部，位于肛缘皮下，环绕肛门口一圈。在行外痔切除手术时可以见到此肌肉。

2. 浅部，位于肛管两侧，呈前后向梭形分布，前端固定在会阴，后端固定在尾骨尖。

3. 深部，位置最高，环绕提肛肌下。

外括约肌是骨骼肌，受意识支配，其主要功能是控便和协助排便。

二、外括约肌的控便作用

外括约肌控便作用主要在两种情况下发挥，一是憋便时；二是排便结束时。

便意的产生说明已经有一定量的粪便到达直肠，刺激直肠壁，申请开门出关，这个时候本能的反应是内括约肌准备扩张开门，这一过程都是自动行为。但开不开门最终决定权不在内括约肌，而在受意识支配的外括约肌。我们经过判断，条件允许就不去干预，任由内括约肌扩张，开门放行。但如果条件不允许，就指挥外括约肌收缩，给内括约肌压力，让它打消这个念头。一般情况下，内括约肌会很听话，放弃扩张，回到静息状态。但此时如果直肠的粪便很多，或是腹泻，直肠会不断收缩，催促内括约肌松弛，这个时候我们就知道什么叫胳膊拧不过大腿，内括约肌要扩张，外括约肌通过收缩不让，通过几个回合的较量，最终败下阵来的一定是外括约肌，因为它是骨骼肌，会疲劳，而内括约肌不会。这个时候，如果你还没有找到厕所，尴尬的事情就发生了。

因此，外括约肌控便作用是有限的、有条件的。在内括约肌正常情况下，它是通过压迫内括约肌，阻止其扩张来实现的。这个时候对外括约肌来说不需要多强的力量，只需给内括约肌一个信号就可以。但是对内括约肌缺损者来说，外括约肌就只能靠自己的力量，机械性关闭肛门来对抗直肠的收缩。这个时候问题来了，外括约肌是骨骼肌，容易疲劳，一般只能持续收缩约 55 秒，超过这个时间就会失去作用。由于是机械作用，肌肉力量的大小会影响到控制的效果。所以对于一个内括约肌正常的人来说，提肛锻炼对肛门的控便作用帮助不大，但如果是内括约肌缺损，通过锻炼外括约肌，还是可以提高控便功能。

排便过程中内括约肌扩张，这是不自主行为，结束排便，肛门闭合，内括约肌又会回到静息状态。但内括约肌不会自动关闭，需要一个外力，这时候外括约肌就开始发挥作用，主动收缩，内括约肌产生联动作用也跟随收缩，使肛门关闭。所以说，终止排便首先靠的是外括约肌。

三、外括约肌的排便作用

有些刚手术后的患者感觉大便排不尽，觉得使不上劲。这是怎么回事？排便时候我们使的是什么劲？

我们可以回想一下，排便过程中是不是多次收缩肛门，这一动作肯定是外括约肌在收缩，但不是为了关闭肛门，而是在排空肛管，为下一轮排便做准备，所以是在协助排便。外括约肌围绕着肛管上、中、下共有三部分肌肉，这种结构一方面在行使应急控便时力量更强，同时在协助排便时产生绞索样作用使肛管排空更彻底。所以排便时我们使劲的对象是肛门外括约肌。

手术时为了防止术后疼痛，一般都会在肛门皮下和创口注射长效止痛药，而外括约肌紧贴皮下，长效麻药在止痛的同时也使外括约肌产生麻醉作用，这就是我们为什么感觉有劲使不上的原因。不过出现这种情况也不要担心，长效麻醉对神经的阻滞时间一般不超过两周，过了这个时间就会慢慢自动恢复。

需要指出的是，外括约肌实际上有两种肌纤维，以上作用主要是肌纤维 I，肌纤维 II 有类似于内括约肌样作用，参与静息时的肛门闭合管理，主要位于深部。所以在行手术时要尽量保护这一部位的外括约肌不被切断。

第3节　角度控制

一根水管拉直时通水量最大，车辆在经过一条道路的拐弯时速度会降低，说明什么问题？角度会产生障碍。人体在进化过程中认为肛门这个最重要的出口光靠括约肌来控便还不够，在肛门和直肠的连接处制造了个角度来辅助括约肌联合控便，这个角叫肛管直肠角，角度制造者是肛提肌。

在腹腔的下面是什么？腹膜。腹膜的下面是什么？盆腔。盆腔的下面是什么？盆底。盆底是由肌肉来封闭的，但盆底并不是完全闭合的，男性有两个裂孔，女性有三个，分别让直肠、尿道和阴道通过，而直肠裂孔周围的肌肉就是肛提肌。直肠穿越这个裂孔后与肛门相接，而肛提肌也顺势下行，进入内外括约肌之间，与直肠壁的一层肌肉汇合，形成联合纵肌。

不要小看这个联合纵肌，它的作用一点不比括约肌差。它的主体肌纤维虽位于内外括约肌之间，但它的触觉很广，肌纤维到处延伸，广泛分布，不仅将内外括约肌捆绑在一起，还固定肛缘皮肤、肛管皮肤、直肠下端黏膜下血管。痔疮脱垂就是因为这个肌肉出了问题。

肛提肌由三块肌肉组成，其中最重要一块叫耻骨直肠肌，这块肌肉就像一根"U"形绳索套在直肠和肛门的连接处，肌肉的固定点与小腹下部的耻骨联合，所以这块肌肉收缩，是向前拉提。直肠本来是向前下方向行进的，但绕过耻骨直肠肌后就突然拐向后下方，过渡到肛管，形成一个向后方的夹角——肛管直肠角。

有了肛管直肠角，肛门通向直肠就不是一根直筒，好像在门口放了扇屏风，这为肛门的闭合又设置了一道保险。

耻骨直肠肌是骨骼肌，在直肠下端的后侧可以摸到，受意识支配，我们在提肛和收缩肛门的时候，这块肌肉就会收缩。因此肛管直肠角不是固定不变的，耻骨直肠肌收缩，它会变小，反之则变大。静息状态下肛直角大约处于一个 90° 的直角，而排便时可以增大到 137°。

从肛门控便需要来讲，肛直角的存在无疑是有利的，教科书警告我们手术时一定不能全部切断耻骨直肠肌，否则极有可能造成肛门失禁，因为破坏了肛直角。但肛直角产生的这个障碍要适可而止，不要忘了，肛门的主要功能是排便。如果排便时耻骨直肠肌不能充分松弛，肛直角不能变大，就会出现出口梗阻，导致排便困难。有种病叫出口梗阻性便秘，其中最主要原因就是盆底肌迟缓，耻骨直肠肌肥厚或痉挛造成排便时肛直角过小。知道了原因，对这样的便秘我们就可以采取耻骨直肠肌松解术来治疗。

盆底除了肛提肌外还包括尿道括约肌和阴道括约肌，整个盆底肌肉包括外括约肌的神经都来自于骶神经，所以整个盆底肌的步调是一致的，我们做个提肛动作，实际上整个盆底肌肉都在收缩。有些患者做肛肠手术后，小便不通，手术在肛门，为何小便受影响？就是因为手术造成我们的肛门括约肌不自主收缩，由于支配的神经相同，结果尿道括约肌也收缩，造成小便不通或不畅。这个时候如果我们不想导尿，可以去试着排大便，肛门一放松，盆底肌也都放松，小便自然会通畅。

制造角度来达到控便目的如今在一些肛肠手术中被运用。低位直肠癌保肛术，以往的术式虽然肛门保住了，但由于破坏了肛直角，术后失禁现象严重。目前临床上可通过手术人工制造出肛直角，从而大大降低了失禁的发生。

测量肛直角最简单的方法是做个指诊，精确测量可以做个排粪造影。

第4节　衬垫控制

人体是直立的，肛门又开口向下，肠道里不仅有粪便，还有液体、气体，这些内容物为何不会因重力的作用而流出体外？前面谈到，肛门的控便有内外括约肌，还有肛直角，但仅有这些还不够，因为它们都是着眼于大的方面，要想达到密闭效果，应该还要着眼于细微的闭合因素。

水龙头和水管的连接处都要放置一个橡胶垫，这个橡胶垫被称为密封垫。在人体肛门和直肠的连接处也有这么一圈"密封垫"，它突向肠腔，当肛门闭合时起到密闭肛门的作用，人体的这个"密封垫"我们叫它"肛垫"。

"肛垫"一词的提出来自一个外国学者。1975年，Thomson选择42例无任何症状的"正常人"进行观察，结果发现这些人的直肠下端都出现3~4处类似海绵体样的隆起。经过认真思考后，他认为这些软组织不是痔疮，也不是无缘无故长出来的，相反，它们对肛门闭合有衬垫样辅助作用，是个生理结构。因此，他给起了名字叫"肛垫"，英文是"cushions"或"pades"，意为"护垫""垫肩""缓冲器"。这一观点于1983年在德国召开的第九届国际痔科专题研讨会上获得确认，国内目前也普遍接受了这一观点。

肛垫对肛门的闭合到底起到多大的作用呢？前面提到，肛门闭合时肛管是有一定压力的，我们称这种压力为肛管静息压，静息压是衡量肛门功能的最重要指标。肛垫对全部静息压的贡献值可以占到15%，其他分别是内括约肌60%，外括约肌25%。

肛垫位于肛管齿线（肛门直肠交界线，形同锯齿，故得名）上直肠下端约 1.5 cm 区域内。肛垫的组成有血管、固定组织、神经和淋巴管等，下面逐一介绍。

一、肛垫血管

血管是肛垫的最主要成分，肛垫的大小取决于这些血管的充盈扩张程度。在人体的其他部位组织中，动 - 静脉是通过毛细血管过渡的，富含营养的动脉血在毛细血管中与组织进行充分交换，留下营养，带走废物，然后变成静脉血回收处理。但是肛垫内的大部分动 - 静脉并非通过毛细血管过渡，而是出现了动 - 静直接吻合现象，直接吻合的血管叫窦状血管，由于动静脉之间巨大的压力差，使得窦状血管异常膨大，表现出血管瘤样改变。窦状血管的发现可以很好解释过去临床上的一些疑问。

后面将要谈到肛垫和痔疮的关系，两者是一不是二，因此肛垫血管也是痔血管。以往认为痔是静脉曲张形成的，既然这样，痔疮出血应该是静脉血。可实际上痔出血多是喷射而出，血色鲜红，是动脉血，通过血气分析也确实如此，这不好解释。有了窦状血管，这就不成问题了。痔疮出血既不是静脉，也不是动脉，而是窦状血管出血。窦状血管就好比一根火线和一根地线之间出现了短路一样，这种短路即使不会导致马上跳闸，也肯定是潜在的隐患。

窦状血管和毛细血管是肛垫内动静脉之间存在的两种通路，窦状血管通路开放，肛垫表现出充血膨大，毛细血管通路开放则肛垫变小。每种通路都有由括约肌组成的小开关，一条开，另一条则关，大部分时候人体会根据自身的需要自动调节，目的是保持肛管内正常的压力，维持肛门正常的闭合功能。但当出现一些特殊情况的时候，这种自动调节会失灵，窦状血管过度开放，肛垫膨大不可复原，就会出现出血、脱垂等痔疮的表现，这个时候，肛垫就变成了痔。酒精和辣椒素会开放窦状血管，久蹲厕所，肛门长时间松弛，也可以使窦状血管通路开放，这些都是痔疮的发病原因。

不仅是肛门，人体许多其他孔道，如尿道口、宫颈、阴道口、咽和鼻、泪管等，其黏膜下层均有类似肛垫的组织学表现。

二、肛垫固定

肛垫每天都会受到粪便的向下挤压和冲击，其功能的正常发挥有赖于两点：不变大、不移位。上节已经介绍了肛垫大小的决定因素和影响因素，下面就谈谈肛垫的固定问题。

固定肛垫的肌纤维主要有两个来源，一是肛垫基底部的内括约肌，二是联合纵肌。肌肉属性主要是平滑肌，除此以外尚有少量弹性纤维和结缔组织。这些固定组织形成一个网络状结构，缠绕在肛垫血管上，构成一个支持性框架，将肛垫固定于内括约肌之上，防止肛垫向下滑脱。

Treitz 最先阐述肛垫固定组织的临床意义，后来人们把这一固定肛垫的肌肉称为 Treitz 肌。

Treitz 肌厚 1~3 mm，随年龄的增长而增厚，20 岁以后即趋稳定。年轻人的肌纤维排列细密，相互平行，结构精细，弹性纤维较多。至 30 岁以后肌肉开始退化，出现断裂、扭曲和疏松，弹性纤维减少。至老年则发生退行变，使肛垫有突出肛管腔的趋势。如果 Treitz 肌断裂，在排便时，肛垫即可出现从原来固定于内括约肌的位置下移的状况，这也就是痔疮的脱垂。促使肛垫下移的因素很多，除先天性 Treitz 肌发育不良的遗传因素外，如便秘、腹泻、排便习惯不良和括约肌动力失常等，均可增大下推肛垫的垂直压力，使 Treitz 肌过度伸展、断裂，导致肛垫下移。

Treitz 肌有部分肌纤维来自肛提肌，因此，我们做提肛锻炼对肛垫的固定有一定意义。

三、肛垫神经

有个肛肠科老医生讲了段经历，说自己一辈子都是在看患者，结果有一天被一患者"看"了一眼，吓了一大跳。原来这个患者把一个钢球塞进了肛门，自己弄不出来就来看医生，老医生给他检查时，这个钢球正好卡在肛门口，看上去像个大眼珠。他说："谁说肛门有眼无珠？"

这虽然是个笑话，肛门也确实有眼无珠，但它能"看见"东西却是真的，当然不是看人，它能"看得见"肠道内容物！

在肛垫表面和内部分布着丰富的肛门感觉神经，这些感觉神经就是肛门的眼睛。有没有粪便，是什么样的便，它全能"看见"。它就好比肛门的情报中心，当肠道内容物运行到直肠后，这个情报中心首先知道它们来了（这就是便意），其次对它们进行识别，比如是粪便啊，还是液体、气体？然后将这一情况向大脑中枢汇报，脑中枢根据具体情况决定是放行还是劝退。

肛垫神经不仅是肛门的眼睛，同时也是排便的导火索。曾经有个患者告诉我，她有便秘的毛病，但她不吃药，也不使用开塞露，而是每次在便前往肛门内放根萝卜条，大便很快就能排出。萝卜条有一定硬度，对局部有一定压迫作用，同时也不会刺伤局部。她巧妙借助一个外物来刺激肛垫神经这个排便导火索来达到排便目的。当然也有一些人是直接把手指放进肛门去按压肛垫来刺激排便，就像喝醉酒把手指放进咽喉按压来催吐解酒一样。

肛垫神经擅长的是对温度、牵拉的觉知，但对针刺等锐性刺激不敏感，定位性也差。比如做内痔手术的时候，由于要牵拉痔疮，所以会感觉肛门坠胀，有强烈排便感。但要是用针去扎，则感觉不到明显疼痛。如果我们把手指伸进肛门去检查直肠的情况，刺激某一点，患者指不出具体位置。所以说这只肛肠之眼也有"缺陷"。

肛垫神经一旦被破坏，不能辨别肠内容物性质，分不清"好人""坏人"，它们就会蒙混过关，出现肛门失禁。或者这些神经感觉不敏感了，便意阈值提高，排便导火索不能轻易点燃，就会出现排便困难。

所以肛垫对肛门的价值不仅体现在它的衬垫作用，也体现在它的感觉能力上。

肛垫的提出可以合理解释为什么会"十人九痔"，因为这里所谓的"痔"有一大部分是指肛垫。

第5节 手心手背两张皮

了解完肛门这只拳头的"权力"部门后，我们需要把目光从里边撤出来，聚焦手心手背两张皮。手心就是肛门里的皮肤，而手背就是肛缘皮肤。

一、手心——肛管皮肤

肛管皮肤是肛管最内侧一层皮肤，上接直肠黏膜，下连肛缘皮肤，上下长约3 cm，是连接体内外的过渡区域，其特点有：

（一）坚固

肛管皮肤白里透红，光光滑滑不长毛发，甚至连汗腺和皮脂腺都没有，看上去非常像是一张害羞的脸，但就是这张脸却异常坚固，有很强的抗腐耐磨性。这块皮肤的位置是肛管最窄的地方，粪便天天从这里经过，天天要在这块皮肤上摩擦。肠道的黏液：酸性的、碱性的，每天还会流下来侵蚀这里。在这样"恶劣"的环境下不具备足够的坚固性确实不行。

（二）弹性好

肛门闭合时要完全密闭，而排便时要能充分开放。肛管皮肤紧贴内括约肌表面，它必须要和内括约肌具有同样的延展性，否则只有两种结局，大便排不出，或它被撕裂。所以肛管皮肤必须具备良好的弹性才能保证肛门功能的正常发挥。

（三）感觉敏锐

肛管皮肤有类似肛垫的感觉功能，这种感觉对闭合肛门非常重要。粪便的到来，如果肛管皮肤的感觉功能失灵，括约肌不去控制，大便就会不知不觉地流出体外。

（四）珍贵

肛管皮肤有三性：不可再生性、不可替代性、不可或缺性。一旦损伤，就不可再生，少了、缺了，就再也不可复原。一旦损伤，无可替代，只能靠瘢痕和肠黏膜来弥补，但肠黏膜易出血，而瘢痕弹性差，影响通便。肛管皮肤缺了不但肛门开合功能受限，紧贴皮下的内括约肌也会失去保护，

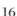

这时它就会"脾气"大发，痉挛、疼痛、肛裂等病症随之出现。所以说肛管皮肤比金子还珍贵，一点都不为过。

（五）易损伤

由于肛管皮肤所处的位置特殊，每天都会和粪便产生摩擦，虽然它的坚固性和弹性都很好，但如果粪便过于坚硬，它还是会受伤。便血的两个最常见原因，一是内痔，二是肛管裂伤出血。肛管裂伤如果日久不愈，就会发展成肛裂。

肛管皮肤除了在工作中被粪便伤害外，还经常被医生伤害，在治疗痔疮的过程中方法或操作不当会伤及肛管皮肤。以前有种涂药疗法，由于药物有很强的腐蚀性，经常是烂了痔疮，也烂了局部的皮肤。以往很多外科医生使用环切法，把内痔和肛管皮肤全部切除，将肛缘皮肤和肠黏膜对接吻合，肛管皮肤全部被伤。现在临床使用的 HCPT，在切除痔疮的同时，也会使周围和深部组织被灼伤。即使方法得当，如果没有肛管皮肤的保护意识或不知道保护方法，也会导致其受损。当然有些环状混合痔，为了使痔疮治疗彻底，肛管皮肤也会出现较重程度的损伤。

肛管皮肤珍贵，千万不能因为方法问题、技术问题，或意识不到，使其无谓受伤，即使是治疗需要，也要尽可能去保护。

二、手背——肛缘皮肤

与"手心"常表现出的一副害羞模样不同的是手背皮厚，胡子拉碴，褶子多，有时像个非洲人。肛缘皮肤一方面具有体表皮肤的所有特性，同时还有其特殊性。

（一）多毛发与腺体

肛管皮肤不像北国冬季的冰雪世界，一马平川，寸草不生，而更像南方的湿地，杂草丛生。这里分布着较多的汗腺、皮脂腺，生长着毛发。这种特点主要是为了保护肛缘皮肤。

（二）多皱褶

排便时，肛缘皮肤也要随着肛门开合。随着年龄的增长，人体的皮肤弹性也会逐渐下降，这时候，当肛门闭合时，肛缘皮肤就会出现一些皱褶。皱褶的出现，是年龄的标志，也是为了能适应肛门的开合功能。如果你不清楚这点，认为局部隆起的都是痔疮而去将其切除得干干净净，这时肛门的扩张功能就会受限，影响排便，或易被撕裂。

（三）多静脉丛

肛门直肠局部分布着两大静脉丛，直肠静脉丛分布在直肠下端，肛门静脉丛分布在肛缘皮下。这些静脉丛回收经过代谢后的静脉血，但如果扩张膨大，就成了痔。直肠静脉丛形成的是内痔，而肛门静脉丛形成的是外痔。所以肛缘皮肤常常和外痔混为一体，手术时要注意保护。

（四）易污染

首先是被粪便污染，这里天天接触粪便，如果排便次数多，或稀便，就更易被污染。其次是被肠黏液污染，肠道有炎症，黏液多，或肛门关闭不全，肠黏液就会流出污染这里的皮肤。第三是被局部分泌物污染，这里分布大量的腺体，腺体的分泌物过多，和局部的细菌结合就会污染皮肤。第四是被肛瘘、痔疮等肛周疾病的分泌物污染。肛瘘会反复流出脓液，Ⅱ度以上的痔疮也会流出分泌物，它们都会刺激肛缘皮肤。第五是肛周皱褶多，多毛发，客观上也给污染创造了条件。

污染的后果，首先是皮肤炎症、湿疹、瘙痒。久而久之会色素沉着、皮肤皮革样变，或皲裂、疼痛、出血。其次是炎症累及皮下的静脉丛，导致静脉壁炎症，血管弹性下降，痔疮发生。污染过重，会直接形成局部皮下的脓肿。

因此，对待手背这张皮，也需要精心呵护，否则它会让你不得安宁。

第6节　肛门的软肋

肛门这只铁拳看似无懈可击，但实际上它也有软肋，常常受到肠道细菌的攻击，受细菌攻击后，轻则损伤肛门括约肌，重则危及性命。下面我们来看看这只铁拳的"指间缝隙"（软肋）在哪儿呢？

一、细菌入侵的四个漏洞

苍蝇不叮无缝的蛋，鸡蛋壳看似坚硬，但它仍有被苍蝇蚊子叮咬的缝隙。肛门也一样，常常会受到细菌的攻击，但肛门的漏洞到底在哪呢？

（一）肛窦

肛门接触肠内容物的最内侧组织，上 1/3 是直肠黏膜，下 2/3 是肛管皮肤，但无论是肠黏膜还是肛管皮肤都不会轻易被细菌突破，问题主要出在直肠黏膜和肛管皮肤的交界处——齿线。

齿线位于肛门内部约 3 cm 处，用一肛门镜就可以看到，它的形状像锯齿，所以叫齿状线，简称齿线。齿线一方面是肛门内部一条非常重要的标志线，同时也是细菌入侵肛门的突破口。

直肠的形状看上去像个腰鼓，中间大，两头小，下接肛管。直肠在从宽大的中部（壶腹部）向闭合的肛管过渡的过程中，直肠壁黏膜形成向肠腔突起的 6~10 条黏膜隆起柱，医学上叫"直肠柱"。每两个直肠柱下端之间有半月形瓣膜相连。直肠柱和这瓣膜一起围成一个个小隐窝，这种小隐窝就是肛窦，或称肛隐窝。

肛窦开口向上，平时开放，排便时关闭。肛窦内分布着肛腺的开口，肛腺分泌肛腺液，润滑和保护肛管。如果某种因素导致排便时肛窦不能关闭，或干硬的粪便划伤肛窦，粪便和细菌就会进入窦内，堵塞肛腺开口，致其分泌受阻，发生肛腺感染，然后沿肛腺外的淋巴管向外扩散，引发脓肿和肛瘘等疾病。

90% 的肛周脓肿和肛瘘都是通过这种途径感染发病的，因此这部分疾病的内口都在齿线处。所以说肛门最大的软肋在肛窦。

当然，齿线存在的意义绝对不是为细菌入侵肛门提供入口，它是肛门内的一条最重要的标志线：是黏膜和皮肤、内痔和外痔、植物神经和体神经的分界线。齿线上下的静脉和淋巴回流方向都不同。齿线上直肠静脉丛首先是向肝脏回流，所以直肠癌首先是向肝转移。齿线下的肛门静脉丛首先是向肺回流，所以肛门癌一般是先向肺脏转移。此外，齿线还是肛门感觉中心之一，手术时不能过度破坏。

（二）肛缘皮肤

肛缘皮肤有三多，毛发多、皱褶多、腺体多，所以特别容易藏污纳垢，如果不注意清洁卫生，很容易引起皮下感染，导致皮下脓肿。细菌通过这一入口入侵肛门，一般都不会太深，也不会太广。

（三）肛管皮肤

前面提到肛管皮肤有很强的坚固性，如果没有裂伤和破损，一般不会被病菌侵袭。细菌通过这一途径入侵肛门多是发生在有肛裂的患者身上，主要是皮下肛瘘，前后侧位较多见。

（四）血行途径

邻近组织器官发生化脓性感染，当身体的抵抗力下降，导致病菌会通过血液途径进入肛门周围引发感染。这种途径临床较罕见，其特点是病灶没有内口。

二、化脓成瘘的八大间隙

细菌通过以上四个途径进入肛门内部后，还要寻找落脚点，寻找"好欺负"的攻击目标，这些目标就是肛门直肠周围的间隙。所谓间隙就是空间和缝隙，这些地方填充的都是脂肪，被细菌感染后会很快成脓，日久迁延，就会成瘘。肛门和直肠周围主要有八个这样的间隙，每个间隙发病后的特点、转归、预后和治疗方法都有所不同，需要我们去一一了解。

（一）肛周皮下间隙

肛周皮下间隙分布在肛缘皮下，前后左右都有，但发病以后侧和两侧居多，属于最表浅的间隙。感染途径是肛窦和肛缘皮肤。病灶多局限，很少向周围蔓延。内口在病灶相对应的齿线位置。手术相对简单。

（二）会阴筋膜下间隙

会阴筋膜下间隙位于肛门前侧，女性较小，男性范围广，一直延伸到阴囊根部。这一部位的间隙分深浅两层。浅层和肛周皮下间隙相通。感染途径是肛门前侧齿线处的肛窦和裂伤的肛管皮肤，所以内口一般也位于此处。发病后如果没有得到及时治疗，往往会向阴囊蔓延。

（三）肛管后间隙

肛管后间隙位于肛门后侧，分深浅两层，浅层和肛周皮下间隙相通。深层通向两侧坐骨直肠窝间隙。感染途径是齿线处后侧肛窦和肛门后侧裂口。内口多在后正中齿线位置。发病后易向两侧蔓延。

（四）坐骨直肠窝间隙

坐骨直肠窝间隙是肛周最大的间隙，左右各一个，并通过肛管后深间隙相通。感染途径基本是肛窦，内口位置有两种可能：一是和病灶相对应位置，二是后正中位置，具体如何判断将在后面相关章节介绍。这两个间隙感染后症状非常严重，会向对侧蔓延，形成马蹄或半马蹄形脓肿。绝大部分复杂肛瘘都是来源于这一部位的脓肿。

（五）括约肌间间隙

括约肌间间隙是指内外括约肌之间，严格讲这一部位没有明显间隙，但这里却是众多肛周感染的原发部位。前面谈到肛窦是细菌入侵肛门的最主要入口，但真正进入肛门内部依靠的是肛腺，而大部分肛腺的腺体位于括约肌之间。细菌往往是先在这里感染，然后再向其他各个间隙扩散蔓延。其内口没有确定部位，但以后正中齿线位为多，蔓延方向也不定。

（六）直肠黏膜下间隙

直肠黏膜下间隙直肠下端黏膜下，前后左右都有，属于高位间隙，细菌入侵途径是肛窦，病灶多局限，也很少向周围蔓延，内口和病灶在同一位置。

（七）直肠后间隙

直肠后间隙位于直肠后侧，是所有间隙中位置最高的。细菌感染途径是肛窦，内口在后正中齿线处，发病后有可能向两侧骨盆直肠间隙蔓延，形成高位马蹄脓肿和肛瘘，临床治疗难度大。

（八）骨盆直肠窝间隙

骨盆直肠窝间隙位于直肠下端的两侧，左右各一，盆底之上，腹膜之下，下面对应的坐骨直肠间隙，属于高位间隙。感染途径是肛窦，内口多位于后正中齿线，发病后有可能借道直肠后间隙向对侧蔓延，也可能向下蔓延至坐骨直肠间隙。

第7节 中医论肛门

中医称肛门为魄门，"魄"有两个含义，一同"粕"，意为排泄糟粕之门。二为"魂魄"，意为精神之门。肛门排泄糟粕没有问题，为何与魂魄还有关系？原来大肠和肺是表里关系，肺主魄，肛门是大肠之下口，所以又被称为魄门。

在《黄帝内经》中有句名言："魄门亦为五脏使，水谷不得久藏。"这句话有两层含义：第一，肛门不是独立存在的，与五脏都有关系，是五脏的使者，更进一步讲，肛门为肾之所主、肺之所用、心之所使、肝之所达、脾之所通；第二，肛门排泄粪便，粪便不可久留此处。

一、肛门与心的关系

中医认为，心藏神，为五脏六腑之大主。中医所谓的"心"，其实主要是指大脑。《素问·灵兰秘典》曰："心者，君主之官，神明出焉……主不明则十二官危，使道闭塞而不通。"心是君主，人体的五脏六腑都是在它的管辖之下。心神正常则肛门启闭有序，排便有时有节。心神不明，则肛门启闭无序，大便失禁，无时无节。比如邪热内陷心包就会出现大便秘结。精神紧张也会出现便秘或腹泻，而神志昏迷时则会出现大便失禁。

反过来，肛门功能异常，又会反作用于心。如久泻不止，耗伤心气，可见神疲心悸，面色无华。若便秘日久，清阳不升，浊阴不降，上扰心神，可出现心神不安，烦躁失眠。临床用通腑法来治疗中风神昏之症取得满意疗效，就是利用这一原理。

肛门有种神秘疾病，患者肛门出现疼、坠、烧灼感、虫爬感等等很多稀奇古怪的不适症状，开始只是局部，日久出现烦躁易怒甚至精神抑郁。局部检查看不出任何问题，以往把它诊断为肛窦炎或肛门神经官能症，我给起的名字是"肛门神经病"。这个病由于原因不明，没有有效的治疗手段，很多患者痛苦不堪。其实这是"魄门亦为五脏使"的一个典型的临床例证，目前从心论治已取得重要进展，将在后面相关章节论述。

二、肛门与肺的关系

肺与大肠相表里，肛门为大肠之末端，所以这两个器官之间的关系更为密切。肺主气，这个气对大肠的作用是促进蠕动，承担正常的传输任务。唐容川在《医经精义》里指出："大肠之所以能传道者，以其为肺之腑，肺气下达，故能传道。"如果气虚，推动无力，就会大便涩滞不畅，中医称为气秘。对肛门的作用是稳固和收摄，如果气虚，就会大便失禁。此外，肺还主宣发，可以将水谷精微输布全身包括大肠，如果宣发功能受损，液体不能润泽粪便，就会大便干燥，出现便秘。肺的宣发作用就如同天降甘霖润泽万物一样。如果肺有痰热，就会下移大肠，使传导失职而引起泻利。所以大肠的问题可从肺论治。或补肺以通便，或宣肺以导下，或清肺以止泻。唐容川在《血证论》里指出："大肠与肺相表里，故病多治肺以治之。"

反之，如果肠燥便秘，肛门不能输泻浊气，影响肺的肃降，可发生咳喘胸满。利用这一理论，临床经常用通腑法来治疗各种肺系急症。此外，如果肛门久泻，也可耗伤肺气，出现气短乏力，语声低微，这个时候止泻就可以补气。

三、肛门与脾的关系

脾有三方面作用与肛门有关。首先，脾为后天之本，气血生化之源，气血若虚，肛门失养，闭合不全，排便无力。其次，脾气主升，若清气不升，则浊气不降，导致排便困难。脾气虚弱还会腹泻便溏，甚至脱肛、便血。第三，脾主运化，包括对液体、气体和固体的运化。若脾虚，运化失职，如果是液体，肠道不能泌清别浊，就会出现腹泻。如果是气体，则会腹胀腹痛，脘闷嗳气，食欲减退，甚则呕吐。如果是固体，则会出现便秘。

故对大肠和肛门病变可从脾胃论治，或补脾润肠以通便，或健脾行水以止泻，或健脾以止血，或补脾升提以防脱。

由于肛门为六腑之下极，以通畅下降为顺，其气通降，六腑之气随之而畅。对脾而言，肛门通畅，才有助于脾气之升达。反之，若大肠腑气不通，则脾胃功能紊乱，气机升降失调。所以，对脾胃病也可从大肠论治。

四、肛门与肝的关系

肝主疏泄，调畅气机。气机是人体脏腑功能的总称，气机调畅指脏腑功能正常有序，而气机的主管是肝。只有肝的这项功能正常，肛门才能启闭自如。如果肝失疏泄，气机逆乱，则腹胀满闷，大便涩滞难下，甚至头晕、烦躁、易怒。诚如唐容川《血证论》指出："木之性主于疏泄，食气入胃，全赖肝木之气以疏泄之，而水谷乃化。设肝之清阳不升，则不能疏泄水谷，渗泻中满之证，在所不免。"所以，治便秘可用疏肝理气法。

反之，若腹泻无度，肝肾阴伤，肝主筋，筋脉失养，可出现痉挛抽搐。所以治肝病可用通腑法，比如重型肝炎。

故《医学入门》指出："肝与大肠相通，肝病宜疏通大肠，大肠病宜平肝经为主。"

五、肛门与肾的关系

肾为先天之本，开窍于二阴，司二便。大小便二阴的开阖与肾的气化功能有关。肾精旺盛，是保证肛门功能正常的必要条件。若肾阴不足，无水舟停，则肛门闭塞而便秘。若肾阳虚，则可导致泄泻。若肾气不足，失于固摄，则顽固腹泻、直肠脱垂、肛门失禁。故补肾气可以调大便，滋肾阴也可以治便秘，补肾阳以止泻，固肾气以止泻防脱。

反过来，若久秘不解，可伤及肾，出现腰痛，动作不便。久泻亦必伤肾。利用这一原理，治肾功能衰竭也可用大黄下通肛门来治疗。

"魄门亦为五脏使"也为我们通过察二便了解内脏情况提供理论基础。《素问·五脏别论》说："凡治病，必察其下"，言察大便是否正常可以辨别疾病虚实，判断病人预后吉凶。如昏厥证，其二便失禁者，为脏气衰败的"脱证"，预后多不良。肛门启闭正常与否，不仅反映脏腑的功能状态，同时还可以反过来影响脏腑功能的发挥。因此临床治疗中，对于因脏腑之病引起的大便泄泻或便秘，固然应治脏腑之病，以求其本。但在因大便失调而直接影响脏腑功能恢复的情况下，则应急先调治其大便，以治其标。《素问·标本病传论》指出："小大不利治其标，小大利治其本。"

第二章　人体第二大脑——大肠

生气会胃痛腹痛，悲伤会食欲下降，紧张会引起腹泻，惊吓还会让人"屁滚尿流"。饥饿时会大发脾气，吃得好会心情舒畅，胃不和则卧不安。这样的一些经历你一定曾经有过，但你知道为什么吗？喜怒忧思悲恐惊这些情志活动不都是和大脑有关吗，这里怎么都和胃肠道扯上瓜葛了？

情志和大脑密切相关不假，但不是大脑的专利。人体不但有大脑，还有第二大脑，这是美国哥伦比亚大学神经学家迈克·格尔松教授最早提出的，第二大脑位于胃肠道，所以又被称为"腹脑""肠脑"。

其实最早提出"腹脑"概念的并非格尔松，中国有句成语叫"满腹经纶"，用来称赞一个人很有学问和智慧。我们的老祖先很早之前就知道肚子可以装学问。肚子真的会学习、记忆、思考和指挥吗？格尔松的研究成果表明，在人体胃肠道组织的皱褶中有一个组织机构，即"神经细胞综合体"，该综合体能独立于大脑进行感知，接受信号并作出反应，使人产生愉快或不适感觉，甚至还能像大脑一样参加学习等智力活动。

"腹脑"其实就是肠道内的神经系统。19世纪中期，德国精神病医生莱奥波德·奥尔巴赫用显微镜在肠壁上看到两层由神经组织构成的薄如蝉翼的网状物，这些神经组织就是"腹脑"的核心。这也再次验证了中国人的先见之明，"满腹经纶"中的"经纶"原意是指整理后的蚕丝，而这蚕丝就是奥尔巴赫发现的"网状物"。

肠道在身体的地位虽不高，但肠道神经却有着极高的地位，从起源和形成过程看，它和大脑中枢神经可谓一脉相承，论"辈分"的话，它与大脑平辈。所以从这个角度看，称它为"第二大脑"也完全够资格。人类在长期的进化过程中，古老生物的早期神经系统一部分逐渐演变成大脑中枢神经，而其残余部分则转变成肠神经。这一过程也可以在胚胎发育上观察到。胚胎神经系统形成早期，细胞开始分裂，一部分形成脑中枢神经，另一部分落入胃肠道系统，在这里转变成独立的神经系统。后来随着胚胎的发育，在迷走神经作用下，才和脑中枢神经建立起联系。英国伦敦大学胃肠道专家温哥特教授说："人体内的两个大脑，是随着生物进化的历程而形成的。"

"腹脑"的作用是独立的。前面介绍肛门时，我们知道内括约肌是不受大脑控制的，其实它是在"腹脑"控制下发挥作用，不仅如此，整个消化、吸收、排泄过程，都是在"腹脑"控制下独立进行的。

强调"腹脑"的独立作用，并不否认它和大脑的对应作用，两个大脑有时就像是一对双胞胎，脑肠相通，一个受到刺激出现不适，另一个也会出现同样的感受。最常见的例子是当某个部位出现疼痛使用止痛药，往往是疼痛缓解了，但出现了头晕、恶心、呕吐，头晕是大脑的反应，而恶心和呕吐则是胃肠道的反应。"腹脑"的提出可以很好解释过去我们无法解释的一些生理现象。

吃为何和心情有关？饿了会脾气大发，而吃得好则心情愉快。

研究证实，人的心情好坏与一些物质有关，多巴胺和五羟色胺就是其中两种最重要的物质。毒品之所以会让人出现妄想、兴奋、躁动和幻觉、幻视等症状，是因为毒品中的苯丙胺成分是多巴胺的激动剂，可促进多巴胺过多释放。如果体内多巴胺水平过低，就会使人的情绪低落，产生厌世，对事物没兴趣，提不起精神等负面情绪。五羟色胺作用更广泛，几乎参与大脑中枢神经系统的所有工作，支配脏器功能、精神状态以及感觉的调节。抑郁症患者，除了多巴胺低外，五羟色胺也低，而且主要是五羟色胺低的原因。因此，给患者补充五羟色胺对于改善抑郁症有促进作用。如此重要的五羟色胺只有 5% 从大脑分泌，而剩下的 95% 却是在肠道合成的。所以肠道又被称为人体最大的内分泌器官。

第1节 大肠的构造

　　肠分小肠和大肠，所谓的大与小是按肠腔直径来论的，小肠的内径2~3 cm，而大肠的内径可达小肠的三倍。如果论长短，大肠只有1.5 m，而小肠可达6~7 m。但也有少数人结肠特别长，比正常人多绕出一圈，这种情况，称结肠冗长，通常对健康没有直接影响，但生扭转时可致阻塞。做大肠镜时也会遇到一定困难。

　　大肠起于右下腹的盲肠，后面依次为升结肠、横结肠、降结肠、乙状结肠，最后终于直肠。有人说，整个大肠像大写的英文字母"M"，左边一竖是升结肠，中间一个"V"字是横结肠，右边一竖是降结肠。但"M"尚不能包含全部大肠，少了乙状结肠和直肠。我认为它更像是个大大的"？"，不光外观像，它本身也确实就是个问号，充满未知与神秘。

　　其实大肠只有盲肠、横结肠和乙状结肠全部位于腹腔内，这部分肠段活动度大。升结肠和降结肠的前部和两侧被腹膜覆盖，后壁则在腹膜外，属于腹膜间位器官，且较固定。而直肠则完全在腹膜下，位于盆腔内，位置固定。

　　乙状结肠是大肠恶性肿瘤和肠憩室的好发位置，并有很大的伸展度，在做肠镜检查时，乙状结肠可能会扭转结圈，肠镜难以通过，这时候就需要改变体位或加手法推板，才能让肠镜顺利通过。

　　直肠从正面看上去，像个腰鼓，中间最粗的地方叫直肠壶腹部。直肠并不是直的，从侧面看，它紧贴骶、尾骨下行，是向前下方向，到达尾骨尖后突然拐弯向后下，过渡到肛管。直肠有两个弯曲，分别是直肠骶曲和直肠会阴曲，做肠镜时要注意顺势变向。

　　结肠看上去并不是一条长长的管道，而是一个个相连的囊状袋，这主要是因为在肠壁上纵向分布着由肌肉组成的3条带子，结肠带比结肠短，拉缩肠壁，形成了一个个结肠袋。结肠带到达乙状结肠时渐渐变宽，看上去也不十分明显，结肠袋也随之变浅。结肠袋的形成为结肠的存储功能创造了更加便利的条件。

在结肠外面我们还可以看到结肠带附近有多数肠脂垂，在乙状结肠较多并有蒂。肠脂垂的外面被腹膜所包裹，有时内含脂肪量过多，可发生扭转，甚至陷入肠内引起肠套叠。

第2节　大肠的作用

除了上面介绍的作用外，大肠主要还有形成、存储和排泄粪便，吸收水分和电解质作用。

大肠的吸收功能以右半结肠为最强，主要吸收水和钠，也吸收少量钾、氯、尿素、葡萄糖、氨基酸和一些药物。每天从小肠进入大肠的食糜约500~1000 mL，但经过结肠与直肠吸收后从肛门排出时却只有150 mL。大肠的这种吸收功能一旦下降，水分吸收困难，就会导致腹泻。一些全结肠切除的患者，刚开始每天的腹泻次数高达20余次。当然如果吸收能力过强，不仅会便秘，还会导致水中毒、血氯过高和酸中毒等。

结肠不产生酶，不能像小肠一样去消化食物，但结肠可以在肠内大量细菌的帮助下，根据身体需要，合成一些重要的营养物质。比如食物内缺乏维生素时，结肠就产生出维生素 K、维生素 B_1、维生素 B_2、维生素 H 等。如果长期使用抗生素来杀菌，就会导致维生素合成与吸收不良，引起维生素缺乏症。

由此可见，大肠有吸收营养、贮存与排泄粪便、美容与减肥、影响情绪（第二大脑）、免疫、抗衰老、排泄毒素等作用。

上篇　谈肛说肠不尴尬

第3节　大肠的运动

大肠的最主要功能是排泄，那么它每天是怎样来完成这项工作的呢？

如果你没有排便障碍，你可能永远都不会去想粪便的排出问题，但粪便搁浅人人都可能会遇到，每当这个时候你可能会问：是谁在推动粪便之舟前行？这就需要我们来了解大肠是如何运动的。

结肠的形状是个 M 形，所以粪便的运行先要沿升结肠上行，然后在横结肠平移，到达降结肠时开始下行，最后主要存储在乙状结肠，等待下行直肠的命令。直肠一般是不存储粪便的，当从乙状结肠下来的粪便达到一定量的时候，就会被排出。如果把粪便比喻为河道里航行的一条小舟，那么这条船有时逆水行舟，有时匀速前进，有时顺流直下，有时也会被搁浅。

一、大肠的运动形式

（一）自主运动

自主运动是通过肠壁的肌肉收缩来完成的，是大肠最主要的功能形式。这种运动我们不能觉知，也不需要指挥，完全是自发行为。将不同的运动方式按不同的节律、强度组合起来把粪便推向直肠。

大肠有三种自主运动形式：往返运动、推进运动和蠕动。

1.往返运动：结肠的一种主要运动形式。空腹和安静时，结肠壁的环肌完全无规律收缩，这种收缩在不同部位交替反复发生，使结肠袋中流体或半流体内容物向两个方向做短距离位移，不向前推进。

2.推进运动：又分多袋推进运动和分段推进运动。邻近几段结肠袋收缩，将部分或全部肠内容物移至下段肠中，称多袋推进运动。一个结肠袋内容物被推到下一段，并继续向更远部位，而不返回原处，远处结肠袋周围肌肉收缩，肠内容物被挤向肛门端，称为分段推进运动。这两种运动主要起到混合和搅拌食物残渣并向前推进的作用。多发生在进食后或结肠受到拟副交感药物刺激时。

3.蠕动：类似蠕虫的运动，是由一些稳定向前的收缩波所形成，推进肠内容物缓缓向前。结肠还有一种比较强烈的蠕动，可以快速将肠道内容物推送到直肠引起排便，这种蠕动又称集团蠕动，主要由胃－结肠反射所致，每天2~3次。蠕动常见于进食后，尤其是摄食较多粗纤维食物，常由肝曲开始，每日2~3次，以每分钟1~2 cm的速度向前推进，将粪便运送到乙状结肠贮留。

大肠受交感和副交感神经的双重控制，能够兴奋副交感神经的因素都可以使肠平滑肌收缩加强而促进肠道运动，相反，能够兴奋交感神经的因素都可以抑制肠运动。

这三种运动形式是推动粪便前行的常规动力。

（二）反射

粪便传输和排出仅有常规动力是不够的，还需要有反射，最常见的有胃结肠反射、体位反射和排便反射。

反射是机体对内外环境刺激的规律性应答。望梅止渴，看见美食就会流口水，这些都是反射。人体有很多反射系统，一个最基本的反射单元（反射弧）有五个要件：感受器、传入神经纤维、中枢、传出神经纤维和效应器。感受器是情报收集系统，由神经末梢组成，负责把刺激信号转变成神经传导信号。传入神经纤维负责把感受器采集到的信息向中枢传递。中枢是决策机构，又分低级中枢和高级中枢，前者分布在脊髓，后者在大脑。中枢下达的指令要通过传出神经传递到效应器。效应器是执行机构，完成中枢下达的任务。

1.胃结肠反射和体位反射：早上起床马上有便意，这是体位反射。早上一杯凉白开或者饭后马上要大便，这是胃结肠反射。凉白开是刺激物，它刺激胃里边分布的反射器，神经信号传入位于脊髓的中枢，中枢自动应答，然后传到结肠平滑肌引起结肠总蠕动，以超过每小时10 cm的速度向前推进。此时，如乙状结肠内存有粪便可使粪便进入直肠内，直肠内粪便蓄积量超过300 g以上，就会对肠壁产生一定压力引起排便反射。

2.排便反射：排便反射是一个复杂的综合动作，它包括不随意的低级反射活动和随意的高级反射活动。

通常情况下直肠是空的。当粪便充满直肠刺激肠壁感受器，发出冲动传入腰骶部脊髓内的低级排便中枢，同时上传至大脑皮层而产生便意。如环境许可，大脑皮层即发出冲动使排便中枢兴奋增强，产生排便反射，使乙状结肠和直肠收缩，肛门括约肌舒张，同时还须有意识地先行深吸气，声门关闭，增加胸腔压力，隔肌下降，腹肌收缩，增加腹内压力，最终使粪便排出体外。

如环境不允许，大脑中枢通过腹下神经和阴部神经发出命令，随意收缩肛管外括约肌，制止粪便排出。外括约肌的紧缩力比内括约肌大30%~60%，因而能制止粪便由肛门排出，这可抵抗排便反射，经过一段时间，直肠内粪便又返回乙状结肠或降结肠，这种结肠逆蠕动是一种保护性抑制。

影响排便反射的因素：

（1）感受器：首先，刺激量不够。进入直肠的粪便量过少，对直肠壁产生的压力小，致使直肠壁内的感受器不产生冲动，因而亦无排便反射产生。这种情况多见于进食过少及进食过于精细者。其次，感觉迟钝。如果经常抑制便意，则可使感受器对粪便的压力刺激逐渐失去敏感性。所以应该形成起床后排便的正常反射，除非环境不允许，就不应当有意识地抑制排便。经常灌肠或滥用泻剂者也会使直肠对肠腔内的压力刺激失去正常的敏感性，不能产生冲动。第三，损毁。如切除齿线上2~4 cm肠段，就会使感受器遭受破坏。手术应注意保护这里的黏膜。

（2）传导神经：神经或脊髓受损，如多发性神经根炎、截瘫等病，使传导冲动的神经受损，不能产生排便反射。

（3）中枢：大脑皮层对便意的抑制，如工作紧张、外出旅行、生活规律改变、情绪抑郁及过度劳累等均可使便意受到抑制，另外直肠的局部病变如痔疮、肛裂会引起大便疼痛，从而使排便受到大脑的抑制。当腰骶段脊髓或阴部神经受损伤，或大脑损伤，或服用精神类药物，会导致指挥中断或指挥无力。

（4）效应器：排便无力，如老年人、久病体虚者，由于膈肌、腹肌、肠平滑肌均收缩无力，缺乏推动粪便的力量。如果肛管直肠环断裂，或直肠平滑肌无力等，执行机构心有余而力不足，就会导致排便反射障碍，产生大便秘结或失禁。

（三）大肠运动促进因素

1. 进食：进食刺激肠蠕动是通过条件反射和非条件反射两种途径引起的。

进食时，食物的形状、颜色、气味，以及进食的环境等都可引起胃肠蠕动，这是条件反射。条件反射的效果取决于对食物色香味的认可和兴趣度。

所谓非条件反射，即食物对胃肠的机械性或化学刺激以及温度的刺激，均使胃肠黏膜的感受器发生兴奋，通过神经传入中枢，再通过传出神经到胃肠平滑肌，使胃肠平滑肌收缩。食物对胃肠壁的刺激，亦可不通过中枢神经的参与，而是通过局部反射即可引起平滑肌的收缩和舒张，产生蠕动。非条件反射的效果取决于食物的质量，多吃富含纤维素及润肠的蔬菜水果等食物，如绿叶蔬菜、苹果、香蕉、蜂蜜、燕麦等，可以达到更好的效果。清晨空腹喝一杯温开水，可以促进肠蠕动。

2. 进水：增水可以行舟，船的航行离不开航道的水位，粪便的传输也离不开肠道的"水位"。粪便之舟之所以被搁浅，结肠"水位"不足是重要原因。这种水位包括粪便含水量、肠黏液、肠菌群等。

3. 药物：副交感神经兴奋剂可以使肠平滑肌收缩加强而促进肠道运动。如一些拟胆碱药：乙酰胆碱、烟碱、新斯的明等。机体内某些活性物质，如 5- 羟色胺、前列腺素 E_1 等也可引起肠道平滑肌兴奋，收缩加强，促进肠运动。

4. 肠道菌群平衡：补充有益菌，维持肠道菌群平衡，可以软化粪便，促进肠道蠕动。可以适量补充酸奶和一些益生菌制剂如金双歧、枯草杆菌等。

5. 锻炼与按摩：可以做适当的全身运动和腹部的局部按摩。方法是以掌心紧贴腹部皮肤，从右下腹开始按顺时针方向以环形按摩至左下腹。

6. 刺激穴位：如足三里、巨虚、支沟、大肠枢和胆经上的穴位。

（四）大肠运动抑制因素

1. 睡眠：人在进入睡眠后，人体各个系统的活动水平均降低，肠平滑肌处于松弛状态，故睡眠时结肠运动减弱。

2. 紧张：紧张状态和过度疲劳时人体的交感兴奋，这时肠蠕动受到抑制。

3. 药物：M胆碱受体阻断药，如阿托品、东莨菪碱、山莨菪碱（654-2）、普鲁苯辛、颠茄酊（或颠茄片）等。神经节阻断药，如六甲双铵、美加明、潘必定、三甲硫吩等。抗抑郁药，如丙咪嗪、阿密替林。镇痛药，如吗啡等。此外还有含铝制剂、钙制剂、维生素 K_3 等。这几类药均可引起肠平滑肌松弛，使结肠运动减弱。

大肠的运动功能受很多因素影响，如饮食、精神、情绪、环境、习惯、药物、年龄等，了解后我们就可以根据实际需要合理规避、巧妙利用。比如腹泻时我们需要抑制，而便秘时又需要促进。当然一定要在医生指导下选择，避免不良反应的发生。

第4节　肠道健康八法门

一、进出要有时

人有五脏六腑，心、肝、脾、肺、肾这五脏时时刻刻都在工作着，他们一旦停歇，生命就会终止。而胃、大肠、小肠、胆、膀胱、三焦这六腑就不同了，它们有任务才工作，没有任务会暂时处于"休息"状态。

胃肠道占据六腑半壁江山，他们的工作是从进食后开始。消化、吸收、排泄看似是肌肉在活动，实则是复杂的神经活动，有些是条件反射，有些是非条件反射。无论是何种反射，"规律"非常重要。中午了，饥肠辘辘，这是因为肠道有记忆功能，头天这个时候你进食了，他分泌胃酸、蠕动，所以今天它也会如此。早上起来，马上有便意要排便，为什么？反射。

我们平时都说，生活要有规律，其实胃肠道更喜欢规律的生活。如果一日三餐进食规律总被改变，胃、十二指肠溃疡，返流性食管炎，甚至胃瘫就可能会伴随而来。而排便规律被改变，就可能会导致便秘。所以一个规律的进食和排便习惯对胃肠道功能是最好的呵护。

二、食物要环保

环境污染是因为生活中有害物的乱排乱扔，肠道也一样，如果我们的食物不环保，有害物太多，肠道就会被污染，从而导致病变。饮食环保应从两方面考虑，一是进食的量，二是食物的质量。

中医对肠道有个重要的论断，叫"实而不能满"，如果我们每天总是在吃，每餐都吃得大腹便便，撑得饱嗝乱喷，胃肠道高负荷运转，早晚会把它累趴下。此外，进食过多还会产生大量毒素，损伤肠道，也会增加心肾负担，增加罹患高血压、糖尿病的风险。所以现在提倡吃饭八分饱，是有科学道理的。

肠道最喜欢的食物是低毒素、高膳食纤维食品。一切高蛋白类食物都属于高毒素食物，现在已经证实，大肠癌、大肠息肉都与过量摄取这些食物有关。膳食纤维不仅促进肠道蠕动加快粪便排出，而且能抑制肠道内有害细菌的活动，加速胆固醇和中性脂肪的排泄，有利于肠道内微生态环境的稳定。这类食物有全谷类、薯类、豆类、蔬菜瓜果等，如燕麦、红薯、土豆、胡萝卜、大豆、谷类、玉米、洋葱、红枣、山楂。

需要指出的是，吃的目的是获取人体每天必需的营养，环保的饮食是为了减少吃所带来的副作用，但食物不是药物。如果超过身体的需求量，就会变成废物，甚至有害物，所以食物再好也不能过量。

三、菌群要平衡

人肠道内寄生数十万亿细菌，占到粪便干重的1/3，按照作用可将其分为有益、有害和中性菌（又称条件致病菌）三类。有益菌是肠道的忠诚卫士，肠功能守护者和执行者。从有益菌的数量可以看出人体的身体状况。一个体健的人，有益菌占全部菌群的70%，而便秘患者只占15%，癌症则只占10%。

瑞典科学家发现二型糖尿病的妇女肠道微生物发生变化，基于该发现未来可以根据这一指标预测糖尿病。

实验表明，在无菌情况下肠道不会发生炎症。肠道炎症患者粪便中细菌浓度显著高于正常人，其中肠球菌、肠杆菌这些条件致病菌优势超过双歧杆菌、乳酸杆菌等益生菌。大量增殖的病原菌异常激活肠道免疫系统发生过度免疫反应，使肠道对细菌不耐受并破坏黏液屏障而发病。

肠道菌群平衡可保持正常营养、免疫、消化等，一旦失调即出现腹泻、便秘、消化不良，甚至肥胖、癌症、免疫功能下降等多种疾病。

调整菌群失调的方法有很多，多吃膳食纤维，每天一袋酸奶，或直接补充微生态制剂，这是目前对治肠道菌群失衡的最常用最直接最有效的方法。主要有三类：益生菌、益生元和合生元。益生菌是含有一定数量的活菌制剂。常见制剂有双歧杆菌、乳酸菌、肠球菌等。食用益生菌又称"活菌体外补养"。益生元是一类人体不能利用却能为有益菌提供营养及选择性地刺激肠内有益菌生长繁殖的物质。常见制剂包括大豆低聚糖、乳果糖。这种方式又称"活菌体内增殖"。合生元是由益生菌和益生元组成的混合物，既能为人体补充益生菌，又能选择地刺激益生菌繁殖，益生作用更强。但补充微生态制剂与实际效果并不一定成正相关，需要合理使用。制剂的保存尽量避免光照，保存温度应为 2~8 ℃，服药水温应低于 40 ℃，不宜与抗生素和收敛吸附剂配伍使用。

四、患病要早治

肠道有一类疾病叫"癌前病变"，开始阶段是良性，但发展到后期，癌变的可能性陡增，所以这类疾病要早发现早治疗。

大肠息肉，早期无任何症状，偶尔可能会出现便血或腹痛腹胀，大部分患者是查体时做肠镜才发现的。病理检查属炎性的癌变风险不大，但如果是高级别内瘤变，那就一定要尽快切除，并定期复查。对多发息肉一定要引起重视。如果无法手术，也可以采取中药治疗。

肠道非特异性炎症，如溃疡性结肠炎、克罗恩病等，虽然目前尚无根治的方法，但及时发现，合理用药，控制病情，可以阻止疾病对肠道的进一步损伤，防止其并发症和癌变。

此外，长期便秘也是肠道的杀手。正常情况下，食物从入口到形成粪便排出体外，大约需要 24 小时，更快的 12 小时。时间过短，营养物质没有被充分吸收，日久会导致营养不良。但粪便如果在肠道存留时间过久，就会发酵，产生毒素、有害气体和加速致病菌的繁殖，造成对肠道的损伤。中医认为肠道"泻而不藏""六腑以通为用，以降为顺"就是这个道理。

五、不滥用药物

我国滥用抗生素的现象十分严重，尤其是在基层和农村，只要有病，马上打点滴，马上消炎。即使是在城市，很多人也并不知道抗生素还有副作用。

我曾经有个患者，半年前得了肛周脓肿，后来慢慢排不出大便，整天肚子胀，吃不下东西。经过询问，他得病后因为害怕疼痛就没有手术，天天输液消炎，一直持续了一个多月，先是输液后又口服。原来是摄入大量抗生素导致了肠道的菌群失调。

滥用抗生素从西医讲，导致菌群失调，并引起超级耐药细菌的出现。从中医讲，导致体质虚寒。

除了抗生素，还有一类药目前是损伤肠道的"主力军"：刺激性泻药。酚酞、硫酸镁、芦荟、大黄、番泻叶、决明子等中西药物，在通畅我们肠道的同时，也在慢慢侵蚀着肠壁的神经，最终结果就是肠功能瘫痪。

此外，会直接损伤肠道的药物主要包括以下几个种类。

1. 解热消炎镇痛药：阿司匹林、感冒通、吡罗昔康（炎痛喜康）、芬布芬、甲芬那酸、制环氧化酶。

2. 降血糖药：甲苯磺丁脲、盐酸苯乙双胍、乳酸、盐酸二甲双胍、阿卡波糖。

3. 抗菌药：克林霉素、红霉素、头孢拉定、头孢哌酮钠（先锋必）、氟康唑、奥美拉唑（洛赛克）。

因此，对这些药物，在不得不使用的情况下一定要掌握好用量和时间，同时还要做好服药后的胃肠道保护，比如尽量在饭后服用。

六、不乱发脾气

我们都有这样的生活体验，生气的时候会胃痛，会不思饮食，还会腹痛腹泻。这是怎么回事？因为你生气发脾气的时候，伤害到了胃肠道，疼痛、腹泻就是它不高兴的表现。

中医认为，人体的五脏六腑存在相生相克的关系。肝属木，脾为土，木克土。生气时肝火旺，不仅侵犯到脾，还会肝气犯胃，导致胃肠道一系列病变。所以好脾气不仅会人缘好，胃肠道也会跟着受益。

此外，精神压力过大也可破坏肠道菌群平衡。宇航员从太空返回地球时，其体内绝大部分的有益菌如乳酸菌已经损失。如果工作过于紧张繁忙，经常参加酒宴应酬，过重的精神压力产生焦虑、抑郁等情绪，导致神经内分泌系统功能失调，肠道生理功能紊乱，使肠道内微生态环境失去平衡，进而造成肠道老化。

七、不借它排毒

近年来药物性便秘呈爆发上升趋势，除了一些治疗性药物引起的便秘外，多数是由美容、减肥性药物和保健品引起，以年轻人为主。

中医认为"肺与大肠相表里"，同时肺又主皮毛，所以皮肤的问题，根源在大肠。结果肠清茶、肠润茶、排毒养颜茶在市场叫响。由于这些药主要是刺激排便，一些便秘患者认为用起来方便，就当作治便秘药天天使用。刚开始确实有效，但随后就像一匹被驱赶的老马一样，慢慢跑不动，最后累趴下不动了。减肥茶也一样，主要是通过泻便来起作用。

肠道只有在菌群失调和粪便逗留时间过久才会产生大量毒素，出现打嗝、腹涨、排便困难等。被人体吸收后出现痤疮、蝴蝶斑、头晕、头痛、神疲乏力、食欲不振、嗅觉丧失等中毒症状。正常人体的肠道根本不需要去排毒，否则对肠道造成的损伤比毒素本身要大。

八、不给它洗澡

当下洗肠很流行，认为这样可以清除宿便，及时排除毒素。

人体有宿便吗？一个正常的肠道，粪便都会在 12～72 小时内完全排出。即使是一些便秘患者做传输试验，大部分人也会在 72 小时内排空粪便。在结肠镜检查中，还没有在大肠内发现所谓的宿便。所以绝不能用一两个极端的案例来推论人体存在宿便。

洗肠能清洗掉肠道内的粪便吗？其实洗肠主要洗的是直肠，最多对乙状结肠有一定的作用，但对再上面的结肠就恐怕是鞭长莫及了。

相反，频繁洗肠危害多。破坏肠道内环境，造成微生态失衡，导致肠功能紊乱；破坏肠道黏膜保护层，导致肠道炎症；影响肠吸收，造成部分维生素缺乏；抑制肠神经反射和肠蠕动，造成排便困难及肠穿孔等。

大肠的存在不是用来洗的，如果你不是因为严重的便秘和肠镜检查需要，请拒绝洗肠。

第5节　中医论大肠

中医对大肠的形态与功能描述与西医基本一致，在脏腑相关性方面提出"肺与大肠相表里"。

一、大肠的形体

大肠又名回肠，中医所论大肠由回肠（结肠）、广肠（乙状结肠）、直肠、肛门（魄门）所组成，《内经·肠胃篇》记载："回肠当脐，左环回周叶积而下，回运环反十六曲，广肠傅脊以受回肠，左环叶脊上下辟，当脐右回十六曲。回肠者，其回叠也；广肠即回肠之更大者；直肠，又广肠之末节也，下连肛门，是为谷道、后阴，一名魄门，总皆大肠也。"

大肠的位置起始于腹部的右侧，在阑门处与小肠相接，下端为通于体外的肛门，如明朝翟良《经络汇编》记载："（大肠）小肠下口，即大肠上口，名为阑门，言其阑约水谷，从此泌别清浊。"

《内经》《难经》等著作对大肠的长度、内径、周径和重量都作了描述。大肠重二斤十二两，约为 624 g。其中回肠即今之结肠长二丈一尺，约 418.1 cm，管腔周径为四寸，约为 7.96 cm，直径为一寸寸之少半，约为 2.65 cm。广肠长二尺八寸，约为 55.75 cm，管腔周径为八寸，约为

15.98 cm，直径为二寸寸之大半，约为 5.3 cm。合计大肠的总长度为 4.7 m。现代解剖学测量的大肠长度全长为 1.5 m，其中升结肠 12~20 cm，横结肠 40~50 cm，降结肠 25~30 cm，乙状结肠 40 cm，直肠 12~15 cm，肛门 2~3 cm。古今对比，古代记载的大肠长度是现在的 3 倍。

二、大肠的功能

（一）主津之腑

《脾胃论》有"大肠主津"，《内经·经脉篇》有"主津液所生病者"。大肠可分泌排泄体内的代谢废物，并对内容物进行水分再吸收。此功能健全，水分保留，大便成形。否则机体失水，严重腹泻，尤其是水泻时，出现一系列津液亏损的口干口渴，皮肤干燥、弹性差，大便干等临床症状。

（二）传道之官

《内经·灵兰秘典论》云："大肠者，传道之官，变化出焉。"大肠上接小肠，接受小肠对饮食的分清泌浊变化而成的糟粕，并最终以粪便形式将其排出体外，因此，临床出现大便异常时常归于大肠。

三、肺与大肠相表里

这一理论源于《黄帝内经》："肺合大肠"，即肺与大肠相表里。《灵枢·经脉》指出："肺手太阴之脉，起于中焦，下络大肠。"说明两者在经脉上相互络属。肺为脏，属阴；大肠为腑，属阳，两者互为表里，说明肺与大肠在生理、病理上形成了一种密不可分的依赖和影响的关系。这种关系，不仅通过经脉的络属得以体现，在长期的临床实践中也得到充分证实。

（一）肠病治肺

《石室秘录》云："大便秘结者，人以为大肠燥甚，谁知是肺气燥乎。"《素问·咳论》曰："肺咳不已，则大肠受之。大肠咳状，咳而遗矢。"《症因脉治》论述到："肺气不清，下移大肠，则腹乃胀。"一些大肠疾病并不是大肠本身的问题，问题出在肺，所以这个时候应该辨别清楚，然后从肺论治，往往会收到意想不到的效果。正如《素灵微蕴》中提到："肺与大肠表里同气，肺气化津，滋灌大肠，则肠滑而便易。"肺有两个功能，宣发和肃降，前者可以布津润滑肠道，后者可以促进肠蠕动，两方面功能相加，就可以很好地运化大便。所以，补肺清肺可以治疗便秘。有报道用百苏愈疡汤加减，从肺论治顽固性消化性溃疡，腹胀腹泻症状显著改善。采用宣肺理气法治疗习惯性便秘，也取得满意的疗效。

（二）肺病治肠

《灵枢·四时气》有："腹中常鸣，气上冲胸，喘不能久立，邪在大肠。"《证因脉治·卷三》："肺气不清，下遗大肠，则腹乃胀。"《黄帝内经灵枢集注·卷五》曰："大肠为肺之腑而主大便，邪痹于大肠，故上则为气喘，故大肠之病亦能上逆而反遗于肺。"这些记载都是在说大肠的问题会表现在肺，这个时候就应该追本溯源从肠论治。比如针刺商阳、三间、下廉、五里、天鼎、扶突治胸满咳嗽气喘有效。针刺肺经的太渊、鱼际又能治疗呕食、腹痛、遗矢等胃肠系疾病。用生大黄、番泻叶或杏仁、苏子、瓜蒌仁等具有通便作用清大肠热而泻肺热，可以治疗肺型肺心病。

（三）肺肠同治

有人选取肺经络穴列缺及大肠经络穴偏历为主穴，治疗水液不利一类病症，收效颇验，有"提壶揭盖"之功。还有取大肠经原穴合谷和肺经络穴列缺配伍治疗鼻炎、急性扁桃体炎、肠炎等取得满意疗效。

四、大肠病症治疗方药

木香槟榔丸、香连丸治疗肠辟，如大断下汤治疗休息痢，开噤散治疗噤口痢，真人养脏汤治疗五色痢，白头翁汤治疗热痢，桃花汤治疗痢久滑脱不禁，润肠汤治疗肛裂，苦参地黄丸、止痛如神散治疗痔疮，三妙丸为主加减治疗脏毒（肛门脓肿），通幽汤、润肠丸、麻仁丸治疗各种原因引起的便秘，大黄牡丹皮汤、薏苡附子败酱散、红藤煎，清肠饮治疗肠痈，槐花散、赤小豆当归散治疗肠风下血（大便下血）。

第三章　幕后英雄——肠道益生菌

　　人类在发明显微镜之前，也就不知道自然界中还有个丰富多彩的微生态世界，也就更不知道，肠道中有无数个细菌是我们的朋友，它们才是守护我们肠道健康的英雄。

　　细菌怎么会成为我们的朋友？印象中的细菌是让人生病，致人死亡的一种有害物。但是人类认识自然，认识自身都是在不断发现、不断颠覆中前行。今天认为，细菌是人类的敌人，更是人类的朋友。细菌参与人体许多重要功能，如消化、发育、免疫等。可以说，人体把许多"业务""外包"给了这些细菌。

　　哈佛大学基因组学家布鲁斯·比伦说："我们不是个体，而是一群生物的集合体。"Dwayne·C. Savage 于 2002 年 2 月 28 日在日本召开的二十一世纪肠内细菌学国际会议上宣称："在 21 世纪应把以下两点放在心上：一、正常微生物群是自然界中的人生存必须的一个器官。二、人是动物真核细胞和细菌原核细胞构成的综合体。"

　　Dwayne·C. Savage 所说的这个细菌器官在哪呢？

第 1 节　肠道里的微生态系统

　　一提起生态我们自然就和环境联系起来。的确，现在的环境问题很严重，各种污染在影响着我们的生活、我们的健康。因此，人们对环境问题表现出前所未有的关注，"生态文明"不得不提高到国家战略的高度。

生态一词源于古希腊字，意思是指家或者我们的环境。生态就是指一切生物的生存状态，以及它们之间和它与环境之间环环相扣的关系。人们对生态的理解，更多的是一种多样性生物之间的和平共处关系。

人是大自然的一分子，天人相应。有人说，人就是一个小宇宙，所以现在我们就把视角从自然环境转移到身体内部，看看肠道里的生态状况。

自然界里数量最多的生物是什么？当然是细菌了。可以说它是无处不在，广泛分布在土壤、水、空气中及寄生在其他生物体上。细菌虽然很多，但我们并没有感觉到，因为它太小了，一个细菌就是一个细胞，最小的只有 0.2 μm。所以想一睹它的尊容就只有借助显微镜了。1673 年荷兰科学家列文虎克正是用自己制造的显微镜首次发现了细菌，显微镜下的细菌呈现出杆状、球状、弧状、螺旋状等多种形态。

地球上细菌密度最高的地方是哪里？人类的消化道！在这里，每平方厘米肠子表面上生活着一百亿微生物，其中绝大多数是细菌，如果把它们排成一列，可绕地球两周。如果全部分离出来秤一秤，有 2 kg 重。而数量可达人体细胞的十倍。结肠内细菌的总量几乎占到粪干重的 1/3。

消化道如此多的细菌是从哪里来的？其实刚出生的婴儿，肠道内是一方净土，并无任何细菌。婴儿出生一两天后，随着吃奶、喝水，一些细菌便趁机进入体内，在肠道内"安家落户"，成为人体的终生"伴侣"。原来肠道内如此多的细菌一开始竟是我们吃进去的。

虽然消化道里的细菌种类多达 500~1000 种，但按照对健康的影响情况给这些细菌划划成分，其实只有三种：有益的、有害的和中性的。

有益菌：是肠道的优势菌群，正常情况下占肠道细菌总量的90%以上，它不仅可以和我们的肠道和平共处，也是肠道功能的主要参与者，并对免疫、内分泌等产生正面积极作用，所以又称为益生菌。如双歧杆菌、乳酸菌、类杆菌、乳杆菌、优杆菌和消化球菌等。

有害菌：菌群平衡时这些细菌数量少而不会致病，但如果数量超出一定范围则会引起疾病，所以这类细菌又被称为病原菌。如产气夹膜杆菌、绿脓杆菌、金黄色葡萄球菌、幽门螺旋杆菌、沙门氏菌等。

中性菌：肠道的非优势菌群，在菌群平衡时无害，在特定条件下具有侵袭性，比如从肠道转移到身体其他部位，就对人体有害，像肛周脓肿就是这种情况，大肠杆菌进入肛门直肠周围引起局部组织的化脓感染。所以中性菌又称为条件致病菌。如肠球菌、肠杆菌、拟气杆菌等。

三类细菌在不同年龄段的比例关系也有较大不同。1 岁前婴儿肠道内的细菌主要是双歧杆菌等有益菌，可占到肠道细菌总数的 90% 以上。这是人一生中肠道菌群最好的一段时光。1 岁后随着断奶，逐渐转变为成人饮食，此时拟气杆菌等中性菌从无到有，由少到多逐渐增殖，最后达到90%。当女性到了 49 岁，男性到了 56 岁，由于更年期的出现，女性健康的雌激素和男性健康的睾酮激素大为减少，人体内的菌群又发生了变化，肠道内主要是中性菌，有益菌下降到 10% 左右，有害菌也在 10% 左右。超过 60 岁后变化更为明显，30% 的老人肠道中几乎不存在双歧杆菌。另一方面，肠道中的有害细菌梭状芽胞杆菌在年轻人中检出率仅 50%，而在老年人中检出率可达 80%。到了 70 岁以后，双歧杆菌等有益菌下降到 5%以下，产气夹膜杆菌等有害菌猖獗。

当然这一变化也不是绝对的，有人提出"肠道年龄"与生理年龄并非绝对对等，如果你保养得当，70 岁的人也可以拥有一个 30 岁的肠道。相反，如果我们不注重保护，30 岁的人也可以出现 70 岁的肠道，未老先衰肠先觉。

肠道里以细菌为主组成的这个大世界，我们称为肠道微生态系统，这个微生态系统只有处于平衡状态（生态文明）才会对人类的健康发挥重要作用。肠道生态平衡有几个特点。

1. 立体的：包括菌群之间，菌群与人体之间，菌群、人体与环境之间。当然，菌群之间是最重要的。

2. 动态的：不同年龄、性别、体质，这种平衡关系都不同。

3. 互相的：菌群、人体、环境是一种互相依存、互相制约的平衡关系。

第 2 节　益生菌的作用

肠道微生态系统是保护人体健康的一道屏障，在维持人体肠道正常生理功能中起重要作用。早在 20 世纪初，就有人提出某些腐败细菌能导致疾病并加速疾病的进程，而通过消化道途径补充其他的一些活细菌可以有助于健康并延长寿命。随着科技的快速发展，肠道这个大问号逐渐被人们打开，目前已有越来越多的证据证明消化道菌群影响了人类的生长、发育、消化、吸收、排泄、营养和免疫等。下面就看看这些小细菌（有益菌）都有哪些大作用。

一、软化粪便，促进排泄

我们吃进去的食物先在胃里分解消化，在小肠里进行营养物质的充分吸收，剩下的黏稠状残渣被送至大肠，大肠要进一步吸收水分和一些矿物质，最后变成粪便。

有益菌可以阻止大肠对粪便内水分的过度吸收，防止干燥，同时降低肠腔内 pH 值，温和刺激肠蠕动，缩短粪便在结肠的转运时间。

二、营养吸收

有益菌含有一些人体没有的酶，如半乳糖苷酶等，这些消化酶能帮助分解上消化道未被充分水解吸收的营养物质，补充人体必需的维生素 B、维生素 K、维生素 D、氨基酸、叶酸、微量元素和某些无机盐，如钙、磷、铁等。通过产生蛋白酶、脂肪酶、B 族维生素以及乳糖酶等物质，在能量代谢中起到生物催化作用，减少由于牛奶乳糖不耐受而造成的腹胀、嗳气和腹痛。

双歧杆菌还具有将胆固醇转化成类胆固醇的作用，降低血清胆固醇和甘油三酯，因此具有改善脂质代谢紊乱的作用。

上篇　谈肛说肠不尴尬

43

三、屏障作用

肠道内有大量细菌和毒素等有害物，需要有屏障来阻止它们的吸收。肠道屏障共有四层，从里向外依次是化学屏障、生物屏障、机械屏障、免疫屏障。化学屏障由胃肠道分泌的胃酸、胆汁、各种消化酶、溶菌酶、黏多糖、糖蛋白和糖脂等化学物质组成。生物屏障主要由正常的肠道菌群构成。机械屏障由肠黏膜上皮细胞、侧面的细胞连接和上皮下的固有膜等组成。免疫屏障由肠道黏膜上皮的免疫相关组织、细胞和分子组成。下面我们就重点谈谈生物屏障。

对于肠道，我们能看到的屏障是肠黏膜，其实在肠黏膜表面还有一层看不见的屏障在默默守护着我们，正是因为这层屏障的作用，肠道里的各种有害物质才不会对人体造成伤害，这就是由有益菌组成的肠道生物屏障。

有益菌克敌制胜维持肠道的微生态平衡有三大法宝：

1. 占位效应：大量的益生菌牢牢黏附在肠黏膜上，让有害菌无地可容。比如，肠道乳杆菌黏附于肠上皮细胞，抑制病原菌沙门菌和大肠杆菌的生长，减少内毒素吸收。

2. 营养竞争：通过其优势生长竞争性地消耗有害菌的营养素，给这些病原菌断粮。

3. 分泌各种代谢产物和细菌素抑制条件致病菌的过度生长以及外来致病菌的入侵：肠道内双歧杆菌、乳酸杆菌等有益菌的酸性代谢产物（乙酸、乳酸、短链脂肪酸等）能降低肠道局部 pH 和产生具有广谱抗菌作用的物质，如细菌素、过氧化氢等，具有抑制肠道致病菌及条件致病菌的生长，减少有害物质的产生，降低内毒素的作用，从而改善肠功能。所以益生菌的这个作用又被称为"排毒作用"。

临床上利用肠道益生菌拮抗和抑制病原菌生长的作用，可达到治疗胃肠道和感染性疾病的效果，目前已有多种益生菌用于治疗肠道感染性疾病。

四、免疫作用

一个人失败或跌倒，我们说不是敌人或对手有多强大，而是自己太无能，是自己打倒了自己。健康也一样，生病了，不是细菌或病毒有多可恶，而是你的抗病能力下降了。中医说，正气存内，邪不可干。

免疫其实就是抵抗力，就是正气，是身体的一种特殊保护性生理功能。通过免疫，机体能够识别"自己"，排除"非己"，维持内环境的平衡和稳定。

人体通常有三道免疫防线来维护我们的身体健康。第一道防线有皮肤、黏膜等。第二道防线是体液中的杀菌物质和吞噬细胞。这两道防线又称非特异性免疫，是人类在长期进化过程中逐渐建立起来的一种天然防御体系，其特点是与生俱来，对多种病原体有效。当前两道防线失灵，第三道防线才发挥作用，这道防线一般只针对一种病原，所以称特异性免疫。特异性免疫又称获得性免疫或适应性免疫。这种免疫只针对一种病原，一般是在微生物等抗原物质刺激后才形成，比如病愈或无症状的感染，人工预防接种菌苗、疫苗、类毒素、免疫球蛋白等。

上节介绍益生菌在肠黏膜表面构成了一道生物屏障，其实也是免疫的第一道防线，除此之外，益生菌还在免疫的第二、三道防线上发挥重要作用。它通过活化肠黏膜内的相关淋巴组织，一方面使sIgA（黏膜上的主要抗体）生物合成增加，从而提高消化道黏膜免疫功能。另一方面诱导T、B淋巴细胞和巨噬细胞产生细胞因子，通过淋巴细胞再循环而活化全身免疫系统，增强机体特异性和非特异性免疫功能。

有学者研究证实，健康人每天服用小剂量益生菌，不仅能增强巨噬细胞吞噬活性等非特异性防御作用，粪便中sIgA分泌量也明显增加。

五、抗衰老作用

日本著名微生物学家光冈知足认为机体衰老始于肠道，主要表现在双歧杆菌减少，而魏氏梭菌及大肠埃希菌增多，肠道pH值升高。

大肠埃希菌等腐败细菌增多，引起肠功能紊乱，发生便秘、腹泻和肠道解毒功能减退，肝功能受损。同时腐败产物中的氨、胺类、硫化氢、酚类、吲哚、粪臭素和内毒素等有毒物质增多，这些物质被吸收进入血流，侵蚀全身各个组织器官，会加速机体衰老。

研究证实，许多疾病的发展以及机体的衰老可能与自由基过剩有关。很多学者通过动物实验证实，肠道益生菌具有抗氧化能力，能清除体内氧自由基，发挥抗衰老作用。

六、抗肿瘤作用

双歧杆菌和乳杆菌能阻止致癌物质亚硝胺的合成，起到预防消化道癌症的作用。乳杆菌分泌的大量乳酸，可加快肠道蠕动，促使粪便尽快排出体外，减少有害毒素对肠壁的刺激，也有利于防止大肠癌的发生。另外，益生菌通过激活巨噬细胞、NK 细胞和 B 淋巴细胞，促使这些细胞释放免疫活性物质，从而发挥抑制肿瘤的作用。

七、美容作用

日本学者光冈知足指出："若想获得真正的美容效果，最快的捷径就是使肠内的双歧杆菌增加。"

粪便如果滞留肠道，在细菌作用下腐败发酵可产生自由基、吲哚、硫化氢等 22 种恶性肠毒素，这些毒素在一定条件下会透过肠黏膜进入肠壁，通过血液循环向全身蔓延，这些毒素通过皮肤排泄分泌出来，就会出现皮肤干燥或脸上长疙瘩、痤疮、色斑或脓疱等。还会引发溃疡、高血压、动脉硬化、心脏病、痔疮、肥胖等各种严重疾病。而肠道正常菌群在微生态平衡时有助于肠毒素的分解并经过肠道排出体外。补充双歧杆菌和有机酸（如醋酸、乳酸、丙酸和丁酸），可使肠道 pH 值下降，偏向酸性，抑制外源致病菌和肠内固有腐败细菌的生长繁殖，减少肠道内肠毒素的生成和积累，并促进肠道蠕动，防止便秘。所以补充有益菌有美容的作用。便秘发生时，会使肠内长时间积存粪便，抑制双歧杆菌等有益菌的生长繁殖，导致有害菌的过盛繁殖，其产生的有毒有害物质会随血液循环而遍及全身。

体内润泽颜自华，肠内无毒身自健。

第3节　有害菌的危害

越来越多的研究显示，肠道菌群失调是很多疾病的病因，甚至是过去一些不明原因的疾病，如今在肠道找到了元凶，包括肠道内和肠道外疾病。而通过采取一些针对性的治疗措施可以取得满意效果。

一、肠道疾病

急性胃肠炎、腹泻、便秘、肠易激综合征、小儿坏死性肠炎均与肠道菌群失调有关。

溃疡性结肠炎、克罗恩病等是一组反复发作的非特异性的慢性肠道炎症性疾病，其病因尚未完全阐明，随着自然免疫系统的揭示，了解到肠道菌群与肠黏膜免疫防御能力的失衡可能是导致它们的重要因素。某些细菌、毒素等因素启动了肠道炎症并破坏肠上皮细胞完整性，使肠道内源性菌群产生的某些产物作为炎症刺激物激活肠黏膜巨噬细胞、淋巴细胞，释放各种炎症因子，产生一系列炎症反应和组织损伤。

20世纪80年代初Marshall与Warren发现了幽门螺旋杆菌并判断其与胃炎有关，目前已肯定这种细菌乃慢性胃炎、胃十二指肠溃疡及胃癌的致病菌，还可能与肝硬化、胆结石、高血压、缺铁性贫血乃至偏头痛等多种疾病有关。幽门螺旋杆菌破坏黏膜屏障和上皮细胞的完整性，使上皮细胞直接与胃腔内的胃酸、蛋白酶、胆汁和药物等攻击因子接触，从而造成胃黏膜的损伤。

肠道生态与癌症的关系近年来受到关注。研究人员给无菌培养的小鼠注入大肠杆菌，发现小鼠体内形成肿瘤。而去除大肠杆菌基因组中涉及DNA损伤的区域后，大肠杆菌引发肿瘤的能力大幅降低。这就提示肠道微生物紊乱扰乱了肠道生态系统，使病原体能够入侵肠道，从而提高患结肠癌的风险。如果经常过多食用高蛋白和高脂肪类食物，可促使胆囊向肠道排泄胆汁，某些细菌将部分胆汁转化为二次胆汁酸，胆汁酸是一种促癌物质，和其他致癌物质共同刺激肠壁，易引发大肠癌。

二、糖尿病

动物实验表明，无菌动物在接种正常菌群后葡萄糖的吸收增加，血葡萄糖和胰岛素水平升高。观察糖尿病患者的肠道菌群，他们在空腹血糖和糖化血红蛋白升高的同时，肠道有害菌增加，而双歧杆菌数量下降。从而认为，肠道菌群刺激机体产生的细胞因子影响胰岛素的敏感性和葡萄糖的代谢，说明肠道菌群与糖尿病的发生、发展有一定的关系。

众所周知，饮食因素是糖尿病发病的重要原因，是否可以认为，饮食因素首先造成肠道菌群结构发生改变，而这一改变产生的不良代谢产物进入机体引发炎症反应和胰岛素抵抗，进而引起糖尿病？事实上，采用益生菌调节人体免疫系统和制备疫苗预防糖尿病的实验研究已经取得令人鼓舞的成果。

三、肥胖

近年来多项研究提示肥胖与消化道某些细菌的水平也相关。在肥胖人类和肥胖小鼠的肠道中，均检测到较多的硬壁菌门细菌和较少的拟杆菌。而将肥胖小鼠的肠道菌群移植到无菌小鼠体内，则会引起无菌小鼠的肥胖。Backhed等证实肠道细菌可抑制肠上皮产生一种禁食诱导脂肪细胞因子，从而导致脂肪堆积，肥胖形成。这个发现有力地支持了肠道菌群能够调控人体能量平衡的观点。

我国上海交通大学的科研人员研究证实，肥胖可能由细菌感染引发，而不是过度饮食，锻炼太少或者是遗传因素。他们将认为与肥胖有关的人类细菌喂食给老鼠，和没有喂食这种细菌的老鼠进行比较，尽管都喂食高脂肪食物并阻止运动，但后者并没有出现肥胖症状。

四、肝脏疾病

肝脏疾病和肠道菌群之间的影响可能是双向的。

肝功能衰竭时，肠道细菌明显上移，在空肠及胃内大量繁殖，产生大量代谢产物和毒素破坏黏膜屏障，损坏黏膜组织，造成内毒素血症、腹胀、消化道出血，并与细菌性腹膜炎、肝性脑病密切相关。澳大利亚

Riordan 博士发现发生肝性脑病的肝硬化患者的肠道菌群紊乱，大便内的潜在致病性大肠杆菌和葡萄球菌过度生长。

肠道细菌还在酒精性肝损害、酒精性肝炎及非酒精性脂肪性肝炎的病理生理学改变上起到重要作用。

五、过敏

对过敏患者肠道菌群的研究发现，肠道拟杆菌含量较无过敏者明显升高。抗生素的使用也会打破肠道微生物组的自然平衡，造成肠道天然菌群中的白色念珠菌出现种群爆发，这种酵母菌能产生化学物质调节免疫应答，使免疫系统过分敏感而产生过敏。研究已证实，益生菌可以预防和治疗这类过敏性疾病。因而，从肠道微生物组角度研究益生菌与过敏的关系，可以为预防和治疗过敏性疾病提供新的方法。

六、其他疾病

菌群失调时，有害细菌产生大量恶臭气体，如氨气、硫化氢等。屁味恶臭，产生毒素多，这些毒素不能被及时排出体外，从而被肠道重新吸收，可引起身体异常，如打嗝、腹胀、排便困难等。表现在面部，则容易出现痤疮、扁平疣、牛皮癣、蝴蝶斑等皮肤病。表现在身体上，可出现头晕、头痛、神疲乏力、气短、面色无华、神经过敏、烦躁不安、食欲不振、嗅觉丧失等中毒症状。

所以总结下，菌群失调的主要表现为：便秘，腹泻、腹胀，恶臭（口、身体、粪便和屁），面部痤疮粉刺过重，消瘦，营养不良，肥胖，过敏，衰老。

第4节　导致有害菌作乱的因素

一、环境因素

　　苏联时期的爱沙尼亚儿童比瑞典儿童存在更丰富的肠道菌群，这说明环境因素对肠道菌群的数量和种类会产生较大影响。破坏肠道菌群的环境因素还有污染的大气，污染的水源，房屋装修散发出来的汞和铅等重金属污染，以及甲醛、苯等污染物。这些因素都会导致肠道未老先衰。

二、饮食和生活习惯

　　不健康的生活方式，吸烟、喝酒、熬夜等，还有暴饮暴食，过多的肉食，过多的酸性食物，过多的快餐方便食品，过多的煎炸油腻食品，过多的冷饮食品等。

三、精神因素

　　精神压力过大也可破坏肠道菌群平衡。比如当宇航员从太空返回地球时，其体内绝大部分有益菌如乳酸菌已大部分损失。如果工作过于紧张繁忙，经常参加酒宴应酬，过重的精神压力而产生焦虑、抑郁等情绪，导致神经内分泌系统功能失调，肠道生理功能紊乱，使肠道内微生态环境失去平衡，进而造成肠道老化。

四、创伤

　　手术、外伤、感染、肿瘤、化学物品、疾病对肠道菌群也有影响，特别是危重症患者，有时可丧失整个乳酸菌群。

五、肿瘤治疗

　　同位素、激素、放射治疗和化疗均可在治疗疾病的同时降低机体免疫力，也破坏了肠道菌群的平衡。

六、抗生素使用

长期大量使用广谱抗生素后，可使大多数敏感菌和正常菌群被抑制或杀死，而耐药菌则由于抗生素的选择作用得以大量繁殖，结果导致菌群失调，出现腹泻或便秘等症状。

七、便秘

对中老年人来说，由于肠道的张力和推动力逐渐减退、牙齿缺损、咀嚼食物咬不烂、加上吃的过于精细、运动量小等原因，致使胃肠道的消化、蠕动功能差，极易引起便秘，粪便在肠道停留时间过长，菌群生态发生改变，有害菌群增殖而影响健康。

第5节 构建肠道和谐内环境

通过以上介绍使我们认识到，肠道生态文明建设非常重要，这也是一项长期的、复杂的系统工程，但为了让我们的肠道永葆年轻，为了我们的身体健康，再艰巨也要去做。

增殖有益菌，抑制有害菌，阻止中性菌移位，是菌群失调防治的三大原则，具体方法如下。

一、增值有益菌

益生菌是含有一定数量的活菌制剂。常见制剂有双歧杆菌、乳酸菌、肠球菌等。食用益生菌又称"活菌体外补养"。益生元是一类人体不能利用却能为有益菌提供营养及选择性地刺激肠内有益菌生长繁殖的物质。常见制剂包括大豆低聚糖、乳果糖。这种方式又称"活菌体内增殖"。合生元是由益生菌和益生元组成的混合物，既能为人体补充益生菌，又能选择地刺激益生菌繁殖，益生作用更强。

益生菌：一种能对身体健康和生理功能产生积极影响的非病原微生物，在维持人类正常的消化、吸收、免疫和营养代谢方面起到关键作用。主要由双歧杆菌、乳酸菌和革兰氏阳性球菌组成，广泛存在于人体皮肤和各腔道中。

双歧杆菌是1899年由法国学者Tissier从母乳喂养的婴儿粪便中分离出的一种厌氧的革兰氏阳性杆菌，末端常常分叉，故名双歧杆菌。它是人体肠道内的最主要益生菌，幼儿时期数量可占肠内细菌总量的25%，但到老年时期数量会递减至7.9%以下。双歧杆菌对人体健康有着重要作用，是人体的健康标志。

乳酸菌是一群能从可发酵性碳水化合物中产生大量乳酸的革兰氏阳性细菌的统称，广泛存在于人、畜、禽肠道和许多食品、物料及少数临床样品中。像泡菜、酸奶、酱油、豆豉等，都是应用乳酸菌这种原始而简单的随机天然发酵的代谢产物。乳酸菌不仅可以提高食品的营养价值，改善食品风味，提高食品保藏性和附加值，而且能够调节机体胃肠道正常菌群，保持微生态平衡，提高食物消化率，降低血清胆固醇，控制内毒素，抑制肠道内腐败菌生长繁殖和腐败产物的产生，制造营养物质，刺激组织发育，从而对机体的营养状态、生理功能、细胞感染、药物效应、毒性反应、免疫反应、肿瘤发生、衰老过程和突然的应急反应等产生作用。由此可见，乳酸菌的生理功能与机体的生命活动息息相关。可以说，如果乳酸菌停止生长，人和动物就很难健康生存。

（一）吃活菌（益生菌）

1.药物。我们先看看市场上最常用的都有哪些益生菌药物和成分。

妈咪爱（枯草芽孢杆菌、尿肠球菌）、美常安（枯草芽孢杆菌、尿肠球菌）、培菲康（双歧杆菌、嗜酸乳杆菌、粪链球菌）、金双歧（双歧，保加利亚乳杆菌，嗜热链球菌）、丽珠肠乐（青春型双歧杆菌活菌）、抑菌生（枯草杆菌）、整肠生（地衣芽胞杆菌活菌）、爽舒宝（凝结芽孢杆菌）、肠复康（蜡样芽胞杆菌）、原首胶囊（蜡样芽胞杆菌）、乐复康（乐样芽孢杆菌）。

大部分的药物里都含芽胞杆菌，其作用有：

拮抗作用——占位耗氧，抑制有害菌生长。

免疫功能——激活淋巴组织，提高抗病能力。

产生有机酸——降低肠道 pH 值，抑制致病菌生长。

合成酶类——帮助消化，提供营养。

产生抗菌物质——细菌素、杆菌肽、多黏菌素。

解毒——降低血和粪便中氨、吲哚等有害气体浓度。

2. 食物。酸奶、泡菜、醋、馒头、酒类、豆豉等食物中都含有益生菌，可以选择性适量摄入。

高加索山区、地中海沿岸国家饮自制酸牛奶，极少患糖尿病、心血管病、肥胖症。

研究表明，双歧杆菌的日摄取量以 10 亿个以上才可满足整肠的需要，通常每 100 g 酸奶中双歧杆菌或乳酸菌的含量为 10 亿左右，所以日摄 100 g 以上的酸奶便可满足需要。国外学者指出：每天喝 200 mL 酸牛奶，可降血脂 4.4% 左右。由于酸奶中的乳酸菌在储存过程中容易死亡，而死细菌的保健功能不及活菌，故酸奶是愈新鲜愈好。

乳酸菌因不是人体肠道固有的细菌，所以用乳酸菌制造的酸奶应每天喝才好。而用双杆菌制造的酸奶，也不是喝一两次便可永久定居在肠道中，也是要天天喝才有良好效果。

（二）供给活菌食物（益菌因子、益生元）

相比而言，采用供给益生菌养料远比口服活菌制剂安全、稳定、有效。

1. 功能性低聚糖。人体肠道内没有水解它们的酶系，因而它们不被消化吸收，而是直接进入大肠内优先为双歧杆菌所利用，是双歧杆菌的增殖因子。

2. 乳果糖。增值乳酸菌。

3. 食物。带皮的水果和蔬菜，如蓝莓、树莓、黑莓、草莓、樱桃等；燕麦片；大豆、扁豆和花生；茶；坚果和水果干；深色果汁，如蓝莓、石榴、葡萄；全谷发酵酸面包；深色巧克力和可可粉；红葡萄酒；香草和香料。

（三）消除损伤益生菌因素

1. 合理使用抗生素。禁止滥用抗生素，实在需要使用应控制用量。

益生菌在与抗生素联合使用时应注意：加大益生菌剂量；错开服药时间，间隔2~3小时；胃肠道外使用抗生素影响较小；布拉酵母菌，酪酸梭菌和芽孢杆菌对抗生素不敏感，可与抗生素同时使用。

2.控制精神因素。调整好情绪，情绪的好坏关乎到肠子的安危。过度紧张、焦虑、压抑、恼怒、忧愁等不良情绪，皆可导致胃肠道生理功能发生紊乱，引起肠道内微生态环境失衡。因此，要学会调控和驾驭自己的情绪，保持一颗清静的心，对维护肠道内环境稳定非常有益。

3.均衡饮食。首先要关注膳食结构的平衡合理，一日三餐应粗细搭配、荤素都吃，常吃、多吃全谷类、薯类、豆类、蔬菜瓜果等富含膳食纤维的食物。研究表明，膳食纤维不仅能促进肠道蠕动加快粪便排出，而且能抑制肠道内有害细菌的活动，加速胆固醇和中性脂肪的排泄，有利于肠道内微生态环境的稳定。此外，做到吃饭定食定量，不暴饮暴食，不酗酒，注意饮食卫生等，都对保持肠道年轻至关重要。

4.适度锻炼。可选择喜爱的运动项目，并持之以恒地参加锻炼，还可常做俯卧撑、揉腹等，有利于增强腹肌，促进肠道蠕动，加速排出粪便，使肠道内菌群保持平衡，防止肠道老化。

5.防控其他损伤因素。如吸烟、喝酒、熬夜，食用高蛋白、油炸食品；肿瘤治疗；大气、水源污染；房屋装修；频繁洗肠；服用刺激性泻剂。

二、抑制有害菌

可以通过增值有益菌，减少肉食摄入，增加大蒜和芥末的摄入，避免食物中毒，防便秘来做到。

三、阻止中性菌移位

中性菌又称条件致病菌，这些条件有：第一，寄居部位的改变。大肠杆菌是肠道内的常见菌，当进入肛周、尿道，就会引进感染。第二，机体免疫功能低下，常引起内源性感染。第三，菌群失调，引起菌群失调症。消除这些条件，就能避免中性菌致病。

第四章　肠道预警信使——粪便

粪便是最主要的人体垃圾，又脏又臭，别说用处，从口中说出来都觉得尴尬。当然这是过去。2005 年，台湾高雄有位年轻人某一天蹲在马桶上看日本漫画书时突然受到启发，继而他挤上一坨极像便便的巧克力冰淇淋在蹲式马桶上，他觉得非常有创意，非常有意思，随后他决定开一家便所主题餐厅。没想到开张后很受年轻人欢迎，于是就在其他地方又开起了分店，如今内地很多大城市都有了这样的主题餐厅。这个年轻人大胆地把"粪便"搬上了餐桌。在东南亚有些地方用大象的粪便制成的手工纸包装的礼物，受到很多游客的喜爱。转眼间，一个难于启齿的对象摇身变成了时尚。

当然，你可能会说，这只是年轻人的恶搞，改变不了大便的"垃圾"属性。粪便的确是垃圾，但我告诉你，粪便也是宝。

现在的蔬菜没有以前的味道好，为什么？因为过去用的是农家肥，是粪便，而现在是化肥。以前在农村，能源短缺，粪便可以发酵产沼气做燃料，非常环保。正因为如此，谁家的小孩如果不在自家的粪坑大便，肯定会遭到父母的责骂，这叫"肥水不流外人田"。

不过，这些不是我们今天要探讨的话题，粪便还有更重要的价值，它还是人体肠道的"卫星云图"，从中可以分析出肠道的"气候"状况。是阳光灿烂，还是刮风下雨，粪便都会告诉你。关键看你是不是个有心人，能不能看懂这张"卫星云图"。

上篇　谈肛说肠不尴尬

第1节　粪便的生产

粪便的形成是个复杂的过程，其形成过程需要由口腔、胃、肠、肝、胆、胰、小肠、大肠、直肠等多个器官共同参与，食物入口后在这条生产线上大约运行十小时到达大肠，最后形成粪便，存储在降结肠和乙状结肠。

第一站，口腔。食物在口腔中先被牙齿粉碎，唾液酶把其中的淀粉初步分解成麦芽糖。

第二站，胃。在胃里一部分水和酒精被吸收，麦芽糖被转化为葡萄糖，但脂肪没有被分解。这些东西经过胃的研磨变成了食泥，然后被送入下一站。

第三站，十二指肠。食泥在这里被加入了胆汁与胰液，部分营养物质被吸收。

第四站，小肠。小肠细而长，肠腔绒毛突起较多，水、脂肪、蛋白质、葡萄糖、维生素和各种无机盐被充分吸收。

第五站，大肠。小肠内容物到达结肠后，便成为结肠菌群的培养基，使菌群大量繁殖，最后这些细菌与其他成分一起构成粪便，经每小时约5 cm的速度，缓慢向直肠方向移动。

再看看食物在以上各站的运行时间。口腔和食管，时间短暂可以忽略不计。胃，需要 4~6 小时，最慢可达 10 小时。小肠，需要 3~8 小时。在大肠内的停留时间因人而异，常常随着个人的排便习惯不同而不同，短的只有几小时，长的可达十几小时或更长。不过，由于食物消化主要是在胃和小肠内进行，因此可以说，消化食物一般约需 10 小时。当然，如果胃肠道机能处于不稳定状态，例如胃肠运动过快，将加速食物排出，使消化不完全。过慢又可导致食物在胃肠内发酵，进一步加重胃肠功能紊乱，对身体同样不利。

第 2 节　粪便的成分

粪便不仅是食物残渣，在其整个生产过程中，消化道的一些产物也一起参与其中。所以有的时候我们会在粪便的表面看到类似肠黏膜的东西。

粪便由液体和固体两个部分组成，前者包括水、消化道的分泌物，如黏液、胆色素、黏蛋白、消化液等，占 65%。后者包括食物残渣、细菌和消化道黏膜脱落的残片、上皮细胞等，占 35%。在固体部分，30% 为死细菌，10%~20% 为脂肪，2%~3% 为蛋白质，10%~20% 为无机盐（钙、铁、镁），30% 为未消化的残存食物和消化液中的固体成分，如脱落的上皮细胞。

结肠内和粪便一起并存的还有一些气体，一般情况下的存量约 100 mL，其中 60% 是氮、10% 二氧化碳、25% 甲烷、5% 硫化氢和少量氧气。这些气体的来源，主要是随饮食和呼吸吞入的空气，占 70%。另外是细菌对碳水化合物发酵而产生的，豆类、白菜、葱头产气较多。细菌发酵产生的气体，有的能燃烧，氢的含量高达 20.9%、甲烷 7.2%，电灼时可引起爆炸，应注意。少量气体可使结肠轻度膨胀，帮助蠕动；气体过多使肠壁扩张，牵拉神经从而致疼痛，继续扩张可使肠壁血管受压妨碍吸收导致进一步胀气，形成恶性循环。

第 3 节　粪便携带的疾病信息

有人说，大便是健康的测量计和预警信使。的确如此，粪便携带了很多疾病的信息，就看你是否善于发现。先介绍历史上的三则典故。

春秋战国时期，越国被吴国打败，越王勾践和他的妻子到吴国当了吴王夫差的马夫。有一次夫差生病了，勾践亲自尝了夫差的粪便，说："恭喜大王，好兆头啊，粪便又苦又涩，您的病不久便愈。"结果果然如此。夫差很感动，说连儿子都不会尝父亲的粪便。所以就把勾践给放回了越国。勾践回到越国后卧薪尝胆，最后把吴国打败。这就是"卧薪尝胆"的来历。

唐朝武则天时期，有个叫郭霸的人，没有多大才能，但就会对上谄媚。有一次丞相魏元忠得病了，郭霸赶紧去府上探望。正赶上丞相要大便，郭霸突然想起越王勾践尝吴王夫差粪便而得到信任的例子。当魏元忠大便完了，他竟用手抠了一块，放到嘴里尝了起来，然后对丞相说："如果粪便发甜，就让人忧虑，今我尝丞相的粪便有苦味，可保无虞了。"对于郭霸的行为，魏元忠打心眼儿里瞧不起。病好之后，魏元忠把这事告诉了同僚，于是满朝的人都鄙视郭霸，大家都称他为"吃屎御史"。

南朝齐人庾黔娄是个大孝子，任孱陵县令。赴任不满十天，忽觉心惊流汗，预感家中有事，当即辞官返乡。回到家中，知父亲已病重两日。医生嘱咐说："要知道病情吉凶，只要尝一尝病人粪便的味道，如果味道是苦，病情就好转了。"于是黔娄就去尝父亲的粪便，发现味甜，内心十分忧虑，夜里跪拜北斗星，乞求以身代父去死。几天后父亲死去，黔娄安葬了父亲，并守制三年，成为历史上二十四孝之一"尝粪忧心"。

三则典故不管是褒是贬，但其中都用到了一个医学知识，粪便中携带某些疾病信号，当然现在察知和分析这些信号肯定不会用口尝的方式。

一、气味

有这么一个患者，男性，45岁。每天大便非常臭，可能是怕尴尬，排便时间一般都选择家人不在的时候，上厕所也是把门关得紧紧的。但是没有不透气的门，时间久了还是被家人闻到了。刚开始家人也没在意，后来不但粪便臭，病人还出现了身体消瘦。家人赶紧催他上医院，结果还真的查出了问题：直肠癌，肿瘤已经占据了1/3肠腔。后来虽然手术，但一年后还是去世了。其实这个病人如果在刚开始的时候就对自己异常的大便气味产生警觉，早期治疗，完全可以是另一种结果。

大便本来不就是臭的吗，去厕所不都是臭烘烘的吗，这个有什么好警觉的？有人可能会这么说。我们的粪便到底是不是臭的？

正常大便的确不一定是臭的。成年人，如果能做到日排便，大便就不臭，或者不很臭。刚出生的小孩儿，大便也不臭，因为他们吃的东西比较单一，肠道内基本都是有益菌，这些有益菌帮助消化，促进肠道蠕动，粪便自然不会臭。

那我们为什么闻到的很多大便都是臭的，这是有原因的。

第一，和我们吃进去的食物有关。肉类、海鲜这些高蛋白食物，发酵后臭味会较大。曾经有个说法，说西方人的便比中国人臭。这有一定道理，因为他们的食物中动物蛋白比例高。甜食、辣味吃多了，伤脾胃，产湿热，可以加快食物发酵，容易让便变臭。辛味食物，如洋葱、韭菜、大葱、蒜等也会使粪便变臭。洋葱中硫、氮含量高，吃下去后会在肠道里合成产生硫化氢、氨气。这两样东西是臭味的主要成分。此外，洋葱可以促进肠蠕动，产气，所以吃完后排气较多。

佛教讲吃素，但不要以为不吃肉就是吃素，有些植物菜也不能吃。其中就有我们上面提到的葱、蒜、韭菜和洋葱，这几样东西被称为素食里的荤菜。为什么不吃呢？原因之一就是气味太重。

但相反的是，在我国新疆、内蒙古一些地区，喜欢吃羊肉，手把肉是道名菜，这道菜除了羊肉，还有很多洋葱，为什么？洋葱可以解油腻，助消化，降低胆固醇。所以，不要因为臭，我们就不吃洋葱，如果你有便秘，洋葱还可以促进肠蠕动，有通便作用。

所以说"肥甘厚味，辛辣炙煿"基本会导致粪便变臭，所以要适量。

第二，和粪便在肠道存留时间过久有关。肠道菌群失调、便秘，都会让粪便变臭。

第三，和肠道其他疾病有关。如果排除以上因素，大便依然很臭，甚至是恶臭，像烂肉或臭鸡蛋的味道，那就要看看肠道是不是出问题，比如溃疡、息肉、炎症，甚至是肿瘤。当然这些是需要在医院进行肠镜检查后才会清楚。

二、颜色

最健康的大便颜色是金黄色，很多小婴儿的大便基本都是这个颜色。成人因为食物较杂，大便的颜色会受食物颜色的影响，如果大便比金黄色重一点，比如黄褐色，也属于正常。

（一）红色

有些食物可以将粪便染成红色，比如苋菜、红辣椒，排除这些因素，就要考虑消化道出血了。

红色便多是下消化道出血，包括空肠、回肠、直肠、结肠，由于"路程"短，化学变化少，这些部位出血，大便应呈红色。但如果上消化道大量出血，血来不及在肠道里过多停留，拉出来的大便也是红色。但无论是上消化道出血，还是下消化道拉血便，都有一个特点：血和大便混在一起。如果血不跟大便混在一起，只是附在大便表面或部分偏离，甚至是便后滴血，这种情况可能是患了痔疮或肛裂。

大便鲜红带糊状。可能患急性出血性坏死性小肠炎，这是由于暴饮暴食或吃了不洁净的食物而导致。

大便表面附着鲜红的血滴，不与大便混杂。常见于内痔、外痔和肛门裂。如果有血液附在大便表面，而且大便变成扁平带子形状，应去医院检查是否患直肠癌、乙状结肠癌、直肠溃疡等病。

大便暗红似果酱，并有较多黏液，常见于阿米巴痢疾。便中的阿米巴是一种寄生虫。患细菌性痢疾的病人，排出的大便也有黏液和血，但不像阿米巴痢疾病人的大便那样有恶臭味。

（二）黑色

血制品、猪肝和治疗贫血的药物可以把粪便染黑，如果排除这些因素，大便出现黑色，一般是上消化道出血。当食管、胃、十二指肠、空肠上段以及胰腺和胆道等上消化道出血时，红细胞中血红蛋白的铁，在肠道细菌的作用下与硫化物结合成硫化铁，从而使粪便呈现黑色。

在上消化道出血的患者中，因溃疡病出血的约占一半，其中大部分是十二指肠溃疡出血。除溃疡病之外，胃炎、肝硬化合并食管或胃底静脉曲张破裂，胃癌，也是引起上消化道出血的常见原因。

上消化道出血时大便质地的硬软和颜色的变化，完全取决于上消化道出血的部位，出血量的多少，出血的速度以及血液在肠道内停留的时间。如果出血量大、速度快，在肠内停留时间短，则大便的质地就会变得很软甚至接近流质，颜色也可从黑色进一步转化为红褐色甚至鲜红色。只有当上消化道的出血量比较少，速度比较慢，在肠道内停留时间较长时，才可能表现出典型的柏油样黑便来。

（三）白色

大便灰白似陶土，表示胆汁进入肠道的通道已被阻塞，胆汁只好通过血液循环沉积于皮肤，使皮肤发黄。胆结石、胆管癌、胰头癌、肝癌等都是胆汁流入消化道的"拦路虎"。消化道内没有胆汁，大便呈灰白陶土样。大便红白像鼻涕，俗称红白冻子，这是急性细菌性病疾的特点。它是一种浓、血、黏液的混合物。患有慢性结肠炎的病人，也会出现红白冻子。大便呈白色油脂泡沫状，常是消化吸收不良的综合征。幼儿出现这种情况，称幼儿乳糜泻。

（四）绿色

绿色大便首先和饮食有关，主要是摄入叶绿素含量高的食物，像菠菜、油菜等，会引起绿色大便的产生。如果排除这些因素，还出现了绿色大便，那是什么原因呢？

一天门诊来了个患者，一进来就大声跟我讲，说这几天吃东西不合适，拉肚子，刚开始还是黄便的，可是拉着拉着变绿了，就问："我是不是把胆汁拉出来了？"说完还拿出手机，让我看照片，手机图片上一个小瓶子里装着一些液体，确实是绿色的。后来我询问他的饮食情况，得知该患者3天前和朋友在一起喝凉啤酒、吃烧烤，晚上回去又吹空调，第二天就拉绿色的大便了。我跟他说，不要急，是消化不良，清淡饮食和吃点助消化的药就可以了。他这才放下心来。

过多的油腻，过凉的啤酒，再加上受凉，超过了胃肠道的承受能力，导致了急性消化不良。

冶某，女，55岁。一年多来，经常肚子胀，胀得非常厉害，尤其是饭后，为此，晚上经常不敢吃饭，因为饭后会胀得不能睡觉，严重时还会吐。身体也慢慢出现了消瘦，做了很多检查就是查不出原因。来诊时她告诉我，说这一年，天天大便是绿色的。这是一条非常重要的线索，由此我判断是慢性消化不良。给开了几味药：陈皮10 g、鸡内金15 g、山楂30 g、木香10 g、大腹皮10 g、炒麦芽15 g。水煎内服。七剂后她回来说大便变黄了，肚子胀也好多了，后来又吃七剂，症状基本就消失了。

这是慢性消化不良。消化不良为何会导致大便变绿？

消化不良一方面是胃胀，一方面又会腹泻。当食物在消化道停留时间过短，就会变成酸性，正常的粪便是弱碱性的。酸性环境下，胆汁中的胆红素在肠道被氧化，变成胆绿素，排出的粪便就成绿色了。老年人和小儿这种情况较多见，小儿又叫泻青、泻绿。

消化不良的原因一般有四个：吃的食物不好消化，过多摄入寒性食物或受凉，进食过量，胃肠功能下降。可以服用中药六君子汤，保济丸等。我常用的方子：山药30 g、鸡内金10 g、山楂30 g、炒麦芽30 g。

三、性状

性状包括外形和质地，不同的形状和质地代表肠道不同的功能状况。

（一）正常粪便

正常粪便没有统一标准，一般认为成形的香蕉形、圆柱形便是健康的，长10~20 cm，直径2~4 cm，重100~200 g。排便次数，一般一天一次或两到三天排便一次都是正常的。

偶尔排出不同的大便，但很快又恢复，也算正常。如果长期出现非香蕉形便，说明肠道有问题。

（二）成形便

1.细长条形便。一次两次没问题，如果持续或逐渐变细，就要引起重视了，这是提示"出口"变窄，挤压了大便。出口变窄的原因很多，痔疮、肛裂、肛瘘、肠道长期溃疡、占位性病变等。

如果粪便变细又带沟槽，说明直肠或肛管有占位性疾病，如直肠息肉、肛乳头瘤、肛门和直肠肿瘤等。

2.小蝌蚪形便。蝌蚪形便是直肠和肛门的功能下降造成的。直肠收缩无力，不能一次把大便排出来，就会出现这样的情况。就像一个人跑步一样，因为没有力气，跑几步就得停下来歇歇，再跑几步又歇歇。

3.短粗便。肠道有气体，或肠痉挛。

（三）不成形便

糊状便、溏便、水样便统称为不成形便，这在人群中非常多，总数甚至超过成形的香蕉便，所以应该引起足够重视。

西医认为不成形便主要是肠道炎症造成的，中医则认为主要是脾虚。

脾胃是人的后天之本，后天吃进去的东西要靠脾胃来消化吸收，胃主受纳，就是消化；脾主运化，就是吸收。脾的运化功能除了运化各种营养物质，还有一样重要东西——水，人体70%都是水。脾气虚运化水的能力下降，水在肠道和粪便结合就导致大便不成形。当然，脾虚除了大便是很重要的一个提示之外，在我们身体的其他方面也会反映出来，比如说你的面色，体形等。

脾虚的主要原因是摄入过多油腻的食物、甜食、寒凉的食物，日久就会伤脾，导致脾气虚。除了吃之外，还有一种原因就是思虑过度。《内经》有"思伤脾"。思考是人体的正常活动，但如果思虑过度，导致气滞、气结，影响脾的运化，就会致大便不成形。

有人说大便不成形对生活也没什么太大影响，也不用太担心。这种观点是错误的。长期大便不成形反映的是脾虚，脾虚日久会导致人体很多其他疾病。像营养不良、内脏下垂、凝血功能障碍等，甚至还会引起肥胖。

有个小伙儿，22岁，一米八的个子。一年前体重还是75 kg，也算标准体重，但来诊病见到我的时候已经是120 kg。气喘吁吁，头上不停冒汗。他告诉我，最近一年总是大便不成形，一天3~4次，可奇怪的是，虽然拉肚子，但不仅没瘦，而且体重还不断增加。这是怎么了？这就是脾虚引起的肥胖。

《素问》说"肥贵人则膏粱之疾也"。多食肥甘食品，或饮食节制无度，日久损伤脾胃，脾胃一伤，水谷精微不能正常运化，水湿停聚，湿从内生，聚湿生痰，停留肌肤、脏腑，造成肌肉减少而脂肪增加，肥胖就来了。

对不成形便的患者来说，应少吃寒性食物，比如绿茶、西瓜。多吃健脾祛湿和温性的东西。我给大家推荐两样宝物：姜，辛温，有散风寒、温胃作用，能增强胃液的分泌和促进肠壁的蠕动，从而帮助消化。做菜时多放点姜。醪糟，又叫米酒，是糯米发酵而成，酒精含量非常低，是非常好的健脾养胃食品。有促进食欲、帮助消化、温寒补虚、提神解乏的功效。在这里和大家分享一个很好的醪糟吃法，吃的时候可以和糯米圆子一起煮，再打个蛋花，放点红糖。

最后再推荐个代茶饮的方子：西洋参、莲子、桂圆、小枣。经常喝，有益气健脾作用。

（四）五更泻

有些人不仅大便不成形，还腹泻，而且专门在早上3～5点就要上厕所，这是怎么回事？

这在中医有个名称叫"五更泻"，五更就是现在的早上3～5点，所以这种泻又叫晨泻，或鸡鸣泻。

五更泻的原因主要是肾阳虚。肾主一身的阳气，如果肾阳虚了，水湿不化，就会导致稀便。此外，肾主大小便，肾虚，肛门闭合无力，稀便来的时候就难以控制。老年人各种机能都在下降，尤其是肾虚非常明显。五更时分是人体阴寒最盛的时候，这个时候阳气还未至，老年人本来阳气就虚，而此时就更虚了，阳气是管固摄的，所以这时大便就会控制不住。

（五）大便黏腻

有些人大便特别黏稠，便完了必须要用马桶刷才能冲洗干净马桶，这是怎么回事？

黏腻便就不单纯是脾虚有湿的问题了，而是湿热。大便黏腻，提示体内湿热严重。《内经》中说："膏粱之变，足生大疔。"即常食味厚、脂多、油腻的食物会导致湿热内蕴，湿热不能运化积存体内，与肠道内的粪便结合，便会形成黏腻便。

大便黏腻如果长期不治疗，一直下去就会带来两个结局：一是便秘，大便虽然不干，但排出非常困难。二是诱发很多肠道疾病，如溃疡、息肉和肿瘤。肠道特别不喜欢这种湿热的环境，时间久了会造成局部的气血瘀滞。

大便黏腻可以补充肠道益生菌，中药黄芩和黄柏效果也很好。推荐葛根芩连汤（葛根、黄芩、黄连、炙甘草）、二妙丸（黄柏、苍术）。

大便经常黏腻的人应该注意饮食的清淡，多吃一些瓜果蔬菜，但是吃蔬菜也是很有讲究的，要少吃菠菜、芹菜等这些不可溶纤维食品，防止这些纤维和黏腻的粪便结合，使大便更加结实难排。多吃可溶性膳食纤维，像西蓝花、苹果、燕麦、豆类等。

第4节　粪便化验

大便化验常规包括八项内容，各种结果代表的临床意义各不相同。

一、粪便颜色

正常颜色：成人呈黄褐色，婴儿为黄色或金黄色。

临床意义：柏油色，见于上消化道出血等。红色，见于痢疾、结肠癌、痔出血等。陶土色，见于各种原因所致的阻塞性黄疸等。绿色，见于婴儿消化不良等。黄绿色，见于伪膜性肠炎等。

二、粪便形态

正常形态：成形软便。

临床意义：粥样或水样稀便，见于急性胃肠炎、食物中毒、伪膜性肠炎等。黏液性或脓血性便，见于痢疾、溃疡性结肠炎、大肠炎、小肠炎、结肠癌、直肠癌等。凝乳块便，见于婴儿乳汁消化不良等。细条状便，见于结肠癌等所致直肠狭窄。米汤样便，见于霍乱、副霍乱等。

上篇　谈肛说肠不尴尬

三、粪便细胞

正常参考值：红细胞：0。白细胞：偶见。

临床意义：正常粪便中偶见白细胞，无红细胞。肠炎时白细胞小于15个高倍视野；急性细菌性痢疾时大于15个高倍视野，甚至满视野。肠道下段炎症（如结肠炎、菌痢）及出血（息肉、肿瘤、痔等）可见红细胞。过敏性肠炎及肠道寄生虫感染时可见嗜酸性白细胞，并伴有夏克－雷登氏结晶。菌痢及直肠炎症时，可见巨噬细胞。大肠癌病人粪便中有时可找到癌细胞。

四、粪便潜血

消化道少量出血，红细胞被分解破坏以致显微镜下不能被发现，故称为隐血（OB），现多用特异较高的反向被动血凝法检测。但此试验应排除食物或药物因素所致的假阳性，必要时可禁食动物内脏、血、瘦肉及绿叶菜3天后复查。

正常参考值：阴性。

临床意义：阳性，见于胃肠道恶性肿瘤、伤寒、溃疡病、肝硬化等引起的消化道出血。

五、粪胆素

正常参考值：阴性。

临床意义：阳性，见于溶血性黄疸和肝性黄疸等。

六、粪便胆红素

正常参考值：阴性。

临床意义：阳性，见于溶血性黄疸、阻塞性黄疸等。

七、粪便细菌培养加药敏

正常参考值：阴性（无致病菌）。

临床意义：阳性，见于细菌性痢疾、伤寒、肠结核、急慢性肠炎等。

八、寄生虫类

正常参考值：阴性。

临床意义：人体感染不同寄生虫，粪便中即可出现相应虫卵，常见有蛔虫卵、钩虫卵、蛲虫卵、华支睾吸虫卵、姜片虫卵、阿米巴滋养体等。

第5节　粪便能治病

在药品匮乏时期治疗顽固性菌群失调腹泻用童子便有奇效，因为幼儿便中含有大量双歧杆菌。近年来荷兰和美国一些医院的医生通过粪便移植，成功治愈了严重感染艰难梭菌的患者。在古印度及埃及，鳄鱼、大象等的粪便被认为有避孕作用。在中国历史上，用粪便入药的例子也有很多。

《全州志》记载有一种名为"断肠草"（又名胡蔓藤）的剧毒植物，其中解药之一就是"以狗屎调水灌治"。

《资治通鉴》里的"黄龙汤"是南北朝北齐时代中医郎中给和士开看病开的药方，就是以粪便酿成的药引。

《本草纲目》中动物粪便药共有51种之多，涉及禽、兽、人部三部包括人在内的32种动物。如蚕粪可以入中药，主治眼疾。其他如五灵脂、夜明砂、油虫珠等，皆为粪便入药的例子。中药人中黄的制作过程也需要粪便："在竹筒中塞入甘草末，两端用竹、木封固，冬季投入人粪缸中，立春时取出，悬当风处阴干，破竹取甘草末，晒干。"

第五章 病非病——痔疮

　　我要说痔疮不是病，你一定会认为我是在说胡话。"十人九痔"，有谁在医院看到这么多的病人？如果没有，那这些有痔之士都去哪儿了？只有一个解释，不需要治疗，不是病。有人说，不可能吧，太离奇了。但我要告诉你，还有更离奇的，痔疮不仅不是病，而且还是人体有用的生理组织。当然你会说，我自己的痔疮折磨死人了，这怎么能不是病呢？

　　病与非病，痔疮到底是怎么回事？

第 1 节 痔疮漫谈

　　痔、痔疮、痔病、痔核，英文名 Hemorrhoids，或 Piles，中医也称为痔。

一、突起就是痔疮

　　在我国春秋战国时期，痔使用的字是"寺""峙"，并无广字旁，意为突起、小肉突。最早出现广字旁的痔是在长沙马王堆汉墓出土的《五十二病方》中。看来痔是病非病，历史上就存疑。

　　英文有两个词用以描述痔。与中文痔含义相近的是 Pile，来源于拉丁文"pila"，意为球状或突起。而来自于 2500 年前的古希腊语 Hemorrhoids，则直指这个病的症状特点：流血或出血。所以英文两个词也存在一定的认识差异，Pile 很难说就是病，而 Hemorrhoids 才是真正有病的痔。

今天，随着解剖与病理学的发展，人们对痔疮的认识不再是一笔糊涂账了。比较公认的一个定义是：痔是直肠下端、肛管和肛缘的局部静脉丛瘀血、扩大和曲张所形成的静脉团。这个定义明确了痔的发病部位，隆起的实质。

近年来，一个关于痔的新学说获得国内外学者的公认，这就是"肛垫损害学说"。肛垫是直肠下端一层海绵状衬垫，这个衬垫里边有动脉、静脉和窦状血管（动-静脉吻合），还有固定这些血管的结缔组织和弹力纤维，及神经和淋巴管。肛垫对肛管的闭合起到密封垫的作用，是人体的生理组织。肛垫的膨大和移位即是痔疮。国内一些学术组织根据这一学说纷纷对痔疮提出了重新定义。中华医学会外科分会肛肠学组的定义是：痔是肛垫病理性肥大、移位及肛周皮下血管丛血流淤滞团块。中华中医药学会肛肠分会的定义是：内痔是肛管齿线以上、直肠黏膜下血管性衬垫病理性扩张或增生隆起性组织。国内著名解剖学家张东铭认为，肛垫组织异常并合并症状者称痔。

所以说，如果你把正常的肛垫也当成痔疮，那这痔疮就不是病。

二、血管扩张才是真正的痔疮

为了进一步搞清痔疮隆起的实质，我们对 100 例切除的痔组织在显微镜下进行观察。结果显示，所有痔标本都存在不同程度的血管扩张，超过半数标本出现血管外间质组织水肿伴炎症，1/3 出现了血管内血栓。

过去一谈到痔疮，总认为是静脉出了问题，其实痔疮内真正曲张的是"窦状血管"。在人体组织中，动脉与静脉之间是毛细血管来连接，经过毛细血管将动脉血内的营养物质和氧供应给组织细胞。但是在直肠下端的黏膜下，大部分毛细血管被动静脉直接吻合的"窦状血管"取代，一旦受到一些因素的作用，窦状血管通路被激活，血液大量涌入，该血管就会出现扩张。这一血管的过度扩张就变成了痔。在显微镜下，这种血管大量存在于痔内。

上篇　谈肛说肠不尴尬

血管内血栓和血管外的炎症和水肿都预示着局部血流出现障碍。在痔疮内，血管扩张和循环障碍互相影响，互为因果，一旦形成恶性循环，就会使痔疮加重。

三、十人九痔，原来是误解

一说到痔，很多人会立马想到这样四个字，"十人九痔"。真的还是假的？

这个数据说明几乎人人都会得痔，中国有十几亿人口，如果真的这样，那医院会被痔疮患者挤爆。事实上很多医院是没有肛肠科的，即使有，门诊量也远没有其他科室多。这就奇怪了，一方面是奇高的发病率，一方面又不见这些患者的踪影，难道"十人九痔"是在夸大事实真相？

我们来看看痔疮发病率数据的官方发布：

1975—1977 年我国统计的结果是 46.3％，1960 年英国统计的是 13.3％，1990—1994 年 Johanson 调查的美国发病率为 5％，而 1988 年 Tirett 统计法国每 10 万人口中只有 46 例。

数据显示，没有一个国家达到了"十人九痔"的程度，而且各国间的差距巨大。中国是英国的 4 倍，是美国的 10 倍，是法国的千倍。这就奇怪了，难道痔疮偏爱中国人，而法国人是特殊材料制成的，几乎与痔疮无缘。都是地球村上的居民，同样是人类，不应该有这么大的差距。这些数据不应该有假，问题应该出在判定标准上。

肿瘤通过病理检查，非良即恶，高血压用个测压计一测便知，这些病的诊断都有个量化指标，痔疮有吗？过去我们认为痔就是肛门局部的小突起，什么性质不管，突起多大也不管，统统都是痔，判定标准太宽泛，把很多其他的疾病都划了进来，甚至包括今天的局部肿瘤。现在呢？局部静脉血管的迂曲扩张就是痔，扩张到什么程度不管，也没有一个非常明确的界限。有人说，可以测量痔疮的大小来诊断，这也很难，痔疮的大小是弹性的，比如躺下来会小，排便时会大。即使这些不变，在实际测量时，肛门镜变换角度和力度也会改变其大小，得出不同数据，你说哪个数据正确？

所以"十人九痔"一方面表明痔的发病率确实高，但同时也有些误解的成分，误把其他疾病都当成痔了，甚至误把一些生理组织也打上了痔的标签。

第2节　痔疮成因

他是一个老外，55 岁，美国著名钢琴家，应邀来北京演出。演出前两天顺便了解一下北京的文化，看看北京的风景。第一天跑了一整天，晚上突然就出问题了，肛门疼痛难以忍受，根本无法行动。主办方怕耽误演出，连夜把他送到医院。我一看，肛门周围肿起了一个个紫色的疙瘩，肛门都挤得看不清。混合痔嵌顿，必须马上手术，否则有坏死的可能。当晚就进行了手术，术后恢复还不错，演出那天我也去了，我给钢琴家准备了个薄薄的中空垫放在座椅上，他一连弹了三首曲子，没看出刚刚手术过的样子，演出非常成功。

久行、过度疲劳导致了他痔疮急性发作。这种急性发作的痔疮以血栓外痔或炎性外痔居多，其他大部分的痔疮都会有个缓慢的形成过程。

痔疮这个常见病到底是如何形成的，大部分情况很难搞清楚具体的原因，虽然有很多医学专家提出了痔发病学说，但获得公认的还没有。多数认为，痔是多种因素长期作用的结果。那这些因素到底是什么呢？下面谈谈我的"吹气球"成因论。

一、痔疮是被"吹"大的

气球我们都吹过，要想把气球吹大必须有几个前提条件且缺一不可。第一要不断往里吹气，越用力，吹进去的气体越多，气球越大。第二不能破，漏出的气大于吹进的气，气球就吹不大。第三气球外的压力不能过大，如果我们把气球放酒瓶里吹，肯定吹不大。相反，如果气球不断升高，大气压越来越小，即使不吹，气球也会变大。

那么痔疮发病和这吹气球到底有啥关系？我们先来看看肛门附近的"气球"是什么。

在肛门直肠附近分布着两张血管网，分别是直肠下端的直肠静脉丛和肛门缘的肛门静脉丛，这两个静脉丛就好比是两个气球，正常情况下它们承担肛门直肠局部的静脉血回收，但是在一些因素的作用下，它们会变大，就成了痔疮。直肠静脉丛过度扩张形成内痔，肛门静脉丛过度扩张形成外痔，如果两静脉丛同时扩张就形成混合痔。下面就看看这两个"气球"是怎么被"吹"大的。

（一）进"气"过度

这里的"气"是指供应直肠和肛门局部的动脉血。

1. 动脉血管密集：供应直肠血的动脉有三支，分别是骶中动脉、直肠上动脉和直肠下动脉，它们都是来自于腹腔最大的血管腹主动脉。这三支中，最主要的是直肠上动脉，它从上到下贯穿全直肠，并在直肠下端的左中、右前和右后（截石位3、7、11点）形成三个分布密集区，这三处的血管就像三张嘴在对直肠静脉丛不断用力吹"气"，如果静脉回流一旦出现问题，局部静脉就会被"吹"大，形成内痔。临床上我们见到的内痔大多是分布在这三个区域，所以这三个区域又被称为母痔区。

2. 辛辣饮食刺激：我们都知道过食辛辣食物会得痔疮，但是什么原因却不知道，原来是辛辣食物可以增加局部的血供。通常情况下，动脉和静脉之间是通过毛细血管网来过渡的，但在直肠下端和肛门局部却存在大量的动静脉直接吻合现象，但这些通路不是总开放，所以局部并没有呈现异常血供现象。当突然摄入大量辛辣食物后，其中所含的辣椒素等成分就会刺激这些通路并使其开放，使局部血供加大，从而"吹"大局部的静脉丛形成痔疮。

（二）出"气"受阻

这里的"气"是指回流的静脉血，对局部静脉丛来说，如果血液入量大于出量，就会有可能使其扩张形成痔，就好像一个无漏的气球容易被吹大。静脉血回流受阻是痔疮发病的最主要因素。

1. 括约肌障碍：静脉在回流道路上要穿越丰富的肛门括约肌群，即使在静息状态下内括约肌也会保持一定的张力，更何况这些肌肉在排便时还会不断反复收缩，如果受到炎症刺激，内括约肌还会出现痉挛。所以括约肌成为静脉回流最主要障碍之一。

2. 血管缺陷：在人体其他部位的静脉血管内都存在静脉瓣，这种瓣的作用与心脏内的二尖瓣和三尖瓣差不多，可以保持血液向一个方向流动。而直肠下端的静脉内没有这样的瓣组织，使静脉内血液向前流动缺乏相应的动力与保障，容易造成局部血液淤积。

3. 位置缺陷：人是直立体位，肛门又位于整个体腔的最下端，此处承受的压力最大，肛门静脉要回流到肺，直肠静脉要回流到肝，都属于逆水行舟，如果没有足够的动力就很容易在局部存留，加重局部血管的负担。

以上三点障碍都属于自身问题，为痔疮的发病提供了可能，但并不是说有这三点就肯定会患痔，痔疮的发病率并没有到 100% 的程度，这些可以说只是内因，痔疮的最终形成还需要外因的作用。

4. 不良体位：体位是诸多外因中一个最重要的因素，蹲位、坐位使肛门静脉回流处于一个更加不利的境地。蹲下来排便、蹲下来工作、蹲下来坐浴都不要时间过久。久坐也一样，像职业司机、IT 人员，一坐就是数小时不动，患痔风险会大大增加。

5. 用力排便：便秘时我们会用力排便，这个时候我们会屏气收腹，膈肌下降，腹腔压力瞬间剧烈升高，使静脉回流难度加大。同时干硬的粪便会挤压血管，导致血液回流受阻。

6. 孕妇：子宫与直肠紧连，位于其前上方，当胎儿逐渐生长，子宫慢慢变大就会压迫直肠，造成静脉回流困难。据不完全统计，孕妇痔疮的发病率要高于其他人群 30% 以上。

7. 疾病压迫：下腹部肿瘤、高血压、肝硬化、肛门直肠慢性炎症等，都是静脉回流障碍的因素。

（三）管外压下降

放飞气球时，随着不断升高，气球会越来越大。这是因为越到空中，大气压越低，这时为了维持内外压力平衡，气球就会变大。静脉血管的大小变化也是同样的道理，之所以会扩张，就是因为管外压下降。

1.直肠黏膜下疏松：直肠静脉丛位于直肠黏膜下层，周围组织很疏松，如果黏膜松弛，血管外限制因素消失，遇到一些诱因就会很容易扩张形成痔。

2.排便状态过久：通常情况下，肛门内括约肌保持一定张力，此处的静脉血管由于受到此张力的限制一般很难扩张，但排便时，肛门括约肌处于松弛状态，此处的静脉丛就会扩张，日久弹性下降不能回缩就变成了痔。

3.括约肌受损松弛：我们在很多肛门括约肌受损者身上发现了严重的痔疮，比如肛瘘术后、先天性无肛门括约肌。其原因就是因为肛管压下降，静脉内压相对增加，导致血管扩张。

二、其他成因说

这些学说从不同角度解释痔疮的成因。

1.静脉曲张学说。认为痔的形成是由局部的静脉扩张郁血所致，其发病存在三个好发区域，即左侧正中、右后侧、右前侧，称为三个母痔区，原因是直肠上动脉在这三个部位分布密集造成。该学说是认可度最高的学说之一，但无法解释痔出血为何是鲜红的，因为红色是动脉血，而本学说认为痔疮是静脉病变。

2.炎变学说。认为炎症长期刺激静脉壁，管壁增生弹性下降，静脉回流缓慢导致痔。

3.括约肌功能下降学说。这是国内学者首先提出的，认为肛门括约肌功能下降，肛管局部组织结构松弛，肛管压力下降，为维持正常肛管压，局部静脉丛代偿性扩张导致痔。

4.血管增生学说。认为痔疮是血管增生形成的血管瘤，这种血管瘤是直肠下端黏膜下层丰富的动、静脉直接吻合造成的。这一学说很好解释了痔疮出血为何是红色的。

5.肛垫学说。这时目前最流行的学说。20世纪60年代，一位德国学者发现肛管黏膜下血管十分复杂，呈海绵状结构。1975年，Thomson发现42例正常人这种海绵体的存在并呈3、7、11排列。他认为该组织起软垫作用，有助肛门严密闭合，起名为"肛垫"。肛垫位于齿线上方宽约1.5cm

的直肠柱区，是肛管与直肠的衔接地带，辅助闭合肛门，维持粪便自制。肛垫过度肥大，出现便血和脱出即为痔。

第3节　痔疮症状

痔疮大部分时间没有症状，这也是为什么"十人九痔"，而来医院就诊者寥寥无几的原因。痔疮发作期主要有五大表现。

一、便血

这是痔疮最常见的症状，以至于一些人把便血和痔疮等同，只要是便血，第一反应就是得痔了。在痔疮家族中出血的是内痔和混合痔，外痔一般不出血。

痔疮出血有五大鲜明特点：

1. 色鲜红。痔出血是排便过程中血液从血管内直接流出，没有经过存留，所以是鲜红的。

2. 滴出或喷射而出。排便过程中点滴而下，少数表现为喷射而出，患者形容像自来水的水龙头出水一样。

3. 无夹杂物。就是单纯的血，不夹杂粪便和肠黏液。

4. 周期性。连续出几天后会停歇很久，然后又会复发。当然也有连续出血很久，需要临床治疗才能止血。

5. 量大。不要小看痔疮的出血，如果连续出血10天以上就有可能会造成失血性贫血，所以必须及时治疗。

如果服用降压药、抗凝药等，会诱发或加重痔疮出血。

二、痔脱垂

这里的痔是指内痔和混合痔。当痔疮"生长"到一定大小时，在粪便的挤压下就会反复提出肛外。痔疮一旦出现下移，就可能会带来四种后果：

1.加重出血。这种出血不仅是排便时，行走时、小便时都可能会出血。

2.形成嵌顿。脱出不能还纳，形成血栓。

3.剧烈疼痛。脱出物没有及时还纳肛内，形成水肿和血栓时就会出现剧烈疼痛，不过随着水肿的慢慢吸收，疼痛也会不治而减轻。

4.影响生活。大便时脱出、小便时脱出、走路时脱出，给日常生活造成极大不便。

痔疮出现脱垂时也就预示着需要手术治疗了。

三、肛门疼痛

痔疮通常情况下不痛，但痛起来却"要命"，在两种情况下痔疮会疼痛。

1.外痔水肿或形成血栓。如果某一天你突然觉得肛门疼痛，还会在肛门口触摸到一硬结，那可能就是属于此种情况。

2.内痔或混合痔较大，便后脱出肛门形成嵌顿。这时候会出现剧烈疼痛，严重时会坏死、出血。

肛门疼痛属痔疮急性发作，大多数可以自行缓解，少数范围较大者需要尽快手术。

四、便秘

过去认为痔疮和便秘的关系是因为担心排便时痔疮出血，对排便产生恐惧感而人为去减少排便，日久造成排便反射迟钝而出现便秘。所以要纠正这种错误的做法。

其实痔疮本身也可以影响排便，一是因为痔疮和松弛的直肠黏膜会阻碍排便。二是因为排便感觉神经多位于内痔部位，当内痔反复脱出，会降低其对粪便刺激的敏感性。

五、肛周潮湿、瘙痒

无论是内痔还是外痔，体积过大都会分泌液体，导致肛周潮湿，日久还会瘙痒。

第4节　痔疮检查

一、肛肠常规检查
　　由于痔疮发病的部位位于肛门和直肠下端，因此不需要特殊设备来检查。肛门附近的直接看就可以了，直肠下端的可以借助肛门镜来观察。所以对痔疮作出诊断，只需要在肛肠科门诊就可以。

二、结肠镜检查
　　虽然对痔疮的诊断看一眼就可以，但很多患者是因为"便血"来诊的，便血的原因很复杂，如果没有足够把握确定这便血就是来自痔疮，还是建议做结肠镜检查。

第5节　痔疮分类

　　痔疮按部位不同分成四类：内痔、外痔、混合痔和嵌顿痔。以直肠和肛门的交界线齿线为界，齿线之上，直肠下端是内痔。齿线之下，肛管和肛门缘的是外痔。横跨齿线上下的是混合痔，混合痔既有内痔成分，也有外痔成分。

一、内痔
　　一般情况下，我们从外边是看不到它的，它的位置距离肛门口约4 cm，在直肠的末端。表面覆盖的是直肠黏膜，由于经常受到来自粪便的摩擦刺激，所以很容易出血。当它生长到一定大的时候，它会随大便一起下移出现在肛门外。内痔可分为三期：
　　一期（青少年期），其特征是时不时出鲜血，不会移位脱垂，也不疼痛。

二期（中年期），其特征除了便血外，由于体积变大，会随大便一起脱出肛外，但不用管它，便后它又自己回到原位。

三期（老年期），便血也有，脱出也有，与二期不同的是，它在出来后不能自行回到原位，需要帮助才可以还纳。除此之外，内痔一般无痛，但会分泌黏液刺激肛周皮肤导致肛门瘙痒。与外痔比较，内痔对人的危害相对要大，如果连续出血10天以上，就有可能出现失血性贫血。

二、外痔

外痔又分为结缔组织外痔、静脉曲张性外痔、炎性外痔和血栓外痔。

1. 结缔组织外痔：就是肛缘周围的赘皮，临床最常见。这里要分清是正常的肛门皮肤皱褶还是增生的结缔组织。正常的肛门皮肤皱褶是为了满足肛门排便时能够充分地舒张，如果将其当作外痔予以切除，就会影响到肛门这一功能。其区别要点是外痔是几处明显的突起，而皱褶多均匀分布。

2. 静脉曲张性外痔：像海绵状，其特点是大小可变，排便下蹲时变大，手术麻醉时肛管松弛它也变大，平卧时则变小。有部分静脉曲张性外痔生长在肛管内，患者自己诉说排便时有东西脱出，但来看病时平卧检查又找不到，这时就不要将其误认为是内痔而出现治疗错误。

3. 炎性外痔：就是水肿的结缔组织外痔，看上去像个水泡样，是循环障碍引起。这里不要误认为是外痔发炎，或与肛周脓肿混淆。发病初期疼痛明显。

4. 血栓外痔：也属于循环障碍，是严重的循环障碍导致血管破裂，血液外泄淤积肛缘皮下，看上去像个紫色的肿包，早期疼痛剧烈，大部分可以自行吸收缓解，如果范围过大则需要及时手术。

三、混合痔

混合痔横夸齿线上下，一旦发病，不仅具有内痔的特点，如出血、脱垂等，也有外痔的特点，如肿痛等。但值得注意的是，不是只要有内痔和外痔就叫混合痔，混合痔是一个整体，内外痔必须在同一部位。混合痔不分期也不分型，只是根据其范围大小分成环状与非环状。环状混合痔是危害最大，治疗难度最大的痔。

四、嵌顿痔

内痔或混合痔脱出肛外形成血栓，嵌塞在肛缘外，不能回纳的痔。是痔疮的一种急性发作状态，疼痛于发病即刻最甚，后逐渐缓解，与血栓外痔临床表现基本相同。也有将其定义为内痔四期。

第6节　痔疮药物疗法

痔疮药物治疗应根据分类和具体出现的症状分别施治。

一、便血

便血是内痔和混合痔最常见的症状，轻者会周期性发作，重则连续出。如果是喷射状出血，10天左右就可能导致贫血。所以一旦出现便血应及时治疗。

（一）简便验方

1.用干槐花20 g泡茶喝。

2.凝血酶原蛋白酶2支溶于5 mL生理盐水灌肠，每日1~2次。

（二）成药

1.用各种痔疮栓纳肛，每天2次。

2.口服药可选择地榆槐角丸、云南白药、迈之灵、龙血竭胶囊等其中的一种或两种。

（三）中药治疗

李某，男，70岁。痔疮便血三年，用过很多痔疮药，但就是不管用。他去了很多家医院试图解决这个问题，但都因为高血压、冠心病没有给予手术治疗。他非常苦恼，每天大便，眼看着鲜红的血液流出，对大便产生了极大的恐惧，不是实在憋不住，他一般不敢上厕所。来诊经过仔细检查，确诊是内痔出血，给予中药治疗，根据舌脉，拟方：地榆炭15 g、槐花10 g、白芨15 g、生地15 g、黄芩10 g、黄芪30 g、仙鹤草10 g、三七粉6 g、赤石脂10 g，7剂，水煎内服。老人吃到第二剂血量明显减少，四剂后基本不出，后来又吃了两周，便血完全止住。

中药治疗痔疮出血，效果非常显著。便血较多可以用四物汤加地榆炭、仙鹤草、侧柏炭。适用于频繁出血，其他药物无效，又不能手术的患者。

二、脱垂

内痔或混合痔一旦出现脱垂，原则上讲应该手术治疗，但对不愿手术或身体因素不允许手术者，可以口服补中益气汤、十全大补丸等。同时每天中药熏洗，方用：五倍子、乌梅、明矾、朴硝、荆芥各10克煎汤熏洗，每日1~2次，每次十分钟。坐浴后涂少量痔疮膏，然后轻轻将其送回肛内。

三、疼痛

1.口服迈之灵。

2.中药内服：五味消毒饮、止痛如神汤。

3.中药坐浴。消肿止痛洗剂：五倍子15 g、生侧柏15 g、苦参30 g、芒硝15 g、半枝莲10 g、防风15 g、黄柏30 g、赤芍15 g、生甘草10 g。水煎坐浴，每次15分钟，每日2次。

4.无花果叶坐浴。《本草纲目》："无花果味甘平，五毒，主开胃、止泻痢、治五痔。"用法是，10片叶子，加水，煮15分钟，待温后坐浴，每日2次。

5.外涂金黄膏，或用活血止痛散加蜂蜜调成糊状外涂。

四、潮湿瘙痒

1.口服二妙丸、湿毒清胶囊、萆薢渗湿汤。

2.中药外涂：去湿霜。

3.中药坐浴：祛湿止痒洗剂：马齿苋30 g、苦参30 g、荆芥15 g、防风10 g、蝉蜕10 g、白鲜皮15 g、刺蒺藜15 g、艾叶15 g、花椒10 g。水煎外洗，每次10分钟，每日2次。

第7节　痔疮简易疗法

一、注射疗法

这就是通常所说的"打针治痔疮"，又称硬化剂疗法。是将药物直接注入痔内，造成痔组织发生无菌性炎症，蛋白凝固，从而起到萎缩痔核和止血作用。

该方法在1860年由英国人发明，多用于门诊对痔疮的临时止血，目前在国外仍然普遍使用。对非脱出的轻度内痔可以起到立竿见影的效果，同时具有痛苦小、不影响活动和工作等优点。目前国内最常用的是注射剂是消痔灵。使用时应掌握好注射方法和无菌处理，控制好浓度和用量，否则易出血或直肠狭窄。

二、痔上动脉结扎术

痔上动脉结扎术是目前痔疮微创方法之一，在多普勒引导下在直肠腔内寻找到供应内痔的动脉血管，予以结扎，阻断血供，缓解内痔出血。

虽然该方法痛苦小，但作用有限，对痔疮起不到治愈作用。

三、其他物理疗法

这方面的方法较多，如液氮冷冻、激光、微波、红外凝固、电子（低频、高频、射频、电容场、电离子透入、电动振荡）等。其原理是利用声、光、电、热、磁等物理学效应，使局部组织蛋白凝固、电凝止血、电灼切割、组织变性、坏死脱落萎缩得到治疗痔疮目的。

需要提醒的是，物理疗法最多只能用于轻度的痔疮或作为手术疗法的补充，其中有的方法其痛苦性和并发症不仅存在，而且要大于手术方法，所以要酌情选用。

第8节　痔疮手术疗法

当药物或简易治疗效果不好，或病情较重，严重影响健康和生活时就要采取手术方法来治疗。手术目的就是去除病变的痔组织，不同的痔疮去除的方法不同。治疗的难点，怎样"拔出萝卜"不带泥或少带泥，在痔疮去除的同时少损伤周围组织。

一、内痔

（一）结扎

由于内痔是生长在直肠腔内，痔疮内血管丰富，直接切除不易止血。所以前人就想了法子，用线从根部系上扎牢，阻断痔内的血液供应，一周左右就会自动坏死脱落而起到治疗作用。

这是目前内痔治疗的"正餐"，也就是意味着不可或缺，没有一个肛肠科医生能脱离该方法，虽然口中可能说着这个微创方法，那个微创方法，但手下绝对离不开这个方法。这是内痔治疗最经典、简便、安全、可靠、不可替代的方法。需要手术的内痔都可以靠它来解决。

结扎疗法有悠久的历史，我国春秋战国《五十二病方》就有"絜以小绳，剖以刀"，这也是结扎法最早的记载。公元982—992年，宋《太平圣惠方》有"又用蜘蛛丝，缠系痔鼠乳头，不觉自落"的结扎疗法。在国外，古希腊的希波克拉底曾介绍过该方法，现在临床使用的方法基本是来自 Blaisdell 在 1958 年报告的丝线结扎法。

根据内痔的大小与形态又有以下不同的结扎术式。

1.单纯结扎法：用一把止血钳夹住要结扎的内痔并轻轻提起，另一把止血钳从其基底部将痔核整体夹住，用丝线在止血钳的下边结扎，同时松钳，剪除部分残端。如果有多个内痔，同法处理，但两个结扎点之间要保留一定正常黏膜，防止术后直肠狭窄。

2."8"字缝扎法：钳夹痔核方法同上，用带线的大圆针，从止血钳下边中部穿过，并从上端绕回原路再穿，收紧线头，在下端结扎。对单个痔核过大，应采取本方法，可以避免单纯结扎不能完全阻断血流，脱落时出血的不良反应。

3.双环结扎法：针对较大或多痔核融合情况，我在"8"字缝扎基础上创新采取"双环结扎"法，将痔核一分为二，化整为零结扎，无论是纵向较大的痔核，或是横向两个痔核相连，都可以有效避免术后出血和局部狭窄。操作时用大圆针双股线从痔核基底中间穿过，分别从两侧收紧线头结扎。根据痔核形状，可以纵向双环，也可以横向双环。

注意事项：

1.结扎线不易过细，最好用10号线，避免切割黏膜出血或结扎不牢。

2.结扎点如果超过3处以上，应错位结扎，避免直肠狭窄。

3.结扎点尽量在齿线上，避免刺激排便感受器，导致术后肛门坠胀疼痛和便意频繁。

（二）套扎

渡边，男，日本籍，40岁。刚下飞机就被救护车送到了医院，在从东京飞来北京的飞机上出现大量便血，持续不断，下飞机时人已处于虚脱状态。翻译告诉我，4天前他在日本做过痔疮手术，没有动刀子，是用"套扎"法。我检查后确定是套扎后痔核不完全坏死导致的大出血。患者肛内除了这个出血的痔核外，还有两个较大的痔。应该是分步套扎但还没来得及处理的痔。当时即行创面缝合止血处理，同时也将剩余的两个大痔核一并结扎，术后两周完全康复。

套扎，又称 RPH，COOK 枪，属于结扎范畴，通过专门设备将特制的橡胶圈套在痔核根部，致其缺血坏死脱落，是为了方便操作而设计的方法。1954 年 Barron 发明了世界上最早的结扎器，现在基本是用胶圈套扎。适用于 I、II 期内痔和直肠黏膜松弛。

与结扎法相比，操作更简便，一个人就可以；适用范围更广，较小的痔核也可以套；部位更高，痔上松弛黏膜也可以。但缺点是胶圈的弹力收缩作用不如丝线结扎更牢固，血管不容易完全阻断，易导致脱落出血，就像上面的渡边先生。

注意事项：

1.齿线处较大的痔核不要套，尽量采取丝线结扎。嵌顿痔不要套，应采取剥离结扎。

2.套扎点不要超过 5 处，尽量错开位置，避免术后直肠狭窄。

3.可以在套扎残端注射少量硬化剂，可减少术后出血。

4.术后应预防便秘，防止过度用力，导致胶圈提前脱落。

5.两周内尽量不要乘飞机出行。

（三）PPH

PPH 是英文 procedure for prolapse and hemorrhoids 的缩写，中文意为"痔和直肠黏膜脱垂的手术"。是利用特制的痔切除吻合器环形切除痔上 3 cm 左右黏膜和黏膜下层组织，同时对远近段黏膜进行吻合来治疗内痔的手术手法。所以国内又解释为"吻合器痔上黏膜环行切除术"或"吻合器痔上黏膜环行切除钉合术"。1997 年在罗马世界大会上意大利 Palermo 大学 Longo 教授首先提出 PPH，并于 1998 年正式撰文报道。

PPH 的理论依据是 1975 年 Thomson 的"肛垫学说"和 1994 年 Londer 的"肛垫下移学说"。其治疗原理有两点：（1）悬吊：环行切除直肠下端肠壁的黏膜和黏膜下组织，使脱垂的肛垫被向上悬吊和牵拉，恢复肛管黏膜与肛门括约肌之间的局部解剖关系，消除痔核脱垂的基本症状。（2）断流：由于位于黏膜下层供给痔的动脉被同时切断，术后痔血供减少，痔块在术后 2 周左右逐渐萎缩，可减轻粪块对黏膜的创伤性积压摩擦所致的影响，去除痔核出血的主要原因。

主要适用于Ⅱ～Ⅲ度内痔，直肠黏膜松弛。

从理论上讲，本方法有很好的创意，由于绕开了对痔疮的直接切除，所以能较好保留肛垫结构，较少损伤肛门闭合功能。由于吻合口位于齿线上2cm的区域，此处感受神经极少，可减轻术后肛门疼痛和不适。

但实际结果并非如此，不仅疗效不确定，也并非安全。一些患者在术后3~6月感到效果满意，但随后就出现痔核重新脱出的现象。安全性方面，德国2000年1100多例的中心报道，总的并发症（不包括远期）为9.8%，包括术后出血、疼痛、尿潴留、血栓性外痔等。检索2000—2003年国内中文数据库收录的69篇相关报道，并发症的发生情况为：10.0%~80.7%的患者肛门疼痛，17%~65%出现尿潴留，10.0%~38.5%便血，21.1%~23.9%下腹不适，5.8%~15.4%排便困难。后遗症中出现最多的是直肠狭窄。

下面介绍两个病例：

王某，女，26岁。在咨询中写到："2012年4月我因混合痔在当地一家医院做PPH手术，手术过程中，PPH环切不完全，吻合钉未激发吻合，导致大出血，量约1000~1200 mL，采取手工缝合止血。2个月后大便很细，一天要2~4次才能排干净，大便干燥的时候，要5~6次。上医院检查，一指使劲才勉强通过，医生说吻合口严重狭窄。采取物理治疗，半月后无效，去另一家医院做松解术，术后可以通过一指，但是上厕所较困难，至少2次才净。现在天天扩肛，一天2次，一次20分钟，目前还有较少脓性分泌物。医生又开了甲硝唑给我灌肠消炎。我才26岁，未婚，这次手术给我心灵创伤太大了，超声波刀，做过松解术，都未恢复，想想是否都成绝症了？"

老黄，男，55岁，来自中越边境的广西百色德宝县，去年4月在百色一家医院行痔疮PPH手术，术后出血，住院一月余，大便不通，一年来天天灌肠，但大便还是非常困难，并腹痛，身体出现严重消瘦。经多方打听，后通过"好大夫"网站电话预约到我。2014年5月2日从德宝出发，历时 4 天赶到北京住上院。我见到他时，又黑又瘦，气色很差。检查后吓我一跳，在肛门内约 6 cm 处触及直肠狭窄，小指难以通过，真不知道这一年他是怎么过来的。诊为直肠严重瘢痕性狭窄。给予手术松解，术后大便很快通畅，回去后又通过中药调整，腹痛也慢慢康复，现在老黄非常高兴，赶上芒果成熟的季节，他还要寄些过来给科里医患人员品尝。

除此之外，吻合钉不能完全自行脱落也是个大问题，很多患者在术后数年还可以在肠腔摸到钉子，有些甚至是生了锈，还需要去人工拔除。

二、外痔

张大妈曾经是医院的护士，曾听说痔疮可以结扎。最近自己的痔疮越来越大，已经影响到日常生活了。老伴以前是船员，拴绳打结是家常便饭。这老太突发奇想，痔疮在家解决。老伴还特意找了根红线，也没用麻药，直接就把那痔疮从根部系住了，刚开始还没事，可 2 小时后就不得了了，肛门是越来越痛，什么叫如坐针毡，这回她体验了，熬过了艰难的一个晚上，第二天来到医院。不得不说船员老伴的系线功夫，扎得非常好，就是那痔疮肿得跟棒槌一样。没办法只能再手术了。

张大妈犯了个原则性错误，用结扎法来治疗外痔，后果很严重。外痔应该用什么方法呢？

（一）切除

这是治疗外痔最常用的方法。用止血钳夹住外痔并轻轻提起，用剪刀从外侧端剪开皮肤，游离皮下的痔组织至齿线处，然后结扎，剪除残端。适用于结缔组织外痔和炎性外痔。

注意事项：

1.结扎法是内痔的最主要治疗方法，但外痔一般不用，主要原因是术后疼痛剧烈。外痔目前的主流手术方法是直接切除或剥离。切除是把皮肤和痔组织一并去除，创伤相对较大。剥离是尽量保留表面皮肤而只去除皮下痔组织，创伤相对较小。选择何种方法视病情而定。

2.无论是切除还是剥离，最好的工具就是普通的剪刀，可以精细操作，对周围组织不会造成继发损伤。而过去宣传的激光、HCPT 等，其实不算是一种方法，只是一种切割工具，唯一的优点是切割时有止血作用，但副作用很大。由于高温作用，对周围组织会造成灼伤，导致术后疼痛、水肿、创口愈合缓慢等。

3.切口要呈梭形，与肛缘垂直向外放射状，这样创伤较小，愈合后比较美观。

4.切口可以缝合，相比以往的开放创口，有不出血、疼痛轻、疗程短等优点。

5.对前后侧的外痔，尤其是女性，在切除的同时应切断部分内括约肌松解肛管，避免因外痔切除后肛管张力过大继发产生肛裂。

6.多个外痔同时切除时应注意保留肛管和肛缘皮肤，尤其是肛管皮肤。术前要根据痔疮的具体情况合理设计切口、切除范围和皮桥位置。既要做到切除干净，又不会造成肛管皮肤缺损和肛门狭窄。

（二）剥离

在痔表面梭性切开一小口子，然后剥离皮下的血栓或曲张静脉团。适用于静脉曲张外痔和血栓外痔。注意创面止血，潜行剥离不可过深，修剪切口，保持引流通畅。

三、混合痔

混合痔的手术其实把内痔的结扎术和外痔的切除剥离加一起就可以了，称为外痔剥离内痔结扎术，简称外剥内扎术。该方法是 1937 年英国 St.Mark 医院的 Milligan 和 Morgan 等人设计，所以经典的外剥内扎术又被称作 M-M 式。

操作时用组织钳提起混合痔的外痔部分，从外痔最外侧端切开皮肤，至外痔外侧缘，剥离外痔组织，包括外痔血管袢和纤维增生组织，将外痔部分完全剥离至齿线上约 0.3 cm，在内痔基底部结扎，切除部分痔核。

上篇 谈肛说肠不尴尬

四、环状混合痔和嵌顿痔

来自南疆的帕塔木汗，女，53岁。自从1年前做了痔疮手术，她的痛苦人生就开始了。术后20天开始出现排便困难，不是没有大便，而是有便堵在肛门口出不来，虽然经常打开塞露，大便不硬，但每次排便都出现肛门疼痛、便血，用药始终不能缓解。来诊检查见肛管皮肤缺损，肛门前后见裂口，一指难进，触痛明显。诊为瘢痕性肛门狭窄。只好进行手术松解肛门，术后大便通畅，但总觉得肛门硬邦邦的，感觉不是自己的肛门。

这就是手术不当，造成肛管皮肤过度损伤，肛门狭窄。

环状混合痔和嵌顿痔一次根治是临床难题，术后肛管狭窄、直肠狭窄、直肠黏膜外翻、继发肛裂、感觉性肛门失禁、肛门不全失禁、皮桥水肿等发生率很高。怎样能避免这些问题的出现，我总结出十六字方针，效果满意。

1. 抓大放小：肛缘一圈都是痔，第一刀从哪开始？抓大！先分清"主犯"还是"从犯"，然后先惩治"罪魁祸首"。何谓大？外痔中较大的几个部位，与较大内痔相连的部位，发生嵌顿与血栓的部位。先选择这些部位处理。这些大痔核之间相对较小的可以留作皮桥和黏膜桥。一些小的部位本来不是痔，只是被大痔核脱垂时牵拉出来的，随着大痔核的处理，小"痔核"也就随之消失，这些小"痔核"我们称为假痔。

2. 留有余地：无论是在剥切外痔，还是结扎内痔，都要在其基底部留有余地，但痔核被切除后，"余地"部分就成了皮桥。同时，结扎点也不会张力过大，出现术后脱落出血。

3. 化整为零：对于内痔较大，可以采取双环结扎。对于两个较大外痔相连的情况，可以从中切开，一分为二，然后从刀口两侧向肛门内剥离结扎。这样可以避免结扎点张力过大，脱落出血，或排便困难。

4. 剥离缝合：对剩余的小"痔核"，可以剥离。如果以上创口过大，可以用可吸收线缝合，可以缩短疗程。

五、手术的几点提示

（一）没有症状尽量不要手术

痔疮就是血管扩张和局部的结缔组织增生，如果没有便血、脱垂等症状一般不要手术。手术就有创伤，如果不懂解剖和生理，还会破坏局部的肛垫，影响闭合功能，导致一定程度的肛门失禁。

一些特殊情况除外，入伍前，怀孕前，或出国前，即使没有症状，如果痔疮足够大，也应该手术，防患于未然。

（二）手术重在解决内痔

痔分为外痔、内痔和混合痔。从对人的危害性讲，内痔会出血，有些人出血还很严重，导致贫血。内痔严重还会影响排便。而外痔无非就是结缔组织增生或血栓，发作时会疼痛，或擦便不净，或潮湿瘙痒，除此以外对人体没有啥大危害。所以痔疮的手术应重在内痔的治疗（混合痔的内痔部分）。

（三）结扎法是内痔最安全有效的方法

内痔的治疗方法有很多，枯痔、注射、套扎、切除缝合、痔动脉结扎、PPH、TST、微波、激光、红外线等，但目前最安全有效的方法还是结扎，这也是目前国内绝大多数专业肛肠医师所采用的方法。在具体结扎方式，根据痔核大小和个人经验，又衍生出一些特殊的结扎法。

但在结扎时应注意保留适量的黏膜桥，同时要防止线圈脱落和结扎不完全，导致术后出血。

（四）外痔治疗要保留足够的肛管皮肤

不管是单纯的外痔还是环状外痔，手术时不要过多损伤肛管皮肤，以免造成术后肛门狭窄。在痔疮和皮肤不可兼顾的情况下，要照顾肛管皮肤。保留皮肤有很多技巧，比如尽量采用剥离，而避免直接切除，尽量采用普通手术刀，而不要采用电刀，激光和 HCPT 对肛门局部的损伤相对要重，也要尽量避免使用。

（五）要学会手术中调整肛管压力

痔疮的发生多因肛管压力失衡造成，压力小易造成静脉曲张痔，压力大易造成结缔组织痔和肛裂，所以在做痔疮手术时应根据具体的痔疮分

上篇 谈肛说肠不尴尬

型进行肛管的紧缩或松解，这样不仅能减轻术后疼痛、避免并发症发生，还能提高远期效果，防止复发。

第9节　妇儿痔疮的治疗

一、小儿痔疮

患儿，男，6岁，"排便时肛门有肿物突出3年"来诊，查体见肛缘略突起，下蹲后明显，且呈肛缘一圈分布，色紫暗。诊为"环状静脉曲张性外痔"。考虑患儿配合情况较好，遂在局部麻醉下行"外痔静脉团剥离术"，术中发现3点、9点肛乳头肥大，予以结扎，术后次日症状消失，一周创口愈合痊愈。

过去认为儿童不患痔疮，其实这种观点是错误的。儿童痔疮的发病率约为5%，以静脉曲张性外痔为主。常常在排便时看到肛门周围鼓出一个或多个"血泡"样肿物，便后又会变小或消失。主要原因是儿童不喜欢吃蔬菜，摄入的膳食纤维过少，不喝水，导致大便过粗、过硬，排便时过度挤压肛门造成。少数因为儿童肛门括约肌处于发育阶段，松弛乏力，肛管压低，造成局部静脉曲张。

小儿痔疮一般不需要特殊处理，调整饮食习惯，预防便秘即可。对于比较严重，便后仍见肛周突起，可以考虑手术治疗。手术时用刀片或剪刀刺破曲张的血管就可，尽量少损伤肛管和肛缘皮肤，不要伤及肛门括约肌。禁止使用电刀等损伤大的切割设备。

二、女性痔疮

很多女性尤其是年轻女性，在不知不觉中突然发现肛门前后多出了两块肉，软软的，大部分时间都没啥感觉，偶尔排便用力时会肿起来疼痛，但几天后肿痛又慢慢自行缓解。这就是女性痔疮的特点，生长在肛门前后位的结缔组织外痔。

女性这种痔疮的形成与肛门括约肌张力过大有关，张力大不利于静脉和淋巴回流。如果大便干燥，或排便过度用力，造成肛管裂伤，内括约肌暴露，受肠内容物刺激后就会痉挛，更增加淋巴回流难度，致其淤积肛缘皮下，形成结缔组织外痔。所以很多女性的痔疮常合并有肛裂和肛乳头肥大。

此外，肛门右前侧的 11 点位也是女性痔疮的好发部位，但这里是以内痔为主。这可能与局部的动脉密集分布有关。

大部分女性痔疮都不需要手术，但如果频繁肿痛和出血，或准备做妈妈，应考虑手术。由于女性痔疮的特点，手术时如果只是单纯切除痔，不解决其发病的原因，会很快复发，甚至造成继发性肛裂。有些患者手术后非常后悔，因为做之前基本没有痛苦，但术后倒疼痛起来了，就是这个道理。术中要根据肛管的松紧度适当断开部分括约肌进行松解，但要掌握好度，否则造成肛门闭合功能下降，术后出现潮湿瘙痒。

三、孕妇痔疮

袁某，女，28 岁。怀胎七月突发状况，原来只是有点轻度脱出的痔疮突然发作，肿得跟小乒乓球一样卡在肛门口，疼痛难忍。赶紧来医院就诊，内痔嵌顿。考虑怀孕期间，给予保守治疗，口服和外用消肿药，三天过去了，没有丝毫减轻，同时嵌顿部分出现坏死，流血，疼痛加重。患者不堪忍受，坚决要求手术。虽然经过精心的手术准备和设计，将手术的刺激降到最小，手术很顺利，术后疼痛很快缓解，但一周后还是早产了，庆幸的是母子平安。

如果你已经有痔疮，当你怀孕生子时，70% 会加重，5% 会重到你难以忍受不得不手术的程度。所以在你决定要孩子之前，建议你来肛肠科检查评估，看看是否要早处理，防患于未然。

上篇　谈肛说肠不尴尬

（一）发病原因

为什么痔疮会这样和孕产妇过不去，这一切都是因为这个宝贝，其主要原因有以下三点：

1. 盆腔血容量增加：孕 6 周时外周循环血开始增多，32 周时增加量达 1400 mL。盆腔的动脉血流量约增加 25%。

2. 性激素作用：妊娠期间出现的孕激素、松弛素促使血管扩张、组织松弛。雌激素较平常也高出 25~40 倍。雌激素一方面作用于肛垫雌激素受体或血管平滑肌，使静脉丛扩张充血。另一方面作用于肠壁平滑肌，致其舒张，蠕动下降，造成便秘。

3. 胎儿压迫：子宫位于直肠的前侧，有些人子宫后位压迫直肠会影响到排便。当子宫中的小家伙越来越大时，对子宫后下方的直肠和肛门的压力也越来越大，局部的静脉回流就会越来越困难。

供血量的增加，组织的松弛，胎儿与便秘的压迫，这三大因素大大增加了痔疮发作的可能性。

孕妇痔疮以水肿外痔、血栓外痔和嵌顿痔为主，疼痛剧烈，有时难以忍受。持续出血，严重时会伴大小便困难，严重威胁到孕妇和胎儿的健康。

（二）治疗难点

由于孕产妇的特殊身份，一旦发病就很难处理，治疗上存在以下三难：

1. 用药难：很多痔疮药物都含有可能会影响到胎儿发育的成分，说明书中标记孕妇禁用或慎用的都应该避免使用。

2. 手术难：曾经有位孕妇在 7 个月时突然发病，病情非常重，在万般无奈的情况下手术，结果术后一周时出现早产，好在胎儿健康。所以孕产妇痔疮一般不考虑采取手术治疗。

3. 康复难：不能使用对症的药，盆腔压力过大，康复起来会非常缓慢。

（三）处理方法

1. 温水坐浴，减少运动，多平卧：这可能是治疗孕妇痔疮的最好"药方"，虽然没用任何药。每天坐浴 2~3 次，如果月份过大，下蹲困难，可以侧卧热敷。

2. 预防便秘：参考第十五章。

3. 选择安全药物：迈之灵是植物提取物，相对安全，可以改善微循环，消肿止痛。金黄膏外涂消肿效果非常好，都是中药成分，外用对胎儿影响小。复方胶菜酸脂栓可以止血。

4. 中药坐浴：消肿止痛洗剂。

5. 手术：在万不得已的情况下可以考虑手术治疗。术前首先要充分做好患者的思想工作，尽量放松，消除紧张情绪。手术的体位要采取左侧卧位，这样可以提高胎盘血流量，降低子宫活性，使子宫肌松弛，从而减少自发性宫缩。麻醉以局麻为主，麻药选普鲁卡因或利多卡因，用量应严格控制在 400 mg 以下。手术和术后换药要轻柔，切忌粗暴和肛门镜反复查肛，因为查肛的刺激可激发前列腺素及缩宫素的分泌，同时妊娠进入晚期，子宫敏感度、收缩性均逐渐增高。术后可静脉滴注平衡液 500~1000 mL，以扩张子宫胎盘血流灌注量，减少子宫活动。

四、产妇痔疮

产妇王某，女，30 岁。有痔疮史 10 年，平时很少发作。2014 年 5 月 20 日在医院顺产，当天环肛门有六个大小不一的球形瘤状物脱出，产科医生给外敷痔疮膏后反而更加红肿变大，21 日下午医生将脱出物推回肛内，但疼痛剧烈，无法排气，排便。几个小时后又脱出，感觉比之前又大了。来诊诊断为环状混合痔嵌顿。即刻予以手术治疗，术中术后除了少量麻药外，没有应用其他药物，术后 2 天，产妇开始给孩子喂奶。

不仅是孕妇，产妇也一样，无论是顺产还是剖腹产。很多女性，刚刚当上妈妈，跟随而来的是痔疮发作带来的巨大痛苦，往往不得不再进手术室。

分娩后，子宫迅速缩小，腹内压骤减，血流郁滞于内脏，回心血量随之骤减，胎盘排出后，子宫胎盘循环停止，排空的子宫收缩，大量血液从子宫血窦涌入体循环，使循环血量又有增加。循环血量的增加，使肛门直肠局部静脉血回流阻力增大，导致痔疮加重和血栓水肿形成。

产妇的痔疮相对孕妇来讲要好处理，对比较严重，用药效果不好的，可以即刻手术治疗，我在临床上治疗这样的患者已经超过 30 例，术后都能很快恢复，影响喂奶一般只有两天。具体方法参看本章第 7 节。

第 10 节　痔疮预防

痔疮是部位病，也是行为与习惯病，对前者我们无能为力，但我们可以改正不良习惯和行为来对其进行预防。按权重，我们可以对痔疮的发病因素由重到轻进行排行：

1. 蹲厕过频、时间过久。

2. 过度疲劳、久坐、久蹲。

3. 妇女妊娠。

4. 过食肥甘厚味、辛辣刺激之品。

5. 久泻久痢，长期便秘。

6. 过度不洁性生活。

7. 疾病影响：下腹部肿瘤、高血压、肝硬化、肛门直肠慢性炎症。

针对这些病因可以采取以下措施来预防：

1. 积极参加各项体育锻炼，增强全身体质，并保持乐观的情绪。

2. 大便时不要看书，不要久蹲不起或过分用力。多食蔬菜、水果，预防便秘。

3. 避免久坐、久站、久行，积极治疗心、肺、肝脏方面疾病。

4. 及时治疗肠道和肛门周围的炎症。要避免大量饮酒、吃辣椒等，勤用温水坐浴，勤换内裤。

5. 做肛门保健操和自我按摩。这里介绍一种便后和睡前保健操。便后操是在便后先清洗一次肛门，然后用右手食指尖压在肛门缘处，轻轻推肛门向上，同时收缩肛门，然后放松，如此重复 30 次。睡前操是在睡前，两膝跪在床上，两肘着床，头低垂，腰部下弯，臀部稍高，挺身收腹深吸气，同时有力地收缩肛门，然后放松。如此重复30次，能有效地疏散局部充血，对年老体弱、久病者更适用。也可每日做半小时提肛运动或直接用食指按揉肛门。

第11节　走出误区

天天痛，便前痛，便后痛，日复一日，痛了还要痛。轻则如针刺，重则如刀割。说它是大病也不是，不是大病但又会让你天天不得安宁。它，就是肛周三大疾病之一的肛裂。

一、痔疮会癌变

答案无疑是否定的，痔疮就是痔疮，不会是直肠癌的初级阶段，也不会像网上说的会引起败血症，就像骡子变不了马一样。

这一误区的出现，一方面是因为痔疮特别容易和直肠癌混淆，把直肠癌出血当成痔疮出血去治，等发现是直肠癌时就误认为与痔疮有关。此外，一些医疗广告为了招揽患者故意夸大痔疮的危害性。

虽然痔疮不会癌变，但便血不能大意，及时就诊查明原因最为重要。

二、痔疮出血是小事

小梁有痔疮多年，最近每次便后都有出血，今天他像往常一样排完便刚想站起来，突然眼睛一黑，一头栽倒在地上，好在家人及时发现了他，把他送到医院急诊抢救。当他醒来时，医生告诉他是严重贫血造成的。他不明白，痔疮出血还会引起这样的后果？

像小梁这样的情况我在临床经常会见到，这些人认为痔疮不是大病，

上篇　谈肛说肠不尴尬

95

上医院治疗又害怕疼痛，即使总是出血，也认为是小事，就硬扛，其实这是一个误区。

痔疮出血决不能小视，一个人痔疮出血如果持续超过10天，就可能会出现贫血，而贫血一旦出现，单靠自身恢复则需要数月时间。

贫血对人体的危害也是巨大的。不仅会像小梁那样有嗜眠、衰弱、乏力、疲倦、心悸、气促、头晕、眼花、耳鸣等，严重影响工作和生活。对儿童及青少年来说，会厌食偏食、发育不良、记忆力减退、学习成绩差、入睡困难、易发生各种感染、易发烧、感冒、腹泻、头晕、头痛等。对女性来说，还会出现莫名其妙的烦躁，容易发怒，严重者会出现痛经，月经不调。对孕妇来说会影响胎儿某些重要器官如大脑组织、神经系统的发育。分娩时危险性也较大，贫血并发症是孕妇和新生儿死亡的主要原因。

三、痔疮手术天下第一痛

很多痔疮患者不敢走进医院，最主要原因就是怕痛，甚至在网上有人说痔疮手术是天下第一痛，这当然是在危言耸听。

产生这一误区一方面是因为一些陈旧、落后的治疗方法或一些庸医的乱治，造成对肛门局部的严重损伤，确实加大了痛苦。另一方面，一些医疗广告为了宣传自己的疗法，用手术作对比，故意扩大手术的痛苦。

人体在长期进化过程中，由于排便功能的需要，肛门局部的神经异常丰富，对各种刺激异常敏感，所以相对来说，这一局部无论是患病还手术治疗，痛苦确实会稍大，但近年来随着治疗方法的不断改进和许多新的镇痛方法的应用，痔疮手术实现基本无痛已成为现实。

四、痔疮术后会复发

有些患者痔疮非常严重，但当医生建议其手术时，拒绝！理由是，手术做了也会复发，干嘛要挨这一刀，所以就忍。

我们先不谈复发的问题，到底应不应该忍病？一辆车如果出现了故障，你绝不会因为它以后还会出故障而不去修理。车子如此，更何况是我们自己的身体。有些事可以算算账，看怎样才划算，但健康是不能算的，把小病养成大病治，把几次病攒成一次治，会由此付出更大的成本。所以，不管怎样，有病要早看，至于该采取何种方法，根据病情，合理施治。

那痔疮术后到底会不会复发？会，也不会。如果方法不当，或术者经验不足，或痔疮太重，加上我们没有改掉一些关联度高的"恶习"，如抽烟喝酒，嗜食辛辣油腻，复发是有可能的。但如果治疗及时，方法得当，术后注意预防，手术完全可以一劳永逸。

五、涂药治疗无痛苦

这里涂的药不是一般的痔疮药，是一种能够让痔疮脱落的药物。一些广告说这是一种无痛可以代替手术的先进方法。

通常情况，人们一听手术就害怕，现在说涂药就可以，正好迎合了众多痔疮患者的心理，许多人以身试药，结果怎样呢？

用药让痔疮脱落的方法可以追溯到20世纪中叶流行的中医枯痔疗法，这种方法是将腐蚀药制成钉剂，使用时插到痔内使其坏死脱落，达到祛除痔的目的。当时主要用于内痔，由于感染、出血等并发症较多，在临床已慢慢被淘汰。

现在涂药的方法将"酊"改成"膏"，并主要用来治疗外痔，作用原理仍是腐蚀。这种方法并非无痛也非安全，腐蚀溃烂过程中局部会持续疼痛，同时由于涂药的定位性差，往往是痔疮和周围的正常皮肤一起溃烂，造成肛门皮肤缺损和肛门狭窄。很多专家呼吁，临床应淘汰这一方法。

六、微创比传统好

当我们与肛肠病结缘时，那肯定会上网查查是怎么回事，怎么治疗。这时你最先看到的肯定就是"微创"二字，接着就会是 HCPT、PPH、TST、RPH 等这些你看不懂的方法代号，然后你的诸多顾虑会被一一化解，再然后你可能就会"飞蛾扑火"。

这其实是误区。一，所谓的微创并不微创。二，过度强调方法的重要性是错误的。三，没有"传统"与"微创"之别。详细内容参看下篇第二十四章。

上篇　谈肛说肠不尴尬

第六章　痛了还要痛——肛裂

第1节　肛裂漫谈

肛裂，英文名 Anal fissure，中医称为"裂痔"。

一、这个裂口很顽固

肛是肛管，裂是裂开。肛裂是消化道出口从齿线到肛缘这段最窄的肛管组织表面裂开，反复不愈的一种疾病。肛裂最常见的部位是肛门的前后正中，以前正中为多。早期的裂口新鲜单纯，随着病情的发展，裂口深至肌肉层，或出现溃疡，边缘出现瘢痕，上端肛乳头肥大增生，下端长出"哨兵痔"，更甚者，从裂口感染还会合并肛瘘。

肛裂的发生打个比例，就是火星撞地球发出的火花，产生的裂缝，这火星就是粪便，地球就是肛门。

肛裂和肛门皲裂不是一回事。肛门皲裂是肛门湿疹、肛周皮炎及肛门瘙痒症长期不愈致肛周皮肤皮革样变后的继发病，临床疼痛轻，出血少，其裂口是分布于肛周皮肤，比较浅，数量较多。

二、更青睐女性

肛裂的发病率约占肛肠病的20%，多以年轻人为主，但肛裂更青睐女性，尤其是年轻女性。我统计近5年门诊的肛裂患者，女性发病率是男性的1.8倍，日本大肠肛门会志报告的结果是1.6倍。

这"黄鼠狼"为何专咬女性，主要有这几方面原因：

1.从局部解剖上看，女性前侧的肛门括约肌较男性薄弱，排便或便秘时易撕裂。

2.女性经期，如果不注意休息和卫生，局部易受炎症侵袭，导致组织变脆，括约肌痉挛。也可能与经期会阴部的充血有关。

3.妊娠期，腹压大，局部血液循环差，肛门撕裂后不易愈合。同时妊娠期妇女活动少，肠蠕动差，易便秘，也是导致肛裂发生的原因。

4.分娩时常常因用力过度，造成肛管会阴部位撕裂，产生肛裂。

5.与男性相比，女性更好静，喜辛辣油炸食品，造成肠蠕动减弱，产生便秘。便秘后干硬的粪块易擦伤肛管皮肤引起局部感染而造成肛裂。

6.十岁以下女童也是好发人群，可能与经常便秘和括约肌发育未成熟有关。

第2节 肛裂成因

28岁的胡某，女，公司白领，最近为一件事在后悔。原本啥毛病都没有，就是因为工作忙，早上想多睡会儿，把排便时间安排到了上班后，结果就经常憋便。刚开始没觉得怎样，但一个月后突然出现便血，而且肛门疼痛。原来很准时的大便现在也不知哪儿去了，几天一点儿意思都没有。上医院来一查，肛裂。小胡说，我怎么就得了这病呢？难道是憋便造成的吗？

确实是憋便造成的，憋便一方面降低排便感受器敏感度，造成便秘，另一方面影响了括约肌功能，造成内括约肌痉挛。

下面是另一个患者的咨询留言：

"王主任您好，我在5年前一次吃坏肚子拉肚子太急导致了这问题，有时候排便出血，当时在读高中也不懂，没有任何处理，过几个月好了。之后 3 年读大学生活规律也运动，没再犯。最近半年毕业在家，几乎天天熬夜，2 月开始复发，排便时肛门处一阵撕裂，然后流血了，断断续续如此，用了些痔疮膏涂在外面，没什么效果。上个月又复发，朋友推荐用一种栓剂，塞了几颗当时有好转。过了一个月吧，又忍不住熬夜，前几天又开始排便出来那种撕裂样疼痛，还滴血。昨天去了我们这儿的中医院，诊断为肛裂和外痔。开了些药，但都不管事，我该怎么办？"

这个患者肛裂的发病原因是腹泻和熬夜，那肛裂到底有哪些病因呢？一般认为主要是下面四大因素。

一、大便异常

肛管不会平白无故就开裂，首先是因为来自外力的冲击或摩擦。肛门承担着排便功能，粪便天天从这里路过，如果粪便过粗过硬，这个时候肛门适应性正好又差，结果就会摩擦出"火花"而使肛管裂开。此外，有人研究发现，不仅是便秘，腹泻也会产生肛裂，这占到肛裂诱因的 4%~7%，具体原因有待分析。

二、内括约肌痉挛

肛裂来自撞击，肛门应对这种撞击的适应性差是最终产生肛裂的最重要因素。在前面曾介绍肛管有一定压力，这种压力有利于肛门闭合，而肛管压主要来自于内括约肌。内括约肌张力高，就会造成肛管静息压明显增高，这时肛门的舒展性不够，当干硬的粪便通过时，就会产生裂口。内括约肌属于平滑肌，但受到粪便残渣和肠液刺激，就会痉挛，导致剧烈疼痛。

肛门内括约肌张力为何会升高？主要原因有。

1.炎症刺激：肠道、肛管或肛窦发生炎症时，会刺激内括约肌紧张。

2.酸性粪便刺激：就如同胃酸过多会刺激肠黏膜导致胃或十二指肠溃疡、胃痉挛疼痛。粪便一般呈碱性，当菌群失调时粪便成酸性，就会刺激肛门内括约肌出现痉挛。

3.括约肌外露。

4.情绪异常，如气愤、紧张时。

三、缺血

不是肛门一裂开就肯定形成肛裂，只有当裂口不愈合或反复发作时才叫肛裂。而局部缺血是肛裂的最重要原因。缺血的原因有二。

1.血管分布：供应肛门局部的血来自于肛门动脉，而肛门动脉从两侧向中间分布，在肛门前后交叉，结果在肛门前后形成两个分布薄弱区。

2.内括约肌痉挛：肛管张力过大，血液循环差。

四、解剖缺陷

肛门外括约肌在肛管前后形成两个三角形裂隙，对肛管缺乏足够的支撑，但粪便撞击时就产生裂。

值得注意的是，肛裂的发生是在长期的、多种病因积累的基础上造成的，这些因素包括肛管皮肤弹性的降低、血液供应障碍、前后壁易于损伤、内括约肌适应性降低、肛损伤等。

第3节 肛裂症状

一、疼痛

疼痛是肛裂的最主要症状，疼痛的程度和持续的时间预示着肛裂的轻重。粪便刺激溃疡面的神经末梢，造成便后严重的烧灼样或刀割样疼痛，可放射到臀部、会阴部、骶尾部或大腿内侧。

一次典型的肛裂疼痛过程是：疼痛—缓解—高峰—缓解—再疼痛。便后数分钟疼痛缓解，此期称疼痛间歇期。之后因内括约肌痉挛，产生剧

上篇 谈肛说肠不尴尬

痛，持续数分钟或数小时，此时患者会坐立不安，难以承受，直至括约肌疲劳后，肌肉松弛，疼痛逐渐缓解。待到再次排便，疼痛再次发生。

二、便血

以排便时滴血或便后纸上擦血为主，血色鲜红，不会像痔疮一样出现喷血，很少大出血。肛裂便血也会周期性反复发作。

三、便秘

很多肛裂患者本身就有便秘，一些患者在患肛裂后因肛门疼痛恐惧排便，久而久之引起粪便更为干硬，产生便秘，便秘又可使肛裂加重，如此往复形成恶性循环。

第4节　肛裂检查

肛裂检查也很简单，不需要特殊设备，在肛肠科门诊就能完成。但要注意，可看，可触，但不要随便用肛镜，避免造成肛门更大痛苦和撕裂伤。

一、看

1.看"哨兵痔"：肛裂患者一般都会在肛缘前后侧长赘皮，这在临床被形象称为"哨兵痔"，是肛裂的重要标志之一。

2.看裂口：位于肛门的前后正中位置，需要轻轻把肛门牵开才能看到。看看裂口是否新鲜，深度如何。有时我们会看到裂口内是白色的，这说明比较深，已经裂到内括约肌表面的筋膜组织了。

二、摸

就是指诊。肛裂指诊一定要轻、缓、柔，目标是三样东西。

1.摸肛管紧张度：指套多放润滑油，轻轻放入肛管，感受肛管的紧张度，借此判断肛裂的严重程度。肛管张力过大，即使没有裂口，也应该治疗。

2.摸瘢痕组织和瘘管：瘢痕组织轻重预示肛裂的病程和预后。肛裂合并的皮下瘘也需要指诊来判断。

3.摸肛乳头：肛裂患者尽量不要用肛镜，可以用手指去检查是否有肛乳头肥大。

第5节　肛裂分期

肛裂没有分类，但根据病情轻重可以分为三期。

1.Ⅰ期肛裂：也称初发肛裂，即新鲜肛裂或早期肛裂。肛管皮肤表浅损伤，创口周围组织基本正常。

2.Ⅱ期肛裂：也称单纯肛裂。肛管已形成溃疡性裂口，但无合并症，无肛乳头肥大、哨兵痔及皮下瘘管等。

3.Ⅲ期肛裂：即指陈旧性肛裂，裂口呈陈旧性溃疡，合并肛乳头肥大及哨兵痔，或伴有皮下瘘管及肛隐窝炎症等。

第6节　肛裂药物疗法

Ⅰ期肛裂采取药物治疗一般可以控制或治愈。

一、软化大便

增加膳食纤维食物，养成按时排便的好习惯，保持大便通畅，中断恶性循环，缓解疼痛，解除括约肌痉挛。大便秘结可加用润肠通便药物，服用益生菌类药品。

二、中药坐浴

消肿止痛洗剂（方见第五章）。

三、涂药

这方面的药比较多，常用的有麻醉、促裂口愈合及缓解括约肌痉挛三类。

1.麻醉类：利多卡因凝胶、奥布卡因凝胶、复方胶菜酸酯膏等。

2.促裂口愈合类：九华膏、龙珠软膏、湿润烧伤膏、重组人表皮生长因子等。

3.缓解括约肌痉挛类：目前主要有两种药。

地尔硫卓软膏：钙通道阻滞剂，如果没有市售可以自制，用30 mg的地尔硫卓片剂碾碎后与15 g凡士林混匀配成。地尔硫卓作为钙通道阻滞剂，可通过抑制细胞外钙离子向细胞内转运，起扩张血管并解除平滑肌痉挛的作用，原主要用于口服治疗心绞痛和高血压。制成膏剂外涂于肛裂局部，也可以缓解内括约肌痉挛，降低肛管压，改善血液循环，使肛裂愈合。

硝酸甘油软膏：也可以自制，0.5 mg的硝酸甘油片剂碾碎后与2.5 g凡士林混匀配成。硝酸甘油具有抑制神经递质而起松弛平滑肌、扩张血管的作用。该药有头痛等不良反应，如果较明显，应停药。据报道，这两种药的治愈率可达到50%~90%。

四、中药内服

个人经验方：当归15 g、白芍30 g、川芎10 g、生地15 g、黄芩15 g、黄芪30 g、延胡索15 g、红花10 g、三七粉6 g、生地榆15 g、桃仁10 g、炙甘草10 g。水煎内服。7剂为一疗程。

第7节 肛裂简易疗法

一、扩肛

贾某没想到自己的痔疮做了手术反倒出问题了。本来没啥症状，就是肛门外边多了块肉，排便时感到不便，正好认识医生，就把这外痔给切了。切完后刀口也不大，但就是合不上，排便时还出血、疼痛。三个月试了很多药，但都不管用。找到我后，检查诊为继发性肛裂。告诉她先采取扩肛治疗，1天1次，1次10分钟，5天后就不疼了，连续两周，基本愈合，免除了一次手术。

扩肛主要适用Ⅰ、Ⅱ期肛裂。

用手指或器械（可以用肛肠科常用的喇叭口肛门镜）扩张肛门。此方法操作简便，对缓解肛门剧痛有一定效果，但会复发，且可并发肛门血肿、出血、短时间内肛门失禁等不良反应。操作应轻柔，切忌粗暴，应多放润滑的油膏。在患者能承受的情况下，循序渐进。

二、注射肉毒杆菌毒素

可适用各期肛裂。

使用时将30 U A型肉毒素用0.9%氯化钠溶液稀释至1 mL，注射于裂口两侧的内括约肌处。A型肉毒素是一种极其强烈的神经毒素，肛门内括约肌局部注射后，通过阻断神经肌肉接头突触前膜乙酰胆碱释放，导致化学性去神经作用及局部肌肉麻痹，从而降低肌肉的紧张度，改善局部供血，达到愈合肛裂的目的。肛门内括约肌麻痹在肉毒素注射后数小时内发生，持续3~4个月。随着轴突再生并产生新的神经末梢后，这种麻痹作用逐渐消失，不会对内括约肌产生永久性损伤。A型肉毒素是一种安全有效的生物制剂，局部少量注射后大部分迅速与该处肌肉相结合，极少量毒素进入血循环后即被清除，不会导致全身中毒反应。

第8节　肛裂手术疗法

采取肛裂切除肛管松解术，这是临床最安全可靠的手术方法。

适用于Ⅱ、Ⅲ期肛裂，手术目的是切除肛裂及其附属物，对肛管做降压处理。

操作要点：

1. 切除肛裂及其附属物：溃疡的裂口、裂口周围的瘢痕组织、肥大肛乳头、哨兵痔及皮下瘘，这些都属于肛裂的病理产物，手术中应先予以切除或结扎，切口向肛缘外延长。无论是前侧还是后侧的裂口都做这样处理。

2. 肛管降压：肛裂的根本原因是内括约肌痉挛造成肛管高压，所以手术就必须拿内括约肌开刀。部分切断内括约肌对肛管进行松解。临床经常使用的方法有侧位内括约肌挑出切断术、侧位内括约肌闭式切断术、内括约肌后方切断术等。我采取后位肛裂口内直接部分切断内括约肌和外括约肌皮下部，可以减轻手术创伤。

肛管降压术的关键是掌握好松解的度，切断过多有肛门失禁风险，切断过少又易复发，临床应该根据肛裂的轻重和肛管的弹性度酌情把握。

第9节　肛裂预防

保持轻松愉悦的心态很重要。对便秘的治疗和预防是预防肛裂复发的最重要途径。还要注意肛门清洁卫生，养成便后及时清洗肛门的卫生习惯，有肛窦炎、肛乳头炎、肛周湿疹、肛周皮肤病等肛周炎症性疾病应及时治疗。做到这些就可有效预防肛裂发生和复发。

第七章　感染也扎根——肛周脓肿

感染，每个人都经历过。身上长个疖子，某个部位受了外伤感染化脓等等。感染了，发炎了，我们都知道用消炎药，用几天一般就好了。但是身体有一个地方的感染，与众不同，一旦来了，就扎根不走，除非你动刀子，否则你用多少消炎药，或者你扛多久，都没用。弄不好，它还会给你制造大麻烦。它，就是发生在肛门直肠周围的感染——肛周脓肿。

第 1 节　肛周脓肿漫谈

肛周脓肿，全称叫肛门直肠周围脓肿，英文名 Anorectal abscess，中医称为肛痈。它是发生于肛门、直肠周围的急性化脓感染性疾病，属于细菌感染，是肛瘘的前身。

本病与肛瘘是肛肠三大疾病之一，发病率约为 2%，占肛肠疾病的 8%~25%。多见于 20~40 岁的男性，男性发病率是女性的 3~4 倍，小儿发病率也相对较高。

肛周脓肿发生后应认真对待，发生在肛门两侧的坐骨直肠窝和骨盆直肠窝及男性前侧的会阴筋膜下的脓肿最为凶险，如果不及时处理，可能会导致感染性休克，甚至危及生命。

上篇　谈肛说肠不尴尬

第2节　肛周脓肿成因

　　33岁的钱某，平时工作很忙，终于等到国庆长假了，和家人一起自驾去南方想放松一下。为了赶时间，也为了避开出行高峰，头天晚上就出发了。道路也很通畅，一路狂奔，天亮的时候就到了南京。下车的时候突然感觉屁股痛，刚开始还以为是坐久累的，想揉揉，结果一碰到那里，更痛，还摸到了个包块，这下他着急了。赶紧拿出手机上网查，后通过电话咨询到我。我告诉他得脓肿了，原因，过度疲劳。最好在当地先行排脓处理，这样可以救急，节后回来手术根治。他听从了我的建议。

　　肛周脓肿属于肠道内细菌感染，这些细菌怎么就会跑到肛周作乱呢？
　　关于肛周脓肿的成因有四个关键词：肠道菌、肛窦、肛腺和肛周间隙。这四个词的介绍参看本书上篇部分。"肠道菌"是源头，是致病的要素。"肛窦"是感染的入口，也是脓肿和成瘘后的内口。"肛腺"是感染的途径，它先发生感染，然后蔓延。"肛周间隙"是最终的发病部位。所以，将这四个关键词连起来就是：肠道菌进入肛窦致其发炎，堵塞肛腺开口，致肛腺液流出受阻，引起肛腺感染，感染通过肌间隙、淋巴管蔓延至肛周间隙，最后形成肛周脓肿。下面分别从这四个方面来介绍。

一、肠道菌——菌群失调
　　肛周脓肿属于内源性（肠道）感染不容置疑，在对脓液细菌分析可以看到，厌氧菌居多，其中脆弱类杆菌检出率最高为80%，消化链球菌次之为13%。在检出的需氧菌中，大肠杆菌的检出率最高，为71%，肺炎克雷伯菌、产气肠杆菌、阴沟肠杆菌各占9.5%。这些细菌是人体正常菌群的重要部分，正常情况下对维持机体内环境稳定起着非常重要的作用，所以它们又被称为条件致病菌，大量繁殖或异位即可致病。当菌群失调或机体抵抗力低下时它们可侵入人体的各组织、器官而发生内源性感染。近20年来，国内外研究发现，厌氧菌感染遍及临床各科和人体的各部位、器官及组织，肛周脓肿就是其中之一。

所以，肠道菌群失调和一切导致免疫力低下的因素都是肛周脓肿的发病原因，如熬夜、旅途劳顿、大量饮酒和嗜食辛辣食品等。

一些中医论述与本观点不谋而合。《外证医案汇篇·肛痈篇》说："肛痈者，即脏毒之类也。始则为肛痈，溃后即为痔漏。病各虽异，总不外醉饱入房，膏粱厚味，炙煿热毒。……湿热瘀毒下注，致生肛痈。"又如《外科正宗》说："夫脏毒者，醇酒厚味，勤劳辛苦，蕴毒流注肛门结成肿块。"

二、肛窦——门户和内口

肛窦是直肠和肛管连接处留下的缝隙，开口向上，排便时处于闭合状态。内有肛腺开口，当肛窦发炎水肿时，会堵塞肛腺液的正常分泌，致其感染。肠道菌群失调破坏局部的屏障、大便干燥擦伤肛瓣、腹泻时稀便流入及肠道其他炎症均会导致肛窦发炎，所以，这些因素均是肛周脓肿的病因。感染的肛窦是肛门直肠周围感染的入口，也是肛周脓肿和肛瘘的内口，手术时必须要处理。

三、肛腺——先感染后传播

1878 年 Chiari 第一个提出肌间腺体与肛周感染的关系，1914 年 Johnson 第一个详细描述了肛腺的解剖。Lockhart-Mummery 提出肛腺感染是肠道细菌引起肛周脓肿的原因。1985 年日本学者高月晋提出了肛腺发育和雄激素有关的理论。

肛腺感染需要两个条件，一是腺体分泌旺盛，二是腺液分泌受堵。后者在肛窦部分已介绍，先重点谈谈腺体分泌旺盛。

年轻人都爱长"青春痘"，为什么？年轻嘛，雄性激素水平高，皮脂腺、汗腺发达，分泌旺盛，一旦分泌受阻，郁积皮下就会成痘。肛腺也一样，和雄性激素成正相关。肛周脓肿好发于 20~40 岁的男性和小儿，正是雄激素在作怪。

人体中，雄激素主要由睾丸产生，睾丸间质细胞分泌的雄激素主要为睾酮。此外，肾上腺皮质分泌雄烯二酮和脱氢表雄酮，这两种物质在肝脏经脱氢化形成睾酮。卵巢也能分泌少量雄激素。婴儿由于性腺及肾上腺的早熟，会出现短暂的雄激素水平增高。对于正常男婴儿，出生时，血中肾上腺雄激素，即雄烯二酮和脱氢表雄酮水平达到峰值，随后逐渐缓慢下降。血中总睾酮水平在出生后1周有小幅下降，后逐渐增高，在15~60天时达到峰值，随后逐渐下降。到了青春期体内的性激素又开始活跃，进入老年期雄激素水平开始下降。

雄性激素水平的升高，造成肛腺发育、增生，分泌旺盛，而一旦肛腺液排泄不畅，则易造成肛腺感染而发生肛腺炎，肛腺炎向各间隙扩散形成肛周脓肿。

婴儿出生后为何会出现一过性雄激素升高？1985年Fitzgerald等认为是从母体带来的。指出母亲在怀孕期间可出现激素暂时性失调，雄激素增高，使雄雌激素比例失衡。

婴儿脓肿除与雄激素水平有关外，还与其肛门直肠黏膜局部免疫结构未成熟，直肠黏液中IgA低值有关。

四、肛周间隙——脓肿形成的地方

肛周间隙是肛周脓肿最终发病部位，在肛门和直肠下端的周围分布着主要由脂肪组织填充的约八个间隙。肛腺感染后最终在这些地方化脓，一个间隙化脓后，如果得不到及时有效的治疗还会蔓延至邻近或关联的间隙，形成马蹄或半马蹄脓肿。甚者，毒素进入血液，导致感染性休克，直至死亡。

五、其他因素——损伤、医源、血行

损伤：因直肠内异物或外伤，或干结粪便等造成肛管直肠损伤，感染向深部组织扩散，形成肛周脓肿。

医源性：局部注射药物，或骨盆直肠窝注射硬化剂致感染引起脓肿。

血行感染：主要由于其他疾病引起的全身免疫力低下，感染随血液传播，而致中央间隙感染。如血液病、糖尿病常合并肛周脓肿，该原因引起的脓肿约占整个肛周脓肿疾病发病率的1%。

第3节 肛周脓肿症状

李某，男，40岁。人到中年的他是越来越忙，最近在赶一本书，经常通宵达旦。可是这两周来身体总没劲儿，还经常有点低烧。开始以为是感冒，喝水、吃药，可一周了，一点效果没有。爱人在医院工作，懂点医学知识，就抽了个血做了个血常规化验。结果出来吓了一跳，白细胞和中性都高，是哪儿感染了？想想身体也没有其他地方不舒服。查肺，可是胸片出来除了肺纹理增粗外，并没有发现其他问题，自己抽烟，肺纹理粗可以解释。后又去看了泌尿和免疫科，都无果。查不出来就吃抗生素，几天下来，毫无进展，白细胞依然高居不下。这可怎么办？十天过去了，也不能总这样烧着吧。夜深人静，他仔细回想着身体还有哪儿出现了异常。对啊，最近大便次数有点多，因为总有便意，有时候肛门还有点下坠，莫不是问题在这儿？

第二天，经人介绍找到了我。肛门外除了一个很表浅的肛瘘外没有其他异常，也没有压痛。肛内与肛瘘同侧位齿线略饱满，轻压痛。综合这些情况，认为"高位脓肿"可能性大，建议手术治疗。术中情况显示，这是一个非常隐蔽的骨盆直肠窝合并坐骨直肠窝脓肿，手术顺利，术后3周康复。当患者拿到再次复查的血常规报告时，白细胞和中性完全正常。

肛周脓肿最主要的症状是疼痛，这种疼痛会非常剧烈，且会逐渐加重，很多患者说会吃不下，睡不着。只有在脓肿自行溃破后，疼痛才会暂时有所缓解。

但李某为何疼痛不明显？这主要与发病部位有关。一般来讲肛门周围的脓肿（低位）肯定会痛，因为这些地方分布是肛门神经，属于运动神经，对任何刺激都非常敏感。不仅如此，人体在长期的进化过程中，为了满足肛门功能的需要，局部神经异常丰富。因此，这里一旦出点问题就格外的痛。所以低位脓肿都会出现剧烈的肛门疼痛，且这种疼痛持续不减，只有在脓肿溃破或引流后，疼痛才会缓解。而直肠周围的脓肿（高位）就不一定会疼痛。因为直肠周围属于盆腔，这里分布的植物神经，对普通

上篇 谈肛说肠不尴尬

111

的刺激不敏感，最主要的表现是局部坠胀和便意感，李某就是这一情况。但如果此时又合并低位脓肿，就会又痛又胀。

肛周脓肿的另一症状是发热，最高能超过 40 ℃。一般来说，脓腔越大越深，发热的概率就大。如坐骨直肠窝、骨盆直肠窝、直肠后间隙等部位脓肿，基本会发烧。而比较表浅的局限的脓肿一般就不会发烧。

部分患者还会出现大小便不畅、纳差、失眠。

第 4 节　肛周脓肿检查

一、肛肠常规检查

看：看红肿范围，看齿线处有无黏液流出，借此来判断内口位置。

摸：指诊非常重要，无论是低位还是高位，指诊有时比 B 超还准确。

二、血常规化验

通过血常规的检查，可以判断脓肿的严重程度。

三、B 超

B 超目前已经广泛应用于肛瘘和肛周脓肿的诊断，一个有经验的检查医师，可以很准确描述脓腔和瘘管的走向，与括约肌的关系，及内口的位置。

四、CT 及核磁

主要用于看不见摸不着的高位脓肿。

第 5 节　肛周脓肿分类

诊断肛周脓肿一般不难，难的是分部位诊断，及对内口的预判和定位。

一、肛周皮下脓肿

属于最表浅的脓肿，分布在肛缘皮下，以后侧和两侧居多。感染途径是肛窦和肛缘皮肤，病灶多局限，很少向周围蔓延。内口在病灶相对应的齿线位置。局限性红肿，疼痛明显，但很少发热。

二、会阴筋膜下脓肿

位于肛门前侧，主要是男性，会一直延伸到阴囊根部。这一部位的脓肿分深浅两层。感染途径是肛门前侧齿线处的肛窦和裂伤的肛管皮肤，所以内口一般也位于此处。发病后如果没有得到及时治疗，往往会向阴囊蔓延。临床表现同皮下脓肿。应注意与坏死性筋膜炎鉴别。

坏死性筋膜炎是一种临床上少见的、但死亡率非常高的、由多种细菌感染引起的坏死性软组织感染，是一种由于感染造成皮下血管的栓塞导致坏死，同时影响了局部的抵抗能力而使感染加重造成恶性循环，使感染和坏死沿筋膜迅速蔓延而造成软组织的大范围、快速坏死的严重病症，如不能及时诊断和妥善处理，可引起毒血症、败血症和感染中毒性休克。

患者起病急，均有发热，白细胞显著增高，肛周及会阴部可见片状黑色病变，皮下可触及捻发音，严重者大片皮肤及筋膜进行性坏死，波及阴囊、大阴唇，有的到达直肠下段、下腹部、后腰部，面积广，蔓延速度快。一些病例还合并糖尿病、低蛋白血症、毒血症、败血症、感染中毒性休克、尿崩症等。

三、肛管后间隙脓肿

位于肛门后侧，分深浅两层，浅层和肛周皮下间隙相通。深层通向两侧坐骨直肠窝。感染途径是齿线处后侧肛窦和肛门后侧裂口。内口多在后正中齿线位置。发病后易向两侧蔓延。疼痛明显，发热或不发热，局部红肿明显。

四、坐骨直肠窝脓肿

这是肛周最大的脓肿，左右各一个，并通过肛管后深间隙相通。感染途径基本是肛窦，内口位置有两种可能，一是和病灶相对应位置，一是后正中。一侧脓肿会向对侧蔓延，形成马蹄或半马蹄形脓肿。绝大部分复杂肛瘘来源于这一部位的脓肿。红肿热痛均明显。患者坐卧不安，饮食不下，非常痛苦。

五、括约肌间间隙脓肿

是指内外括约肌之间，是众多肛周感染的原发部位。前面谈到肛窦是细菌入侵肛门的最主要入口，但真正进入肛门内部依靠的是肛腺，而大部分肛腺的腺体位于括约肌之间。细菌往往是先在这里感染，然后再向其他个间隙扩散蔓延。其内口没有确定部位，但以后正中齿线位为多，蔓延方向也不定。疼痛明显，早期红肿不明显，肛门可松弛，广泛压痛。

六、直肠黏膜下脓肿

直肠下端黏膜下，前后左右都有，属于高位脓肿，细菌入侵途径是肛窦，病灶多局限，也很少向周围蔓延，内口和病灶在同一位置。很少发热，以坠胀和便意感为主要表现，指诊可触及直肠下端柔软隆起。

七、直肠后间隙脓肿

位于直肠后侧，是所有脓肿中位置最高的。细菌感染途径是肛窦，内口在后正中齿线处，发病后有可能向两侧骨盆直肠间隙蔓延，形成高位马蹄脓肿和肛瘘，临床治疗难度大。疼痛显著或不显著，坠胀、便意感、发热，直肠后侧触及较硬隆起，肛直环瘢痕样变。

八、骨盆直肠窝脓肿

位于直肠下端的两侧，左右各一，盆底之上，腹膜之下，下面对应的坐骨直肠间隙，属于高位脓肿。感染途径是肛窦，内口多位于后正中齿线，发病后有可能借道直肠后间隙向对侧蔓延，也可能向下蔓延至坐骨直肠间隙。表现同直肠后脓肿，可在直肠下端两侧触及较硬隆起。

第6节　肛周脓肿药物疗法

本病的治疗没有太多选择，治愈的方法只有手术，且越早越好。在无条件或身体条件不允许手术的情况下可以选择药物治疗。

1. 抗炎：表浅的脓肿可以选择口服抗生素，一般用广谱的为多。对范围相对大的脓肿需要联合用药，甲硝唑、硫酸依替米星、卡那霉素、链霉素等。

2. 外用药：消肿止痛洗剂坐浴，涂金黄膏、活血止痛散、四黄膏、玉露膏等。

3. 中药内服：明朝薛己校注的《外科精要》中提出"初起予以消散，成脓期予以托毒"的治疗理念。可以用仙方活命饮、黄连解毒汤加减。

个人经验方：金银花15g、连翘10g、陈皮10g、防风10g、元胡15g、贝母10g、乳香10g、没药10g、白芷10g、白术15g、炙甘草10g。水煎内服。

第7节　肛周脓肿简易疗法

一、抽脓减压

局部消毒，用 20 mL 注射器从脓肿最薄弱处刺入脓腔，抽取脓液，边抽边上下移动针头，直至无脓可抽。

本方法可以暂时减轻脓腔张力，缓解疼痛，适用于临时的应急处理，但不能代替手术。如果病情发展快，如坏死性筋膜炎等，就不能用，以免耽误病情。

小陈是个个体医生，自己在内蒙古当地开了一家肛肠诊所，经营得还不错。但最近遇到麻烦事了，被人告了，而且还是自己朋友的家属。一个经常在一起玩的朋友是个生意人，一天突然感到屁股不舒服就来到小陈的诊所，小陈一看，是肛周脓肿。就告诉这个朋友应该手术，但朋友说现在生意太忙，你给我简单处理处理。朋友之间嘛好说，小陈就用注射器对着脓包把脓抽出一些，朋友马上感到轻松不少，就回去了。5 天后这个朋友又来了，说现在还是不舒服。小陈就又给简单处理了下，并输上液。但到第 10 天的时候，突然高烧不退，小陈意识到问题的严重性，赶紧转上级医院治疗。转院后确诊为"坏死性筋膜炎、脓毒症"。经 20 天治疗无效死亡，年仅 31 岁。出事后，朋友关系没有了，家属一纸诉状把他告上了法院。

二、切开排脓

在局部麻醉下，从脓腔中间部位，切开小口排脓，术后用甲硝唑冲洗脓腔，并放置油纱条引流。属于暂时性的应急处理，或是二次手术疗法的第一次手术。可以排出脓液，迅速减轻症状，但不能代替根治术，日后择机需要再次手术。

游某，26 岁，是个怀孕 18 周的孕妇，在美国纽约突然发病，肛周肿痛。赶紧去看急诊，医生给予切开排脓处理，术后症状得以缓解。但3周后再次肿起，再去医院，这回医生不给处理了，说要找专科医生，但要约。没办法，只好赶紧回国。在综合考虑患者及家属的意愿和病情的急迫性，决定给予手术根治。术后情况很好，虽然脓腔较深，虽然未用任何辅助药品，包括抗生素，20天后基本康复，患者顺利返美。

第8节　肛周脓肿手术疗法

手术治疗是所有肛周脓肿的最终归宿，但如何手术，存在两种处理方式。

一、分次手术的利弊

分次手术就是先行切开排脓，缓解症状。3个月后待瘘管形成，内口明确，再行根治术。

切开排脓与根治术的区别在于，前者只是切开脓腔表面，不涉及内口，创口小，一般不需要住院，很快可以恢复正常行动和工作。根治术是切开脓腔和内口，创面相对较大，恢复时间也略长。

张某，男，40岁，工作在澳大利亚。半年前患上了肛周脓肿，就医后医生给他切开脓腔，并在脓腔的上端造了个内口，放置一个胶圈，就不管了。放胶圈的目的是防止切口愈合，引流不畅，然后再发作。至于后面再怎么处理，医生就不管了，说要找另外的专业医生。半年来那个胶圈一直挂在那儿，那个口子也一直流出脓液和分泌物，天天要垫块东西，天天要清洗。根据这一就医经历，他不再信任当地的医生，就计划回国治疗。后通过电话与我进行了沟通，并顺利安排住院。来诊时那个胶圈还挂着，脓腔还向两侧蔓延，形成T形的瘘管形状。手术后恢复很好，终于结束了半年的带瘘生活。

分次手术是国外普遍采取的一种处理方法，国内也有很多单位在应用。其理由是瘘管和内口自然形成，第二次手术成功率会大大提高。

但二次手术不仅要承受两次手术的痛苦，治疗周期长，时间成本大，费用也高，所以很多患者不愿接受这种方法。

二、一次根治好处多

我在临床中对这两种方法经过长期比较研究，认为90%以上的肛周脓肿患者可以一次手术根治，一次手术的优点有以下几个方面。

1.一次手术可以根治。以往认为肛周脓肿没有内口，或找不到内口，前者是认识错误，后者是经验不够。肛周脓肿一旦形成就会有内口，只不过肛周脓肿的内口不显，所以不能像肛瘘那样去找。所以，我认为，只要不是血源性或特别严重复杂的脓肿，应尽量采取早期一次根治术。

2.一次手术损伤轻。脓肿期瘢痕没有形成，早期手术也避免了在肛瘘形成过程中反复感染瘢痕加重。另外本身一次手术的创伤也比两次轻。

3.一次手术痛苦小、疗程短。二次手术又增加了一次手术痛苦，脓肿引流后在形成肛瘘过程中会反复感染，痛苦持续时间长，通常要3个月至半年。

4.一次手术节约时间节省了医疗费。时间节约80%，医疗费节约70%。

5.早期采取根治术避免简单脓肿演变成复杂肛瘘，使病情加重，增加手术创伤和难度。

6.脓肿形成肛瘘后，反复感染往往造成瘢痕粘连，瘘管不通，导致手术不易准确定位瘘管和内口，使复发率升高。

三、根治术式

（一）低位脓肿——直接切开

除坐骨直肠窝脓肿外，其他位置的低位脓肿手术都较简单。切开脓腔表面，用中弯止血钳进入探查，一般可在同点位齿线处探及内口或薄弱区，沿止血钳全部切开脓腔和内口，止血处理。术后消肿止痛洗剂坐浴，每日创面冲洗换药。

（二）马蹄脓肿——切开加旷置

对一些范围大的脓肿，如坐骨直肠窝脓肿、会阴筋膜下脓肿，全部切开会造成肛门变形、移位，甚至失禁。这时可以采取切开与旷置结合的手术方法。内口位置需从肛缘外脓腔一直切到内口处，其余脓腔可以酌情切开几处小口引流，大部分脓腔予以旷置。这种方法治疗效果同完全切开术，但较好保护了肛门外观和功能。

（三）高位脓肿——双向等压引流

高位脓肿由于位于肛管直肠环上方，而肛直环是维护肛门功能的最重要肌肉，如果手术中被全部切断，就有可能造成肛门失禁。临床目前最常用的方法是挂线，但挂线依然切断了肛直环，痛苦大，创口深。我经过多年的临床摸索，在国内外提出"双向等压引流"的脓腔和瘘管愈合新概念，依据这一理论，手术中将内口上移至直肠腔，并在脓腔的顶端造口，两口处于直肠腔同一压力环境，形成上下两口等压，通过放置引流管，就不切断肛直环而使脓腔愈合。

详细内容参见第九章。

第9节　肛周脓肿预防——存正气

肛周脓肿的发病是多方面的，但肠道菌群失调与免疫力下降是两个根本原因，因此预防肠道菌群失调和提高免疫力是预防肛周脓肿的根本之策。

第八章　偷粪的老鼠——肛瘘

老鼠，我们都知道它喜欢打洞，有这样一只老鼠，把洞打到人身上了。打洞的目的是偷盗肠腔的粪便。所以，如果你被它打到，你就可能有两个排粪口，肛门和这个老鼠洞。当然你身上不会真的有老鼠，这只老鼠其实是肠道内的细菌，但这个老鼠洞是真的，只不过它的真实名字叫肛瘘。

老鼠洞不仅漏便，还会破坏肛门括约肌，日久还有可能会造成狭窄或癌变，所以它又号称是肛门良性疾病中的第一杀手。

第 1 节　肛瘘漫谈

肛瘘，全称叫肛门直肠瘘，英文名 Anal fistula，中医称为肛漏。

过去上医院看肛肠病不是去肛肠科，而是去痔瘘科，痔是痔疮，瘘是肛瘘。由此可以看出痔与肛瘘在肛肠病中的地位。肛瘘之所以会被点名，除了发病率高外，最主要原因还是因为它的危害性和难治性，一些高位或复杂的肛瘘甚至被列为国际医学难题。

肛瘘是肛门直肠瘘的简称，是发生在肛门直肠周围的脓肿溃破或切口引流的后遗病变。肛瘘是脓肿后时代，是一个疾病的两个阶段。当然就像两兄弟一样，虽一母所生，但性格不同，肛瘘与脓肿有同有不同，所以需要专门介绍。

我国是认识"瘘"最早的国家。早在《山海经》就有"食者不痛，可以为瘘"。以后《庄子》《淮南子》《周易》《黄帝内经》中均有"瘘"的记载。《神农本草经》首将本病命为痔瘘。西方医学称瘘为Fistula，来源于拉丁文，意为芦管、水管，以形态来命名。

肛瘘的发病率，国内统计约为1.67%~2.6%，国外为8%~20%。发病年龄以20~40岁青壮年为主。婴幼儿发病者亦不少见，主要见于男孩儿，女孩儿少见，男女孩儿比例为5：1。

典型的肛瘘就是一根通畅的完整的管道，一头在肛窦，一头在肛缘外，或在直肠壁。非典型肛瘘一般只有内口而没有外口。或虽有内口又有外口，但中间瘘管闭塞。或只有外口，内口找不到。或干脆就只有一硬结。肛瘘之所以难治，要么难在位置高，要么难在瘘管多，要么就难在这些非典型肛瘘上。

久治不愈的肛瘘尚存在癌变风险。

第2节　肛瘘成因

肛瘘成于肛周脓肿，但肛周脓肿为何不能像人体其他部位感染一样，通过抗炎处理就可以治愈，肛周感染的特殊性究竟是什么？这个需要搞清楚。

一、肛管内外存在压差

肛瘘两端的压力不平衡是肛瘘生存的根本原因，详见第九章。

二、其他发病原因

1. 直肠肛门损伤：外伤、吞咽骨头、金属，肛门体温计，肛门镜检查等损伤肛管直肠，细菌浸入伤口即可引起。

2. 肛门裂反复感染可并发皮下瘘。

3. 会阴部手术：内痔注射误入肌层或手术后感染，产后会阴缝合后感染，前列腺，尿道手术后感染等，均可波及肛门直肠引起脓肿及瘘。

4. 结核：既往报道结核病并发结核性肛瘘者甚多。高达 26.9%，近年来明显下降为 4%~10%。主要为吞咽结核菌引起，少数也可血行感染引起。

5. 溃疡性大肠炎：英美报告并发肛瘘者为 8.4%~13.5%，日本约为 15.4%。

6. 克罗恩病伴发肛瘘者高达 14%~76%。

7. 直肠肛管癌波及深部并发肛瘘。

8. 血行感染：糖尿病、白血病、再生障碍性贫血等病，因机体抵抗力降低，常由血行感染引起肛瘘。

9. 其他：淋巴肉芽肿，放射菌病，尾骶骨髓炎、直肠、乙状结肠憩室炎等也可引起肛门直肠脓肿及瘘。

第 3 节　肛瘘症状

1. 流脓：周期性发作，时有时无，脓液较少。

2. 疼痛：一般不疼，当脓液积存于管腔内引流不畅时，局部胀痛，当脓液流出后疼痛马上又减轻。

3. 肿块：大部分患者可在肛缘触及索条状硬块，按压轻度疼痛。

4. 瘙痒：脓液经常刺激瘘口周围皮肤，致肛门皮肤瘙痒或湿疹。

5. 全身症状：一般无全身症状，复杂或迁延日久，常有排便困难、狭窄、贫血、身体消瘦、精神萎靡、神经衰弱等症状。继发感染时，有不同程度的体温升高等全身中毒症状。

赫依提，男，63 岁。三年前他开始感觉肛周疼痛，当时也没在意，后反反复复，也未去治疗。一年前感觉排大便越来越困难了，每次上厕所无论用多大的力气也要半个多小时才能排完。半年前再也坚持不了了来到医院。经过检查，诊断为复杂肛瘘合并瘢痕性肛门狭窄。由于病情过于复杂，当地医院采取了结肠改道的方法来治疗，一方面即刻解决了排便问题，同时希望肛瘘能好转。半年过去了，老人每天从腹部排便，同时肛门还天天流脓，实在坚持不了，就来医院了。我看到的情况是，肛管和肛缘都是瘢痕硬结，根本分不清哪是瘘管，哪是瘢痕，哪是正常组织，肛门只能通过一指。2012年2月16日，为他进行手术治疗，艰难的2小时过去后，狭窄和肛瘘问题都解决了，术后恢复很好。后来了解到，当地医院已给老人施行了造口还纳手术，这个维吾尔大叔又和其他人一样进行正常生活了。

第4节 肛瘘检查

肛瘘难治，首先难在诊断上。术前只有准确定位瘘管的位置，内口的位置，才能为手术的成功提供最有力的保障。临床很多复发病例问题首先就出在术前的诊断上。

内口的定位一般有两种方法，直接找和顺瘘管找。只有少数病例能直接找到。在肛门指诊的时候可以在肛内齿线处触及到硬节或凹陷。或按压瘘管时有脓液流出。而大部分病例的内口很隐蔽，或是闭合的，这就需要先找瘘管或外口，然后再顺藤摸瓜。方法有六：看、摸、探、灌、照、切。这些方法针对不同瘘管，各有适应范围，有时一种方法就能找到，有时又需要几种共同配合。

1. 看。有经验的医生看一眼外口，就大概知道内口的位置。不过这一点也不神秘，因为索罗门早就说出了其中的规律。先把肛门分成前后两个部分，外口在后半部分，其内口基本在6点（后正中）齿线处。外口在前半部分，有两种情况。外口距离肛缘在5cm之内的，内口在与外口对应的齿线处。外口距离肛缘超过5cm的，内口会绕到后侧6点。这一定律的准确率在80%左右，一般作为其他检查前的初步判断。

2. 摸。这是每位患者来就诊时，医生都要去做的事，指诊。在外口周围摸摸看有没有条索，看它通向哪里？再摸摸肛内，看看是不是可以摸到内口。一般的肛瘘通过"摸"就能诊断清楚了。但如果瘘管位置较深，或没有完全形成，或属于括约肌间的，摸就失灵了，这时候我们需要采取下面措施继续检查。

3. 探。肛肠科医生都有一个重要的工具，探针，以前是铁的，后来是铜的、钢的、银的及合金的。用探针从肛瘘的外口探入，只要瘘管畅通，探针就可以一直探查到内口。手术时，沿探针把瘘管切开，一台手术就结束了。用探针来定位内口需排除两种情况：瘘管中间闭塞不行，瘘管弯曲不行。

4. 灌。针对弯曲的瘘管，摸不行，探针也不行，这时候我们可以从外口灌进去液体，看看从什么地方流出来，流出的地方就是内口。现在使用的液体有美兰，有双氧水。使用这种方法的前提条件是，瘘管畅通。

5. 照。B超、X光、CT、核磁，这些都属于"照"的范畴，尤其是B超，近年来在临床广泛应用，一些有经验的检查医生，可以准确描述瘘管的位置、范围、与括约肌的关系和内口的位置。对深部瘘，CT和核磁有重要的参考价值。需要指出的是，这些物理检查都只能提供参考，因为最后都必须手能摸到才能手术。

6. 切。在以上方法都还不能定位内口的情况下，只能去切开瘘管，沿着瘢痕与坏死组织，且切且寻找了。

第5节　肛瘘分类

肛瘘是复杂的，需要对它们进一步细分。怎么分？国内外从多个角度给出很多分类方案。这里介绍目前临床大家最习惯使用的分类。

一、高位低位

这是肛瘘首先要搞清楚的问题，无论是医生还是患者。因为大家都知道，低位肛瘘好治，高位肛瘘难治。低位还是高位，临床是如何来划分的呢？

1934 年英国 S.mark 医院的 Millgan 和 Morgan 用齿线作为分界线。这种分法简单明了，实用性很强。齿线是肛门与直肠的分界线，可以在肛门镜下清晰可见。齿线处的肛窦是肛瘘的感染内口，以此线为起点，向上就是高位肛瘘，向下就是低位肛瘘。

1975 年国内肛肠界在河北省衡水市召开了我国历史上的第一次全国肛肠会议，在这次会议上确定肛门外括约肌的深部是高低位的分界线。这种分类方法从理论上讲并无明显错误，但实用性差。外括约肌深部在哪儿？不要说临床医生，就是解剖学家找起来都有一定难度。我们在解剖图上可以看到，它位于肛管的上端，内括约肌的外侧，肛提肌的下方，是肛门所有肌肉中隐藏最深的一块肌肉，不知道我们的这些前辈为何要用它来作为界线。

其实，我们仔细分析一下不难明白，最应该用来作为分界线的是骨盆底，盆底的肌肉我们又叫肛提肌，也就是说以肛提肌为界最科学，为什么这样说？说肛瘘我们不得不回头看看它的前身，肛周脓肿。高位肛瘘来自于高位肛周脓肿。人体有四个地方的脓肿我们称是高位的，即直肠黏膜下、直肠后和直肠两侧的骨盆直肠窝脓肿。这些脓肿都位于直肠内外，都位于骨盆内。所以高位肛瘘其实也就是瘘管位于直肠周围的瘘，当然在肛提肌上了。

肛瘘之所以一定要分出高位与低位，主要是因为与一个重要组织有关：肛直环，这个环由内外括约肌和肛提肌等组成，是维护肛门功能的最主要组织。高位肛瘘穿越了这个环，手术时如何来处理这个环是个世界难题。而低位肛瘘基本在这个环的下方，即使是按照最原始的手术方法，一般也不会出大问题。

二、单瘘多瘘

数外口或数瘘管，如果就只有一个，我们称为单纯性肛瘘，如果是多个，就叫复杂性肛瘘。但有些瘘管过长，或弯曲，临床也可以称为复杂性肛瘘。复杂性肛瘘有时是单内口，有时是多内口，这要分清，因为临床的治疗方法不同。这一分类方法是 1975 年我国学者在衡水肛肠会议上提出的，目前在临床上被广泛采用。

三、皮下黏膜下

大部分的肛瘘都穿越了肛门括约肌，但皮下黏膜下肛瘘是个例外。这是两类最表浅的肛瘘，基本位于括约肌的内侧。位于肛缘皮下的叫皮下瘘，肛缘一周都可能发病。离肛缘都很近，一般不超过 5 cm，内口位于与外口对应的齿线处。位于直肠黏膜下的叫黏膜下肛瘘，内口位于同点位齿线。

第 6 节　肛瘘药物疗法

肛瘘同痔疮一样，也有间歇期和发作期。间歇期会完全没有症状，这时可以不用药。发作期会出现流脓、红肿、疼痛等症状，如果不能马上手术，也可以采取药物治疗来暂时缓解症状。

1. 外治：用消肿止痛洗剂坐浴，外涂金黄膏。

2. 使用抗生素：急性发作期可以使用抗生素，但一般不要超过一周。

3. 中药内服：用萆薢渗湿汤加化毒除湿汤加减，伴发热用仙方活命饮。

个人经验方：黄连 10 g、黄芩 15 g、赤芍 15 g、当归 10 g、黄芪 15 g、荆芥穗 15 g、生地黄 15 g、槐角 15 g。水煎内服。

第7节　肛瘘简易疗法

一、切开引流

肛瘘发作期合并感染，此时因身体其他因素不能手术，可以在感染灶表面切小口引流或注射器抽脓处理。这种方法效果立竿见影，但只是暂时缓解，日后还需再行根治手术。

二、置管或挂线引流

对高位瘘或多瘘管的复杂瘘，没有把握手术，但为了防止病情加重或蔓延，可以在瘘管内放置引流管或引流条，每天药物冲洗，虽不能根治，但可以控制病情。目前国外普遍采取这种处理方法。

三、拖线治疗

在瘘管内放置多根丝线，每日抽出在线上放置九一丹或八二丹等祛腐生肌中药粉，然后再拉回瘘管内。该方法是利用中医"腐脱新生"理论，将线条引流和药物结合起来，较单纯的引流见效更快。但该方法只适用于肛瘘支管的治疗，对主管和内口依然需要切开，否则只能算是"姑息"治疗，缓解症状，不能根治。

第8节　肛瘘手术疗法

肛瘘最终需通过手术来治愈，但手术了也并不一定就能肯定治愈，我们经常会听到，某某人做了3次、5次，还有8次、10次，还是不好。既然手术做不好，为何还说最终要通过手术来解决，这里边说明什么问题？疾病的复杂与多变。一个简单的肛瘘可能3分钟就解决，但赶上一个

上篇　谈肛说肠不尴尬

复杂的3个小时也不一定能解决。所以肛瘘的手术被列为国际医学难题，很多单位面对较复杂的肛瘘，只好采取放弃手术的态度，告诉患者，与瘘共存。

一、手术之难

（一）根深蒂固

根深，有些高位肛瘘深入盆腔很深，甚至还有2条、3条瘘管。蒂固就是瘘管出现闭塞不通。这个时候就非常难办，你去切开，无道可入；你去剔除，位置太高，血管太多，几乎是不可能。这就给手术大大增加难度。

来自承德的胡女士，自己也是个医务工作者，但她对自己的病实在没辙了。经过多方打听来找我。这确实是个高位肛瘘，起点在肛门后侧，一直向直肠内延伸约7 cm，这个还不算难，整条瘘管中间是闭合的，这就很麻烦了，探针探不进去，切哪儿？这是真难。但难也要做。我先慢慢把下端分离出来，钳夹用力下拉，这样瘘管会很明显突出在肠腔，从下向上，慢慢剖开瘘管，在接近瘘管的中部，终于有了瘘管腔，用探针探入，从上端探出，带丝线入管，收紧线头结扎，术后14天时拆掉结扎线，患者瘘管慢慢愈合。手术用时2小时，康复时间3周。

（二）挖根带出泥

这是患者担心的，也是医生顾忌的。我们知道，肛瘘的手术其实就是敞开瘘管，解决引流问题，所以瘘多深，就要切多深。切的什么东西？肛门括约肌，都是非常有用的肌肉。切得越深，损伤的肌肉就越多。所以为什么说，高位瘘难治，就难在肌肉的保护上。

肛瘘是一种渐进性加重的疾病，很多患者拖了很多年，病情很复杂，来了就要求"微创"治疗，这可能吗？其实最好的微创是你争取站到那3分钟能解决的行列，要早，老鼠刚来打洞，赶紧把它抓住，扼杀在摇篮中。不然它会打很多洞，打很深的洞。

（三）不识根何处

既然是根治，那一定得找到根。对有些肛瘘，就是让你去切，但对象都找不到，到处是瘘管，到处是瘢痕。你不能把它们都挖掉。所以找不到根会更让人犯难。造成这种情况的原因，一是拖延太久，一是多次手术久治不愈，三是经验不足。这其中多次手术最让人头痛。曾经有这么个例子，有个非常形象的比喻。

一个患者得了肛瘘，找到个小有名气的医生给做了手术，手术很"顺利"，时间也不长，术后皆大欢喜。但好景不长，别人手术后都是一天天逐渐好转，但这个患者好像没有啥进展，疼痛，流脓怎么就不见少。1个月过去了，他沉不住气了，赶紧又找来了别的医生看，这回这个医生很有经验，一检查就明白是怎么回事了，他解释道："我打个比喻，你身上长了个大萝卜，这个萝卜就是你的肛瘘。前面的手术只是把萝卜秧揪掉了，萝卜还在，当然好不了。"

识根最好的方法就是顺藤摸瓜，有些肛瘘手术真的就是在添乱，是在毁灭线索，专门破坏瓜藤和萝卜秧，最后把瓜和萝卜放那儿让你去找，给你增加难度。

二、当家术式

难是难，但难不代表不治，先介绍目前临床当家的几种术式。

（一）切开术

肛瘘最经典与最主流术式，90%以上低位肛瘘的治疗方法。

在瘘管内放置一根探针，然后沿探针，自外口到内口全部切开瘘管。修剪切口两侧皮缘，使切口呈"V"形敞开。

注意事项：

1.切开术的技术难点在于，并非所有的肛瘘都是内外畅通，很多瘘管中间闭塞，这时探针不能准确通达内口。如果盲目硬探，可能会偏离真正的瘘管，此时沿探针切开，会遗留瘘管和内口，导致术后复发。正确的方法是先切开探针能探及的瘘管，在闭塞部位沿瘢痕和坏死组织切开，直至内口。

2.低位肛瘘的瘘管只涉及部分内括约肌和外括约肌，在切开瘘管的同时虽然也会切断这些肌肉，但对肛门功能影响轻微，所以不仅一处肛瘘可以这样手术，二处、三处肛瘘也可以一次同时切开。

3. 低位肛瘘尽量不采用挂线法。

4. 尽量不要采用电刀切割，包括 HCPT，避免正常组织被灼伤，导致术后疼痛和创口愈合缓慢。

5. 切开的瘘管不必切除，可以更好保护肛门功能。

6. 本方法同时适用于小儿肛瘘。

（二）超声刀切开术

其实这不算是一种手术方法，而是在切开术中使用了一种特殊的刀具。与普通切开术的区别在于，可以适用于高位肛瘘的直接切开术，因为它有很强的凝血功能，止血效果良好、切割精确、少烟少焦痂、手术时间会相应缩短。

超声刀是利用超声原理能像真刀一样切割人体组织。将相当于 5 万台普通 B 超机的超声波聚集，切割组织后很少对周围组织产生创伤，瞬间焦点处的温度只有 70~100 ℃。目前已普遍应用于外科手术中。

（三）剔除术

对瘘管完全粘连、较细的低位肛瘘，探针无法探入，可以采用剔除术。

需要先准确定位瘘管走向，在表面切开皮肤和皮下组织，钳夹瘘管外端，适当用力拉拽，从外向里剔除瘘管周围组织，直至内口。

注意事项：

1. 本方法对肛门的损伤程度较切开法要大，剔除时要慢、细，尽量少损伤瘘管周围组织，切忌大刀阔斧。

2. 剔除过程中也可结合探针探查，对探针可以探进去的瘘管依然要采取切开的方法。

（四）主灶切开支管旷置术

适用于各种复杂性肛瘘。

复杂肛瘘多外口多瘘管，如果仍然采取切开术，将导致肛周广泛损伤，造成肛门移位、变形及功能受损。为了解决这一问题，对主灶依然采取切开法，对肛缘外的支管进行旷置处理，从而降低手术的创伤。

操作时首先要对主灶进行定位，及内口和肛管处的瘘管，这部分采取直接切开。对外口行扩创。打通外口与主灶间的瘘管，并放置引流条或引流管。术后7~10天拆除。

注意事项：

1. 本方法已成为目前治疗低位复杂肛瘘的主流术式，类似的方法还有主灶切开对口引流法。

2. 旷置技术是传统肛瘘手术的重要进步，但旷置能否成功，还有许多未知因素。

3. 目前的旷置术只用于支管，主管和高位瘘管尚无应用，所以其减轻手术对肛门损伤的程度有限。

（五）挂线术

适用于高位肛瘘。

高位肛瘘瘘管向上深入至直肠周围，基本穿越或跨越了肛直环，如果按照传统手术原则，敞开瘘管，肛直环将势必被断开。这种损伤的直接后果是肛门闭合和排便功能下降，部分患者出现肛门失禁。

挂线术是目前国内外治疗高位肛瘘的最主要方法。以线代刀行慢切割，在切断肛瘘管壁的同时，造成断端的炎症粘连，防止回缩，可以适当起到保护肛门功能的作用。但缺点是，疼痛明显，尤其是还需要二次紧线，疗程相对较长。

手术时先扩创内口，并延长至肛缘外。用中弯钳或探针自此口探入向上瘘管，直至顶端。大部分高位肛瘘的顶端是盲腔，需要在此人工造口。造口时右手持钳旋转，左手食指伸入肠腔顶住钳端。造口成功后，用丝线套于左手食指指端，重新进入肠腔。止血钳自瘘管内进入并探出肠壁，夹住左手指端的丝线回撤。用这个丝线作引导可将所挂线套在管壁上，两端收紧，结扎。绝大部分采用胶线，十天左右线松后需要紧线，直至脱落。

（六）双向等压引流术

见第九章。

三、探索性术式

近年来临床出现一些新的探索性术式，其方向在于如何来保肛，虽然取得一些进展，但还不成熟，在选择时要慎重。

（一）填塞术

考虑到切开和剔除术都会断开瘘管经过的肛门括约肌，国内外尝试采取一些特殊材料来填塞瘘管，可以不伤及肛门肌肉而治愈肛瘘。这些材料包括纤维蛋白胶、用冻干猪小肠黏膜下层脱细胞基质制作的生物修复栓等。瘘管填塞后，通过纤维母细胞的移动、激活及胶原蛋白网状结构的形成，促进瘘管的愈合。

操作时彻底刮除瘘管内的坏死组织和肉芽组织，从外口到内口填塞生物制剂，内口以封闭剂填塞并缝合。

点评：

1. 本方法应用条件非常苛刻，瘘管完整、畅通，内外口清晰的低位瘘。

2. 术后填塞剂流出或出现感染，治疗将失败。

3. 费用高，成功率低，虽然创伤小，但还不能作为一种替代疗法在临床应用。

（二）Lift 术

该术式是 2007 年 Arun 等提出，全称是 1igation of intersphincteric fistula tract，中文意思是"括约肌间瘘管结扎术"，可用于低位瘘的治疗，优点是不切开瘘管，但治愈率低。

操作时用探针自瘘管外口插入，并找到内口。在探针引导下经瘘管上方沿肛缘括约肌间沟行弧形切口，沿内外括约肌间分离瘘管。用两把止血钳夹住瘘管，从中间切断，两断端结扎。用刮匙彻底刮除内外括约肌间的感染肉芽组织。外口扩创，每天用甲硝唑生理盐水冲洗瘘管。

点评：

1. 作为对保肛术式的一种探索，由于无肛门失禁风险，文献报道的成功率 14%~60%，已经是了不起的进步。

2. 文献报道瘘管越长，成功率越低，可以考虑对较长的瘘管中间开窗，放置引流条，可以降低复发率。

（三）VSD 负压封闭引流技术

负压封闭引流技术（vacuum sealing drainage，VSD）是一种处理各种复杂创面和用于深部引流的全新方法。该技术于 1992 年由德国

Fleischmann博士首创，最先用于骨科领域治疗软组织缺损和感染性创面。近年来国内外诸多学者将其应用于各种急慢性复杂创面的治疗取得了良好的效果。肛肠科近年来有些单位开始应用，效果有待进一步验证。

操作时先剔除瘘管或搔刮瘘道。在引流管上剪多个小侧孔，裹上泡沫敷料，用线固定。将此管放入瘘道，再以贴膜粘贴封闭，一头接负压瓶。术后5~7天更换一次引流管及负压瓶。

点评：

高位肛瘘的治疗需要更多的探索，VSD技术在其他外科领域已取得良好效果，可以尝试在高位肛瘘、大范围的肛周脓肿治疗中应用。缺点是患者活动受限，肛门还要排便，这都给该技术在肛肠科的应用设置了障碍。

（四）虚挂线术

对于高位肛瘘，无论切开和挂线都会损伤肛直环，所以一些学者尝试采取虚挂线的方法，就是在内口和肛瘘另一端口间放置引流线，不紧线，待瘘管肉芽填充，分泌物减少后，再拆线。由于应用病例过少，目前还很难对这一方法给予评价。

四、复发原因分析

肛瘘容易复发，这是不争的事实，到底是什么原因造成的？复发不仅是治疗失败，由于瘘管的完整性遭破坏和手术留下的瘢痕，将给再次手术增加较大难度，也将对肛门的括约功能造成严重影响。因此，分析失败原因，尽量争取一次手术成功有极其重要意义。

（一）高位瘘管

未处理由于高位肛瘘涉及肛直环，担心手术切开或挂线后，导致便失禁，所以常常只切开齿线下的瘘管，深向直肠腔的瘘管未予处理。这是我在临床上遇到复发病例最多的一种情况。向上的这段瘘管无论如何换药，就是反复感染，往往再次手术方法不当，术后还是复发。

下面介绍两个病例。

这是2年前我在贵州会诊治疗的一个病例。患者季某，男，48岁。

上篇 谈肛说肠不尴尬

肛瘘，已在当地由不同的医生手术了6次，但还是不好，患者忍无可忍，坚决不让当地的医生动，并让院方保证第7次手术必须成功，否则就要"告官"。我检查后认为手术失败的原因正是因为是高位瘘，向上至少还有4 cm的瘘管没有处理。在和患者沟通后，他放弃"必须治好"的最后通牒，接受了第7次手术。方法采取双向等压引流方法。在瘘管的顶端人工造口，内口适当向上切开，然后置入4根丝线，紧线但不切断瘘管，嘱2周后拆掉丝线，瘘管会自然愈合。2个月后电话随访，完全愈合，院方表示感谢，称解决了他们的一个大难题。

另一个病例，小莫，24岁，肛瘘，来自湖南衡阳。两年来他基本是在医院度过，从2010年7月以来，他先后在当地两家医院接受四次手术治疗，饱受煎熬。2012年8月11日当地最后一次手术后，仍不见好转，当地医生在转院单上这样写道："术中探针探入6 cm，刮除出大量坏死组织，肛瘘内口斜向上穿过括约肌。切扩外口，挂线引流。目前创面缩小，但窦道仍不能愈合，考虑病情复杂，多次手术未愈，建议患者去上一级医院就诊"。入院检查见，肛门右侧、后侧大面积瘢痕形成，考虑是多次手术留下的，表面有两处溃疡面，创口留有一根皮筋未脱落。肛内指诊，肛直环僵硬，皮筋上方直肠下端触及瘢痕条索，按压，有脓液流出。诊为高位复杂性肛瘘。认为此前四次手术解决了肛缘外低位瘘管的问题，对直肠内的高位瘘管未能合理处理，导致复发。2012年11月15日，予以行双向等压引流处理，2012年11月27日，拆线，撤管，2012年12月4日康复出院。20天时间解决折腾他两年的病魔。

（二）方法不当

有些手术方法目前还处于探索阶段，效果不确定，术后复发的可能性要大。

山东烟台的王先生，从一年前患脓肿起，在当地已经三次手术，可这病情没有一点好转还加重了。原来就一处病灶，现在已经发展到半侧臀部好几处外口。第一次手术是脓肿切开引流，第二次是内口闭合术，第三次是 PPH 术。PPH 是治痔疮的，怎么会用来治疗肛瘘，术者的解释是封闭内口。三次手术失败后，术者让患者不要吃饭，说不吃就不拉，不拉内口就不会感染，这样也许能好。但最终的结果是不得不再做第四次手术。

（三）内口定位错误

内口是肛瘘的感染源，肠腔的致病菌正是从内口进入肛周才引起肛周脓肿和肛瘘的，一般位于肛门内 3~4 cm 处的直肠和肛管交界处。外口是感染病灶的溃破口，多数在肛缘外，也有少数在肛内。肛瘘手术的成败最重要的因素在于准确定位内口和充分切开内口。

肛瘘外口多是显性的，内口则 90% 以上是隐性的。临床上寻找内口的最主要方法是从瘘管内探查或指诊触摸。由于很多肛瘘迁延日久，瘘管内反复感染形成粘连而堵塞不通，就无法通过探查和造影的方法来寻找。对于瘘管弯曲、多外口的复杂瘘同样也无法探查。如果没有一定的临床经验，没有掌握肛瘘内口的形成规律，往往在术中只切开了部分瘘管，真正的内口仍存，导致术后复发。

（四）挂线术盲目人为制造内口

挂线术是中医传统疗法，也是目前临床治疗肛瘘采用的最主要方法，其原理是利用胶线的弹力收缩，慢性勒割管壁，敞开瘘管而起到治疗作用。但我们发现挂线术不仅存在痛苦大、愈合时间长、对肛门括约肌损伤重等缺点外，还有相当高的复发率。

无论是早期的瘘管壁全部挂线还是现在的切挂，其方法都是将胶（丝）线从肛瘘外口穿入瘘管，然后从内口拉出，收紧线的两端并结扎在一起。如果瘘管畅通，线开从内口准确拉出，瘘管壁被完整打开而获得治愈，但如果瘘管中间粘连或内口闭合，在穿线过程中就很有可能穿出管壁进入瘘管外组织，然后从人为的穿破口出来，这样，部分关键的瘘管和内口就被遗漏而没有打开，从而造成手术失败，术后复发。

（五）主灶未敞开

何谓主灶？主要的病灶，按照瘘管不同部位对治疗的重要性，我们将瘘管分为主灶和支管，主灶是由内口及与内口相连的肛管段瘘管，也是和肛门内外括约肌相伴而行的瘘管。在治疗上，主灶一定要切开。外口及与其相连的肛缘外瘘管叫支管，在治疗上，支管只要引流通畅而不必全部敞开。由于多种原因，我们在手术时或没有找到主灶或顾忌损伤括约肌影响肛门闭合功能而未能充分敞开主灶，结果创口始终不能愈合，或暂时愈合后又溃破复发。

（六）遗漏支管

肛瘘手术时主灶切开重要，支管引流同样重要，如果在术中遗漏支管而没有处理，同样会造成手术失败，这种情况多发生在复杂性肛瘘和病程较长反复发作的肛瘘。复杂性肛瘘支管多，瘘管弯曲，反复发作的肛瘘瘢痕重，这都给寻找支管造成困难，术中极易遗漏而形成残存窦道，术后会反复感染不愈。

（七）引流不畅

肛瘘治疗时不管是手术还是挂线，最终目的都是达到引流通畅目的，只有引流通畅瘘管才会脱落，创口肉芽才会正常生长，皮肤才会顺利覆盖。瘘管过深，切口过小过短而又没有放置引流物，或行支管旷置术时方法不当，都会造成引流不畅，创口不愈合。

（八）术后假愈合

术后换药是肛瘘手术治疗的一个重要组成部分。术后肛管闭合，瘘管切口的两端很容易触碰在一起，如果长时间没有采取措施，瘘管腔并未完全肉芽填充而两端的皮肤会先生长到一起，这样的愈合形式叫桥形愈合，由于不是真正的愈合，还会造成复发，所以又叫假愈合。因此在换药时不仅要用油沙条填塞瘘管腔，还要用油沙将断端两侧的肛管皮肤隔开。

第9节　小儿肛瘘的治疗

一些婴儿出生后不久，父母突然发现小孩肛门周围肿了起来，经常哭闹，且这种红肿总是不好，破溃出脓后能暂时好点，但出脓口总是不愈合，或愈合后马上又红肿。到医院一看，医生说得了"小儿脓肿"或"小儿肛瘘"。

小儿肛周脓肿和小儿肛瘘不是两个疾病，是小儿肛周感染一种病的的两个阶段，早期叫肛周脓肿，脓肿破溃了或被切开引流，就成了小儿肛瘘了。

小儿为什么会患上这个病？原因有二：第一，新生儿体内性激素水平一过性增高。这种激素（雄性激素）主要是从母体内带来。过高的激素可以使肛门周围的腺体发达，分泌旺盛。而肛腺在分泌过程中一旦因某种原因受阻，就会引发局部感染。第二，小儿肛门直肠局部的免疫结构尚未发育成熟。主要是肛直交界处的齿线。当不注意局部清洁卫生，或患上一些引起抵抗力下降的疾病，就会打破这里的免疫屏障，引发肛周局部感染。

小儿患上这个疾病后，父母都很苦恼。因为是感染，首先是影响接种疫苗和打预防针。其次是不知道去哪里看？到底该怎样治疗？因为很多的肛肠科是不收婴幼儿的，而很多儿童医院缺少这方面的专科医生，缺乏这方面的治疗经验。

最关键的是目前针对这个疾病，临床也没有一个公认的观点和统一的治疗方法。比如小儿肛瘘是否需要手术？何时手术最合适？应该怎样手术？等等。

针对这几个关键问题，目前临床有以下几种观点和做法，我认为是误区。

1. "小儿肛瘘很多可以自愈，所以不需要马上手术"

错，大部分小儿肛瘘像成人一样，不可能自愈，是必须采取手术治疗的，我还没有发现哪例小儿肛瘘是自行痊愈的。

2. "小儿肛瘘应该6岁后再手术，这样对肛门的损伤相对轻"

137

　　错，小儿肛瘘应该早期手术，6岁和6个月的肛门括约肌相差不大。如果拖延不治，反复感染，会导致病情加重，病灶蔓延，瘢痕加重，再手术时增加手术难度和手术创伤。由于小儿肛瘘多低位、直瘘、内口清楚，所以早期手术操作相对简单，治愈率也高。

　　3. "应该采取'挂线'，或者'激光、HCPT'等方法来治疗"

　　这是错误的。

　　挂线主要用于高位瘘，如果小儿应用，痛苦增加，损伤加重，疗程延长。

　　激光、HCPT会对局部组织造成灼伤，成人都需要慎用，小儿就更不应该用。

　　我认为，最好的方法应该还是手术刀，具体操作方法要根据病情而定。特别提醒，如果瘘管较深，切勿盲目直接切开。

第10节　肛瘘预防

　　预防肛周脓肿，及时、合理治疗治疗肛周脓肿。

第九章 双向等压引流——肛瘘治疗新概念

肛周脓肿与肛瘘是一种特殊类型的感染，这种"特殊"并非来自一种特殊细菌的感染，而是特殊在不能自愈。同样是感染，为何发生在身体其他部位，通过药物治疗就可以获得痊愈，而发生在肛门直肠周围就会成瘘，就会反复发作？多年来我一直在思考这个问题，也一直在寻找答案。

第1节 答案与质疑

其实这个问题，多年来也不乏假说与解释，但随之就是质疑。

一、肛腺感染

这是一个比较流行的观点，将原因归咎为隐窝肛腺感染。这一观点是 Gordon-Watson 及 Dodd 在 1935 年提出的。后来，Parks 认为，与括约肌间肛腺相关的脓肿消退后，患病腺体将可能导致慢性感染并随后形成肛瘘。Eisenhammer 认为，肛周脓肿和肛瘘是括约肌间腺体感染的结果，由于其与肛门内括约肌之间的导管存在感染性梗阻，脓肿不能自发引流入肠腔。

这一观点也只是假说，很少有人进行过深入研究。Goligher 等人观察的 28 例急性肛周脓肿患者中，只有 8 例存在括约肌间隙内感染。32 例肛瘘患者中只有 14 例发现括约肌间隙感染或肌间隙内的窦道感染。此外，黏膜下瘘、皮下瘘和肛裂合并的肛瘘如何解释，这些部位的瘘跟肛腺感染应该关系不大。

二、瘘管上皮化

提出该观点的研究人员在肛瘘的内外口发现普遍存在上皮化现象。由此认为，瘘道难治是因为其发生了上皮化。但问题是，上皮化是原因还是结果，值得进一步研究。

三、肠源性感染

该观点认为，对脓液进行细菌学培养，培养物如果是皮肤菌群，加上引流彻底，就不会成瘘。培养物如果是肠道菌群，成瘘的可能性就极大。所以把肛瘘难治原因归为"肠源性感染"。事实上肛周脓肿是皮肤菌群感染的可能性几乎不存在。肠源性细菌为何就成瘘，身体其他部位的肠源性感染也存在，为何不像肛周就一定会成瘘？

四、括约肌丰富

因为肛门括约肌丰富，肛周脓肿和肛瘘恰恰位于这些肌肉周围，所以会阻碍脓腔或瘘管的引流，导致不愈。但皮下瘘或黏膜下瘘根本就不涉及括约肌，为何依然不能自愈？

第 2 节　无奈的选择

肛周脓肿和肛瘘的手术治疗到底要解决什么问题，几乎公认的观点是解决脓腔和窦道的引流问题。在手术方法上，14 世纪 John Ardeme 就提出分开或敞开瘘管是最确切的方法，时至今日，这一手术原则仍被沿用。

Robink 指出：“在合理解释了危险性并得到患者接受情况下，敞开的方法是最确切的治疗。”

敞开瘘管就意味着肛门括约肌被不同程度损伤。Robink 指出：“应提醒患者有 1/4 的可能性会发生控气失禁和黏液溢出。”Milligan 和 Morgan 强调：“肛管直肠环被切断定将导致排便失控，此环至少有一束要保存完整。”这就矛盾了，窦道要敞开，括约肌也要保护，作为一个肛肠科医生到底如何来权衡与选择？

一个重要的进步是，将肛瘘分成一级窦道（主灶）与二级窦道（支管）。二级窦道已经不需要全部敞开，采取的旷置技术已经取得成功。如国内采取的对口引流术，美国采用的对口切开并置入环形引流管术。但二级窦道的旷置只可以解决畸形问题。

一直以来，人们始终在探寻对一级窦道的“非敞开”术式，比如内口封闭法，窦道生物材料填塞法，各种挂线法。但要么手术失败，要么还是断开了肛直环。在这种“残酷”的现实面前，国内外一些学者提出了“带瘘生存”的主张，美国甚至将其写进“诊疗指南”。

第 3 节　从泥火山喷发受到的启发

2012 年 6 月，我在援疆期间下乡巡回医疗来到乌苏，工作间隙参观了位于天山北坡山前丘陵地带的 36 个正在喷发的泥火山。据介绍这是我国境内最大规模的泥火山群。这些泥火山口集中在不到 0.5 平方公里的范围内，最大的直径达 1.6 m，小的有如蚕豆。泥火山的喷发口呈圆形和椭圆形等不同形状，地下喷出的天然气和泥浆在喷发口不停地翻腾，喷发物呈青灰色与褐红色，有的喷发物上面还漂浮着黑色的石油。

看着这些喷发口我突然想到了天天打交道的一个病：肛瘘！太像了，这是大地之瘘啊！当时的心情一点不亚于 2002 年当初发现这些泥火山的地质学家们。回城后我赶紧查阅资料，了解这些泥火山的形成原因。大约100万年以前，在压应力作用下，地下水、气体以及松软的岩层混合形成的泥浆，冲透了第三纪泥岩沉积物，沿着断层裂隙间歇性地喷出地面。

地下的"压力"是这些泥火山数十万年喷发不息的根本原因，那么肛瘘是不是也因为某种压力而不愈呢？此后我就将研究的重点定格在"压力"上。

第 4 节　压差是肛瘘存在的根本原因

肛周脓肿和肛瘘的源头（内口）是肛窦，肛窦是直肠与肛管连接处留下的缝隙，这个地方从外观看上去形同锯齿，所以被成为"齿状线"。肛窦的位置属于肛管内，这地方有没有压力呢？有！

通常情况下，肛管处于闭合状态，这是保证肠内容物不外漏的前提条件，这时我们称作"静息状态"。静息状态时肛管的压力是多少呢？经测定，大约是 9 kPa。肛管静息压也是衡量肛门功能的重要指标。在排便时，肛管先松弛，随后是收缩，这时就出现两种状态的压力，分别叫舒张压和收缩压，经测定，正常的收缩压可达 21 kPa，即使在舒张时也有 6 kPa 的压力。这几个数据就是肛管与体表的压差。

肛周脓肿形成后，正是由于肛管压力的存在，无法从肛窦（内口）引流，最终在肛缘寻求突破，就像泥火山一样。外口形成后，还是因为肛管的压力，将肠道的粪便、细菌送入瘘管，引起不断感染并从外口流出。所以肛瘘的形成与不愈，原因在于内外口存在压差。

这是低位肛瘘的情况，高位肛瘘是否也是如此呢？高位肛瘘是指内口仍在肛窦，但瘘管上行位于直肠周围，有些瘘管上端就是盲腔，少数在直肠壁溃破。这是不是也因为压差造成的呢？

正常情况下，直肠的静息压是 2 kPa，也就是说肛管与直肠也存在约

7 kPa 的压差，较与体表的压差要小。高位肛瘘之所以上端很少溃破，两个原因，一是压差小，二是直肠壁有两层肌肉不易穿透。

第 5 节　肛瘘手术原则的重大变革

"引流"和"愈合"是两个问题，过去我们把这两个问题画等号，认为只要引流通畅就可以治愈肛瘘，其实不用去实践就知道这是错误的。最简单的例子，一个内外口明确，窦道通畅的肛瘘，你能说它引流不畅通吗？既然通畅为何不能自愈？还有，中医的药捻引流，西医的负压引流，你能说它引流不畅吗？但结果是只能缓解症状，不能治愈。

经过以上分析和研究，我认为，"解决压差比解决引流更重要"！当然这并不是说引流不重要，内外口等压和引流通畅是窦道愈合的两个要素，但首先是等压，只要能满足这两个条件，不用去敞开窦道，就可使其愈合。

由此，我提出"双向等压引流"的肛瘘愈合理论，在这一理论指导下，肛瘘的手术原则不是去"敞开"，而是去平衡内外口压力，解决引流通畅问题。只要做到这两点，无论是二级窦道还是一级窦道，也无论是低位瘘还是高位瘘，都可以不用敞开，都可以旷置下来。

这一手术原则的变革实际上解决了一直以来肛瘘的治疗瓶颈，括约肌与肛直环的保护问题。前期我运用此理论治疗高位肛瘘 180 例，一次治愈率为 90%，所有病例均保留了至少 1/3 以上的肛直环。

第 6 节　双向等压引流的临床应用

一、复杂性肛瘘与马蹄形脓肿

治疗这两种疾病临床比较成熟的手术方法是"主灶切开对口引流术"。主灶的位置低，即使是全部切开，也只伤及肛直环的一小部分，术后对肛门的控便功能影响不大。支管或广泛的脓腔采取对口引流进行旷置，可以很好解决肛门畸形问题。

这么说不代表这一方法就无懈可击，临床我们发现一些病例旷置的瘘管或脓腔迟迟不愈合，尽管引流很通畅，尽管换药很认真。问题出在哪儿呢？

把引流与愈合画等号了。仅是对口引流只解决引流通畅问题，必须要考虑对口间的压力平衡问题。最简单的方法是将主灶口外移，保持两口都处于肛缘外这一同一压力环境下。

二、高位肛瘘与高位脓肿

相对来说，"双向等压引流"理论运用于高位肛瘘和脓肿的治疗，具有更加重要的现实意义。以往对这两个病的治疗要么搁置，要么按照传统原则，敞开。

"搁置"的方法有很多，插管引流或虚挂线都是相对积极的搁置方法，虽然不能治愈，但可以缓解病情，控制发展。"敞开"的方法现在广泛应用的是"挂线"术，理论上讲挂线有很多进步，但最终结果还是敞开了瘘管，切断了肛直环。应用"双向等压引流"理论，在这两种方法的基础上，稍作改进，就可以取长补短，既不断开肛直环，又起到治愈作用。

手术原理很简单，通过手术方式，将高位肛瘘的内口上移出肛管高压区，在瘘管的顶端人工造口，使窦道的两端位于直肠腔同一压力区，窦道内虚置引流条，两周左右拆除。这样实际上将高位瘘管进行了旷置，同时也避免了肛直环被切开，很好保护了肛门功能。

第 7 节 双向等压引流的深远意义

感染性疾病有两种处理方法。一是内科药物治疗，如人体内的感染；还有一种就是外科治疗，像大多数体表的感染。外科处理的目的就是引流，越通畅越好。即使是腹腔内手术，术后也常会放置一根引流管，防止积液，防止感染。也就是说解决感染最好的方法就是引流。

原始的引流方法就是敞开创面，自然引流，对一些深腔会放置引流条、引流管来导流。现在发展到负压引流，或全封闭负压引流，同时还有一些材料制成的负压引流片，贴在创面就可以把细菌、脓液完全吸附。中医多采用药捻引流，可以同时起到引流和药物治疗作用。

对于体表感染来说，这些引流方法都可以起到治愈作用。肛瘘和肛周脓肿也属于体表感染，但应用这些方法就只能起到缓解症状作用，这其中到底有什么原因？

在比对肛瘘肛周脓肿和体表其他部位感染后，我们发现其中有两点差别是关键性因素：一，体表其他部位感染的细菌都来自于体表皮肤，但肛瘘和肛周脓肿的细菌来自于肠腔；二，体表其他部位感染处于同一环境下，没有内外口。但肛瘘肛周脓肿内外口处于两种压力环境下。

以往肛瘘和肛周脓肿手术之所以能起到治愈作用，正是因为解决了压力平衡问题。内外口和腔道全部敞开，变成一个整体，不存在压差问题。但这是一种破坏性手术。

双向等压引流是专门为肛瘘和肛周脓肿提出的引流方法，只要满足这一条件，不切开瘘管也可以起治愈作用。因此说，这是治疗肛周感染性疾病的一个新的理论，在这一理论指导下可以设计出更加科学合理、创伤更小的手术方法，尤其是对其中最难治疗的高位和复杂性脓肿及肛瘘，解决了治疗的瓶颈问题。

此外，该理论也提出了肛周感染新的发病原理，为预防这些疾病提供更加有效的方法。

第十章 别拿我吓唬人——肛乳头瘤

这个病本来微不足道，但在临床被严重拔高。"你这是个瘤子，不尽快手术会癌变的"，很多患者在医院都会听到这句"忠告"。 这个所谓的"瘤子"真的会癌变吗？

第 1 节   肛乳头瘤漫谈

肛乳头瘤，又叫肛乳头肥大、肛乳头增生、肛管息肉，英文名 Anal papilla，中医称为息肉痔。

在肛门的里边 3~4 cm 处，可以看到一条环状的形同锯齿样的线，临床叫齿线。齿线是直肠下端与肛管皮肤的交界线，两者的交接方式犬牙交错。肛乳头就相当于这条线上的牙齿、锯齿，是突出的部分，总共大约有 4~6 个。通常情况下肛乳头并不明显，有时不仔细检查甚至看不到。需要明确的是，肛乳头是正常组织，不需要对其斩草除根。

肛乳头会很轻易增生、变大，甚至瘤样变，这种情况的发生率最高可达 45%，在肛肠病中仅次于痔疮。不同大小与形状，名称也不相同，一般不脱出肛外的我们叫肛乳头增生、肛乳头肥大。当过度增生，肥大，或分叉，或脱出肛门外的，这时一般叫肛乳头瘤。为了与大肠息肉区别，临床又称它为肛门息肉。

一提到瘤，我们很容易和肿瘤甚至癌联想到一起，感到很恐怖。瘤是什么？留也，是身体组织增生形成的赘生物。肛乳头瘤是局部的结缔组织增生，所以有时又称纤维组织瘤，这个病100%是良性组织。

会不会癌变？曾有一篇文献报道1例肥大肛乳头发生"癌变"。56岁女性患者便血入院，入院检查有肛管溃疡、多发肛乳头肥大和混合痔，取其中一肥大肛乳头送检，结果是"直肠腺癌"。这是不是肛乳头肥大癌变值得商榷。肛乳头虽然存在齿线，但本质是结缔组织增生，表面覆盖的是皮肤，如果真的癌变，不应该是直肠腺癌。此外，该患者有便血和肛管溃疡，多发肛乳头肥大，这些肥大的乳头会不会本身就是直肠癌的一部分组织。

其实，肛乳头瘤癌变的可能性几乎没有，完全没有必要去夸大其危害性。

第2节　肛乳头瘤成因

公认的成因其实就两个字：刺激。来自粪便的刺激，肛窦炎的刺激，肛乳头炎的刺激。这些异物和炎症的不断刺激，促使它不断成长。

我们研究认为，本病的最主要成因在于肛管高压。曾统计500例门诊和住院的肛裂患者，肛乳头瘤发生率92%。伴发"哨兵痔"的428例患者，420例合并肛乳头瘤，发生率98%。

为什么肛裂会合并肛乳头瘤？肛裂患者存在肛管高压是肯定的，由于内括约肌的张力过大，或者处于痉挛状态，局部血液回流出现障碍，组织液淤积局部致水肿，在肛缘外就形成外痔，在肛管内就形成肛乳头瘤。有些痔疮患者，术前没有肛乳头瘤，但术后很快长出来，就是因为手术切除了过多的肛管和肛缘皮肤，而有没有进行适当的减压处理，导致术后肛管压力升高，肛乳头增生肥大。

第3节　肛乳头瘤症状

　　早期无任何症状，当生长到一定长度后会随着每次排便脱出肛外，便后需要同手再塞回肛内，有患者形容自己长了个小尾巴。有些蒂过细的肥大乳头，会在大便的冲击下被拉断脱落。

　　一般不会出血，瘤体过大，或脱出频繁，会分泌液体，造成肛周潮湿或湿疹，出现瘙痒等症状。合并肛裂时会疼痛、出血。

第4节　肛乳头瘤检查

一、肛肠常规检查

　　可以在肛缘外看到白色或淡红色脱出物，圆形、三角形或葡萄串样。肛镜下看到齿线上1个或几个突起物。指诊也可以摸到。有些体检医生把这个病当作直肠息肉，经常有些患者在体检后被告知有直肠肿物，需要进一步检查治疗。

　　有文献报道将直肠类癌误诊为本病，类癌是胃肠道一种低度恶性的不常见的肿瘤，直肠是类癌的好发部位之一。病变早期多无症状，随着肿瘤增大可出现便血、便频、便秘、肛门肿物脱出等症状，晚期症状与直肠癌相似，鉴别的方法主要依靠病理学检查。

二、病理检查

　　在光镜下可见到肛乳头瘤如下主要病理变化：

　　1.炎症灶内主要是巨噬细胞、淋巴细胞和浆细胞的浸润，以淋巴细胞最为常见。

　　2.纤维母细胞增生，有时小血管也增生，但不明显。血小板衍生的生长因子和纤维粘连蛋白分解产物对纤维母细胞有趋化作用。此外，巨噬细胞和淋巴细胞的衍生因子都能刺激纤维母细胞增生并产生大量的胶原。

3. 被覆的复层鳞状上皮可出现明显增生，上皮细胞增生肥厚。

第 5 节　肛乳头瘤治疗

肛乳头瘤的治疗非常简单，直接从基底部予以切除或结扎就可以。

第十一章　肛肠神经病——肛窦炎

　　这是一种肛肠"怪"病，各种稀奇古怪的肛门不适症状，反反复复，患者非常痛苦，一些人用"生不如死"来形容，个别患者甚至出现了轻生。但又看不见，摸不着，查不出。一些患者到处求医，名医专家看了不少，但最终还是失望而归。这到底是种什么样的疾病？

第1节　肛窦炎漫谈

　　肛窦炎，又叫肛门神经痛、肛门神经官能症，肛门直肠瘾病、肛门坠胀、功能性肛门直肠痛、幻肛痛等。英文名 anal sinusitis。中医属"郁症"。

　　从这么多名称上我们可以看出，这个疾病存在认识上极大的模糊与不确定性，我们姑且按肛窦炎来论治吧。

　　人体的炎症无处不在，就消化道而言，从上向下，我们比较熟悉的有食道炎、胃炎、肠炎，但肛窦炎很少听说。肛窦在哪儿？齿线处，直肠黏膜和肛管皮肤交界处的"缝隙"，小凹陷，这地方的炎症反应，我们称为肛窦炎。由于肛窦又称肛隐窝，所以肛窦炎又称肛隐窝炎。

　　炎症分急性与慢性，急性肛窦炎少见，由肠道细菌感染引起，是肛周脓肿的早期病变。慢性肛窦炎多发，原因不明。本章介绍的内容属于慢性肛窦炎。

不要小看这小小的肛窦发炎，其痛苦程度和治疗难度较消化道的其他炎症都要大。很多人患病后从此失去对生活的兴趣，失去劳动能力，甚至失去一个家庭的幸福。所以本病应引起高度重视。

这个病并不罕见，基本上各年龄段可发病，从 20 岁到 80 岁，但以 40~50 岁高发，女性多于男性。

第 2 节　肛窦炎成因

就像我们不清楚肠道炎症的原因一样，肛窦炎的病因也很难查找。由于各种症状比较严重，很多患者上医院总想查清楚是怎么回事。结果是医院跑了不少，名医看了很多，检查做了一堆，最后得出一些毫无意义的诊断，比如直肠黏膜内脱垂、直肠前突、盆底失弛缓等。因为按照这些原因来治疗，没有效果。

一、患者的亲身经历

大部分患者很难回忆出这病是怎么来的，但曾经有这样四位患者告诉我患病前出现了什么状况。

1. 饮酒与疲劳：这是一位企业的老板，患病前两月应酬多，经常喝酒、熬夜，然后突然就发病。来就诊后服药一周，症状基本消除，他以为自己好了，又开始喝酒，就一顿，病情马上加重。

2. 乱用抗生素，腹泻：患者因感冒咳嗽，持续服用抗生素三周，结果便溏、腹泻，肠道菌群失调，然后很快肛门不舒服，天天坠胀。

3. 生气：中年女性，家庭矛盾，几次生气发怒后，肛门出现烧灼样疼痛，后一直坠胀不适。

4. 痔术后：患者混合痔，术前仅是便血和痔脱垂，并无肛门不适，术后肛门便意感、下坠感明显，尤其是行走时，走几百米就要停下来歇会儿。

上篇　谈肛说肠不尴尬

二、成因分析

炎症是活体组织对损伤因子所产生的防御反应。在炎症过程中，一方面损伤因子直接或间接造成组织和细胞的破坏，另一方面通过炎症充血和渗出反应，以稀释、杀伤和包围损伤因子。

炎症的发生，一方面提示身体组织受到了侵袭，另一方面，在这一侵袭与防御的战斗中，也会连累局部组织。炎症反应出现的充血、水肿和渗出就是局部组织付出的代价，同时也产生了临床症状。

目前还不能完全明确肛窦炎的损伤因子是什么，但主要有以下几方面。

1. 组织"缺陷"：人类正常有6~8个肛窦，呈倒置的漏斗状"囊袋"，上口朝向肠腔的内上方，窝底伸向外下方，在窝底有肛腺的开口，比较大而恒定的肛隐窝通常在肛管的后壁，因此据统计临床上肛窦炎的发病率有85%位于肛管后方，13%发生于前方。

2. 肠道菌群失调：人体的肠道有四道屏障，分别是黏液屏障、微生物屏障、黏膜屏障和肌肉屏障。当肠道菌群失调，微生物屏障功能下降或丧失，加上肛窦没有黏膜屏障，四道屏障失去两道，极易受到肠道有害物攻击而发病。菌群失调后，有害菌和条件致病菌大量繁殖，刺激肛窦发炎。菌群失调的原因见上篇。

3. 大便异常：稀便的致病机理同菌群失调。粪便干燥会机械性损伤肛窦，导致发炎。

4. 饮食：辛辣油腻、过量饮酒，导致末梢血管充血。

5. 精神：忧郁，心脾不和。愤怒，肝胆湿热下注。

6. 损伤：局部的损伤包括各种痔、肛瘘、肛裂、肛乳头瘤手术等，损伤范围过大，瘢痕过重。腰骶手术，如腰椎间盘脱出手术，损伤腰骶神经。

7. 激素水平下降：多见于更年期女性患者。盆腔存在大量雌激素受体，雌激素下降后，导致局部器官功能下降，血运障碍。

8. 中医：导致湿热下注、气滞血瘀、中气下陷的各种原因。

三、肛窦炎为何如此痛苦

胃炎、肠炎很多人都有过患病经历，但并没有肛窦炎这般痛苦。小小肛窦炎为何竟有如此大的"杀伤力"？

1. 肛窦处于排便感受器中心地带：肛窦是齿线的组成部分，齿线是人体排便感受中心，对各种刺激非常敏感，哪怕是肠道的气体刺激它都能感知。更何况是炎症的持续刺激。

2. 混合型感觉神经：这里是黏膜和皮肤的交汇处，既有植物神经，又有运动神经，所以受到刺激后，既有便意感、下坠感，同时也会有疼痛感。

3. 肛窦内神经末梢缺乏保护：肛窦内有大量的游离神经末梢，无髓鞘有髓鞘均有，更容易直接受到刺激。

4. 内括约肌容易连带受侵：肛窦的底部就是肛门内括约肌，内括约肌暴露或受到炎症刺激后会痉挛疼痛。

5. 排便中枢在大脑：排便感受器持续受不良刺激，久治不愈，最终导致精神问题。

第3节　肛窦炎症状

赵某，女，22岁。自述："病情时好时坏，发病起来就像蚂蚁在肛门里乱爬，有时火烧火燎疼痛难忍，有时又坠胀难受。吃过很多药也没有效果，去过很多医院，做过多次肛门指检，说法不一。有医生说我是肛窦炎，让每天坐浴，上肛泰栓，但不见效。也有医生说我不是肛窦炎。可为什么还会时不时这样难受，这样痛呢？家里人现在也不理解我，说我没病，我真是百口莫辩。现在情绪也被这病折磨得很低落，想自杀，好痛苦啊，我该怎么办？！"

小赵姑娘得的是肛窦炎吗？我们看看这个病都有哪些表现，然后再对照一下就清楚了。

上篇　谈肛说肠不尴尬

一、局部症状

1. 坠胀：这是肛窦炎共有的症状。肛门沉重、下坠，平躺减轻，站立或行走加重。上午轻，下午重。这主要是肛窦内内脏感觉神经受刺激所致。

2. 疼痛：部分患者出现肛门疼痛症状，严重时如火烧样。排便后加重。但痛点模糊，局部指检压痛感不明显。这是肛窦内的体神经受刺激所致。

3. 异物感：局部总感觉有异物刺激，有时如虫爬，有时会瘙痒。

4. 便意感：总感觉有大便，但又排便不出，或排出后感觉仍存。这是排便感受器持续受炎症刺激所致。

5. 潮湿瘙痒：肛门潮湿，瘙痒感，但这种瘙痒不像肛门瘙痒症那样典型，难以手抓止痒。

二、蔓延症状

肛窦炎引起的疼痛不仅出现在肛门局部，还会向外反射。如可通过阴部内神经和第三、四骶神经向尿生殖器部反射，通过髂腹下神经和肛尾神经向骶骨和尾骨反射，或通过坐骨神经向下肢反射。此外，它还可以引起消化道症状，如消化不良、排气多或便秘等。

三、精神症状

有大约15%的肛窦炎患者合并精神症状，病程超过1年以上的，这一比例超过1/3。

精神症状也表现出多样性，如紧张、焦虑、多疑、失眠、轻生等。每次叙述病情主次难分，前后矛盾，情绪极不稳定，易于激动，就诊频繁。症状可随情绪波动变化、加重。

第4节 肛窦炎检查

客观讲，肛窦炎的检查是件很难的事，不是操作问题，而是慢性肛窦炎很少有明显的阳性体征来让你去发现。很多患者得病后到处看，到处查，结果一个单位一个结果。因为没有阳性体征，所以诊断只能靠症状描述来对号入座。一个症状可以有多种疾病引起，结果就出现了各种说法。

急性肛窦炎可能会检查出以下阳性体征：

指诊：肛门括约肌紧张，肛隐窝及肛乳头硬结及触痛。

肛门镜：可见肛窦、肛瓣充血，水肿明显。探针可探入较深部位（正常时仅 0.2~0.3 cm），探查时疼痛明显。

第5节 特型肛窦炎

一、肛门直肠神经官能症

以精神障碍为主要表现的肛窦炎，中医属"郁症"。

诊断要点：

1. 主观离奇的肛门症状，坠胀、麻木、烧灼、异物感或剧痛难忍。

2. 每次叙述病情主次难分，前后矛盾，情绪极不稳定，就诊频繁。专科检查无阳性体征。

3. 伴精神萎靡，情绪低落，易于激动，对健康缺乏信心。

4. 症状可随情绪波动变化、加重。

二、功能性肛门直肠痛

以括约肌痉挛为主的肛窦炎。

罗马Ⅲ把本病分为慢性肛门痛和痉挛性肛门痛，两种类型常同时存在，但可根据疼痛持续时间、频率和特征加以区分。其中慢性肛门痛有两种亚型：肛提肌综合征和非特异性功能性肛门直肠痛。

（一）慢性肛门直肠痛

诊断要点：

1.慢性或反复发作的肛门直肠痛。

2.疼痛持续至少 20 分钟。

3.以上症状诊断前至少 6 个月内出现，持续至少 3 个月。

4.排除其他原因：缺血、炎性肠病、隐窝炎、肌间脓肿、肛裂、痔疮、前列腺炎和尾骨痛等。

亚型：

1.肛提肌综合征。

（1）符合慢性肛门痛诊断标准，并且从后部牵拉耻骨直肠肌时可引起触痛。

（2）疼痛通常为模糊钝痛，电击样、撕裂样、烧灼样疼痛，或表现直肠的压力感增高，长时间坐位及卧位时加重，持续数小时至数天。

2.非特异性功能性肛门直肠痛。

（1）符合慢性肛门痛诊断标准，从后部牵拉耻骨直肠肌时不会引起触痛。

（2）病例较少见。

（二）痉挛性肛门直肠痛

诊断要点：

1.肛门部位突发的剧烈疼痛，持续数秒或数分，然后完全消失。

2.发作结束后疼痛会完全消失如常人直到下一次发作。发作时间不确定无规律，可以几天内发作一次，也可以几年内发作 1 次。

3.肛管和乙状结肠压力均升高。

4.持续时间满 3 个月。

5.病因多与心理障碍有关，其机制可能源于平滑肌异常收缩。

第 6 节　肛窦炎药物疗法

1.适当的抗炎治疗，但在药品的选择和用药时间上要把握好。绝对不能滥用抗生素。对于疼痛感明显者，可以用硫酸依替米星，每日 300 mg，静脉注射，连续 3 天。

2.改善微循环药物，如迈之灵、地奥司明片等。

3.神经营养药物，如维生素 B_1、维生素 B_{12}、谷维素等。

4.局部用太宁栓、柳氮磺胺吡啶栓、美沙拉嗪栓等。

5.补充雌激素，如己烯雌酚、倍美力、金朵康、佳蓉、大豆异黄酮，或核桃、松仁、红薯也有类似效果。

6.抗紧张和抗抑郁药物，如安定、黛力新等。

7.中医治疗。我以桃红四物汤为基本方，临床辨证加减，效果满意。

有：桃仁 10 g、红花 10 g、当归 15 g、生地 10 g、白芍 15 g、赤芍 10 g、川芎 10 g、黄芩 10 g，水煎内服。

杨某，男，60 岁。肛门坠胀已经折磨他整整 2 年了，这 2 年他跑遍全国很多地方，看了很多名医，做了很多检查，吃了很多药，也做过痔疮和肛乳头瘤手术，但就是不解决问题。早上起来还好点，一到下午，肛门就好像挂了个秤砣，又坠又胀。听别人说倒立有用，他就练，但一周下来毫无起色，倒立实在不好练，他就停了。来诊时通过检查，诊断为肛窦炎。我看他是个急性子，暴脾气，先进行简单的宣教，然后告诉他回去踏踏实实吃中药。处方：姜厚朴 15 g、地黄 10 g、升麻 15 g，黄芩 15 g、龙胆草 15 g、黄芪 30 g、郁金 10 g、元胡 15 g、白芍 15 g，水煎内服。吃了 2 剂后他就感觉好了一大半，说从来没有这样轻松过，7 剂吃完已经基本没有感觉了。为了巩固疗效，上方去龙胆草、姜厚朴，加柴胡 10 g、当归 10 g，连服 14 剂，后没有再复发。

第7节　肛窦炎简易疗法

一、长强穴治疗

长强穴位于尾骨端与肛门连线的中点。从局部解剖上看，皮肤到皮下组织到肛尾韧带，浅层主要有尾神经的后支，深层有阴部神经的后支、肛神经。中医认为肛门疾病皆由气血不调，脉络瘀滞，蕴生湿热而成。长强穴为督脉之穴，《难经》有"督脉者起于下极之俞，并于脊里，入于脑"的论述，这与西医的大脑为肛门排便高级中枢，脊髓、腰骶部为肛门排便初级中枢理论相吻合。通过刺激长强穴，可刺激副交感神经兴奋、反射性调节交感神经功能，兴奋大脑皮质促进自主兴奋，使感到疼痛的部位受到约束并消除其他症状。

1. 药物封闭：直接将药物注射在长强穴，需要多次注射。注射药物主要有四类，激素类可以用强的松龙，活血类可用当归注射液，神经和肌肉营养类用维生素 B_1、B_{12}，加麻醉药物利多卡因等。

2. 埋线：用注射器抽取利多卡因和庆大霉素，将 1 cm 羊肠线放入针头前端。常规消毒，左手插入肛门作引导，右手持针自尾骨尖方向缓慢推进 2~3 cm，待患者自觉有酸麻胀重等得气感觉，回抽无血，推出药物，同时也将羊肠线注射局部组织中。

二、针刺

以长强为主穴，配合承山、大肠俞、大椎、合谷、委中等。

针刺长强等穴，可增加肠蠕动，减少粪便在直肠的停留时间，从而促进直肠静脉的血液回流，改善局部血液循环，提高损伤组织的新陈代谢，促进炎性水肿的吸收，减少疼痛性刺激的传入而达到止痛效果。

三、肛窦药物注射

我采取将药物直接注射在肛窦处，取得一定效果。药物有罗哌卡因、强的松龙、维生素 B_{12} 等。

第8节　肛窦炎手术疗法

肛窦炎一般不建议手术，对于合并有内痔和直肠黏膜松弛者可以考虑结扎法治疗，但不要采用硬化剂注射疗法，否则有可能加重病情。

对于肛窦确实出现明显炎症反应，可通过手术将病变肛窦切开引流、切除，或结扎而达到治疗目的。如果肛管张力过大，适当切断部分内括约肌。

第9节　肛窦炎心理干预

纠正认识上的误区是心理干预最重要的内容。肛窦炎患者往往有以下几个误区。

一、查明原因

总想搞清楚自己得的是什么病，开始可能是上网查询，对号入座。后来就到处求医。曾经有个患者来看我门诊时，已经跑了大半个中国，看了20多个专家，做了各种检查，但最后没有一个结论让她满意。

纠正：肛窦炎属于慢性炎症范畴，就像慢性胃炎、肠炎一样，原因不明。除了必要的检查，如局部指诊、肛检、CT或肠镜等，用于排出溃疡、肿瘤外，反复、过多的检查只会增加痛苦，带给自己更多的失望。在就医时也不要频繁更换医生，一个医生一个说法，只会带给自己认识上更大的混乱。

二、马上治愈

有些患者放弃了工作、放弃了家庭，全力以赴来治病。一天除了睡觉，

上篇　谈肛说肠不尴尬

其他时间注意力都在这个病上。早上睁开眼第一件事就是感觉下这个病还在不在。别人跟她说什么她也没有兴趣听，总是滔滔不绝诉说自己的痛苦。目的是什么？就想着自己的这个病能马上好了。

纠正：要树立慢病意识，有句话叫"病来如山倒，病去如抽丝"，急躁的心态只会放大本病的危害。其实炎症本身对人体危害性不大，由炎症刺激局部神经导致的各种不适症状是最大的危害。平时要尽量分散对它的注意力，恢复正常的工作、生活和学习，用积极的心态来面对，最终是完全可以战胜它的。

三、手术治疗

曾经有这么两例患者，来了没有别的要求，就是要手术，说自己某某部位疼痛，把它切了就好了。很多患者都有这样的想法，把手术看作是自己的救命稻草。

纠正：这绝对是个误区，手术不适本病的选择，盲目手术有可能会加重病情。患者渴望尽快康复的心情可以理解，但医生不能对患者的什么要求都给予满足。

第 10 节　肛窦炎预防

多食新鲜蔬菜和水果，并大量饮水。忌寒凉、生冷食品，及煎炸、辛辣刺激性食品。如有便秘可食高纤维食物，腹泻改为少渣饮食，避免刺激性食物。忌饮酒和吸烟，因为烟酒中的有害物质会对肠黏膜有刺激。多进行体育活动如散步、游泳等来调节植物神经。

第十二章　百爪挠心为一痒——肛门瘙痒症

马三立有段经典相声《祖传秘方》，很多人都听过。

一个人得了皮肤病，痒得厉害，平时总是去澡堂蒸蒸来止痒。一天又痒了，正好在大街上碰到一个人在卖祖传秘方，效果说得天花乱坠。他动心了，买了两包。回家迫不及待层层打开一看，在最后一层发现一个小纸条，上面只写着"挠挠"两字。

痒，恐怕人人都经历过，对有些部位，挠挠确实管用，但有些部位就不能挠，挠也没用。不仅如此，它还喜欢在夜间发作。夜深人静，当你进入梦乡，它却开始作怪，搅得你不得安宁……

关于这个病，可以用一个字来总结，"风"。有两重含义：一是发病和"风"有关，这是中医六邪之首，所以治痒都必须从风论治；二是症状和"疯"有关，因为这个病很顽固，很痛苦，有些人久治不愈，说简直就是百爪挠心，有快要疯掉的感觉。

第 1 节　肛门瘙痒症漫谈

肛门瘙痒症，肛周湿疹，英文名 Anal pruritus，中医称为胸痒、谷道痒。

痒是件让人非常心烦的事，疼还有药可止，可这痒要发作起来，真是没办法。对身体其他部位的痒，我们还可以用马三立的"祖传秘方"临时对付一下，可这肛门瘙痒，怎么挠？难言之隐只能忍啊。

偶尔的，轻微的瘙痒，可能是个人卫生问题，忍忍或洗洗可了，但经久不愈，就成为肛门瘙痒症了。肛门瘙痒和肛门瘙痒症，一字之差，但区别巨大，前者只是一个症状，后者就是一个病了。症状是继发于其他疾病，有明确病因，治疗相对简单。而病就不同了，有继发，但主要是原发，病因复杂，治疗难度相对较大。

肛门瘙痒症是肛肠科常见的皮肤病，是由多种原因引起的神经功能障碍性皮肤改变。部位以肛门周围为主，也向前延至阴囊，会阴部，向后至臀沟两侧，临床表现以肛周皮肤瘙痒或奇痒难耐，使人坐立不安、夜卧不宁，又难以启齿。中老年多发，20岁以下的青年和儿童很少发生。男比女多见，习惯安静和不常运动的人多发。

中医很早以前对本病就有认识，《诸病源候论》称之为"风痒"，指出其病因主要是"风邪"作怪。《五十二病方》中称为"朐痒"。西医的"肛周湿疹"与本病类似，两病常互称。

第2节　肛门瘙痒症成因

痒是种特殊的不适感觉。位于肛门表皮及真皮浅层的游离神经末梢是人体的痒觉感受器，当受到物理、化学等因素的刺激后，释放肛门组织胺、激肽和蛋白酶等化学介质，作用于神经末梢引起冲动而产生痒觉。

肛门瘙痒为何会成为一种独立的病症，这与肛门独特的位置有关。肛缘皮肤多毛发与腺体、多皱褶，易受污染。污染物包括粪便、肠黏液、局部腺体分泌物、肛周疾病分泌物等。污染的直接后果，就是皮肤炎症、湿疹、瘙痒。日久会色素沉着、皮肤皮革样变，或皲裂、疼痛、出血。具体原因如下：

1. 腹泻。正常粪便为碱性，其碱度高低与在结肠存留的时间长短有关，存留越长，碱度越高。相反稀粪便存留时间短，常呈酸性，可刺激肛门周围皮肤。

2. 菌群失调。菌群失调后腐败菌大量繁殖，场内毒素增加，在粪便排出时刺激肛周皮肤。

3. 食用过敏食物。如鱼、虾、鸡蛋等发生变态反应引起瘙痒。

4. 嗜用辛辣食品。如辣椒、芥末、大蒜、饮酒等对直肠黏膜及肛门皮肤出生刺激。

5. 皮肤病变。肛周湿疹、皮炎、疣癣、性病及皮脂腺分泌的脂肪、蛋白质堆积。粪便留存于肛门周围皮肤皱褶。接触异物、油物毛发、植物细毛、玻璃纤维、干硬纸张及油墨等。出汗过多亦常致肛门发痒，尤其是夏季。

6. 肛门直肠及会阴疾病。如痔、肛裂、肛瘘、肛窦炎、肛乳头肥大、直肠炎、直肠溃疡、绒毛乳头头瘤等。

7. 内分泌和代谢性疾病糖尿病。尿崩症、甲状腺功能亢进症、痛风病、妇女及男性更年期等。

8. 血液病。缺铁性贫血、红细胞增多症等。

9. 肝肾病、梗阻胆道疾病。胆汁性肝硬化、慢性肾盂肾炎及慢性肾小球肾炎所致的慢性肾功能衰竭。

10. 某些药物。如可卡因、吗啡、抗菌素、避孕药等。

11. 寄生虫。如蛲虫、血吸虫、钩虫、蛔虫。特别是蛲虫，雌性蛲虫蠕出肛门排卵形成机械性刺激引起肛门瘙痒。

12. 恶性肿瘤、霍杰金氏病、胃、结肠癌、白血病等。

13. 神经和神经性疾病。神经衰弱、焦虑症等。

14. 着装不良。衣裤过于窄小，或化纤织物、厚实粗糙者。使臀围汗液不易散发及摩擦，诱发肛门瘙痒。

15. 中医病因。过去认为这个病主要是肝胆湿热，血热生风。我认为本病主要是饮食内伤，如过食辛辣刺激、肥甘厚味，导致内伤脾胃，湿热内生下注肛门所致。

第3节 肛门瘙痒症症状

1.痒：肛门瘙痒的特点一是程度重。一些患者形容严重时奇痒难忍，不得用热水烫洗来止痒，但这种方法是越用越严重。二是顽固。用尽各种止痒药物，效果都不明显，有效也易复发。三是便后和夜间盛。便后粪渣和黏液刺激，会立刻引起瘙痒。夜间被窝温度升高，血热妄行，瘙痒加重。

2.疼痛：瘙痒日久会导致皮损，出现肛周皮肤皲裂，排便时牵拉和稀便及肠黏液的刺激，出现疼痛。但这种疼痛轻微，用温水坐浴后会很快缓解。

3.出血：由于皮肤皲裂，便后会便纸擦血。很少滴血。

4.潮湿：肛周潮湿，感觉擦便不尽，常污染内裤。

第4节 肛门瘙痒症检查

早期肛周皮肤多无明显改变，随着反复发作，局部出现皮革样改变、皮肤增厚、结痂、渗出、皲裂等。急性期可见潮红、渗液、皮疹。

第5节 肛门瘙痒症药物治疗

一、外涂药物

1.苯海拉敏霜：苯海拉敏具有很好的抗过敏作用，将其制成霜剂外涂有很好的止痒作用。

2.复方胶菜酸脂膏：该药含角菜酸酯、二氧化钛、氧化锌及利多卡因。

其中二氧化钛具有抗瘙痒作用，氧化锌能帮助愈合、消炎和减轻充血。可以一天涂两次。

3. 派瑞松：又名曲安奈德益康唑乳膏，其中所含曲安奈德为糖皮质激素，具有抗炎、止痒及抗过敏作用。合并湿疹和真菌感染者效果更好。但连续使用最好不超过一周。

二、坐浴

1. 祛湿止痒洗剂。马齿苋 30 g、苦参 30 g、荆芥 15 g、防风 10 g、蝉蜕 10 g、白鲜皮 15 g、刺蒺藜 15 g、艾叶 15 g、花椒 10 g。水煎外洗，每次 10 分钟，每日 2 次。

2. 用鲜马齿苋、鲜艾叶、鲜荷叶各 60 克煎汤外洗。

3. 自制花椒盐水。食用花椒 30 粒、食盐一小勺、食醋 20 mL，开水冲泡，待温坐浴。

4. 炉甘石洗剂。炉甘石主要成分为碳酸锌，洗剂中还含有氧化锌，有收敛、止痒、抑菌和轻度防腐等作用。用于治疗湿疹、皮炎、痱子、荨麻疹等，亦可用于静脉曲张性溃疡、癣症及瘙痒症。

5. 皮肤康洗剂。主要成分金银花、蒲公英、马齿苋、土茯苓、大黄、赤芍、蛇床子等。适用于瘙痒、红斑、丘疹、水泡、渗出、糜烂等。

三、内服

1. 中西成药

西药可以服用抗过敏药品，如西替利嗪片、氯雷他定、皿治林。

中成药可以用湿毒清胶囊、玉屏风散、防风通圣丸等。

2. 中药汤剂

个人经验方：白鲜皮 30 g、蝉蜕 10 g、丹参 15 g、当归 15 g、地黄 15 g、甘草 15 g、黄芩 15 g、苦参 15 g、土茯苓 15 g、乌梢蛇 10 g、防风 15 g，7 剂，水煎内服，日两次。

上篇　谈肛说肠不尴尬

第6节　肛门瘙痒症简易治疗

一、针刺

用梅花针在病灶区由外缘向中心快速散刺。

二、局部封闭

将药物直接注射入肛周瘙痒的皮肤下。这种方法简便易行，立刻见效，是目前临床最常用的方法。常用处方有以下几种。

1. 个人经验方：醋酸曲安奈德注射液 50 mg、维生素 B_{12} 两支、0.5% 利多卡因 20 mL。

曲安奈德为肾上腺皮质激素类药，抗炎和抗过敏作用较强且持久，注射后数小时生效。但注射时浓度不易过高，控制用量，糖尿病和炎症患者慎用。一般注射一次即可完全治愈，少数患者还有轻度瘙痒，可以在 3 个月后补充注射一次。

配合中药汤剂内服，可以标本兼治，预防复发。

赵某，男，38岁，来自湖南。自诉肛门瘙痒十年。市面能买到的止痒药膏他都用过，还打过封闭，做过手术，都是只管几个星期就又痒。实在没有办法，经常是用热水烫，感觉暂时会舒服点，但过后更痒。也经常用中药泡，他说一泡就半个小时，但不管用。来诊时肛门周围皮肤已经像牛皮，很厚，还有皲裂。这是反复刺激造成的。诊为肛门瘙痒症，给予局部封闭，方如上，并口服中药（同上），不用药物坐浴，局部涂擦苯海拉明霜。注射后当天晚上就基本不痒，第三天时有两个很小部位轻度瘙痒，后一直这样，两周后再次上方注射一次。瘙痒彻底消失，继续服中药 1 个月巩固，没有再复发。

2. 氢化可的松、地塞米松或泼尼松等。

3. 亚甲蓝 2 mL，按 1：10 浓度稀释，点状注射到肛门周围皮下。

该药会短暂破坏感觉神经和运动神经，常发生轻重不同的感觉性肛门失禁和括约肌功能不良，但过一时期可自行恢复。要控制注射深度，避免注射到肛管括约肌内，以防括约肌瘫痪。

三、物理疗法

可用紫外线、红外线照射肛周患处，或采用 X 线、同位素治疗。

第 7 节　肛门瘙痒症手术治疗

对一些比较顽固的肛门瘙痒，在药物治疗无效的情况下，可以考虑手术治疗。手术方法分两种，肛门皮肤切除术和皮下神经切断术。

一、肛门皮肤切除术

适合皮肤增厚或合并有外痔者。

沿肛缘由前向后作一切口，在切口外侧再作一弯形切口，将有病变皮肤包括在切口内，切口两端相连，切除两处切口之间的半月形皮肤，缝合伤口。

本方法止痒效果确切，但损伤相对较重，要注意防止伤口感染。

二、皮下神经切断术

于肛门两侧，距肛缘 5 cm，各作一半弧形切口，切开皮下脂肪，将皮肤向内侧分离显露外括约肌下缘，并向肛管内侧一直分离到肛门瓣平面。注意术中止血。外盖无菌敷料加压包扎。

本方法通过将皮下神经末梢离断，阻止神经传递而起到止痒目的，创伤轻，但术后易复发。

上篇　谈肛说肠不尴尬

第8节 肛门瘙痒症护理与预防

注意肛周清洁卫生，尤其是排便后尽量用温水冲洗。夏季炎热，要尽量保持肛周干燥，可以扑上少许爽身粉。不食或少食刺激性食物，如辛辣食品、浓茶、咖啡、烈性酒等。衣裤应宽松合体、贴身内衣以棉织，品为好。

尽量少用软膏外敷，软膏妨碍散热，增多汗液易诱发瘙痒。

不少患者不愿到医院就诊，采取不当的自我治疗。如用热水烫洗，外用高浓度皮质类固醇激素或含对抗刺激药物，自购某些粗制家用理疗器械等。这些方法弊多利少，只能暂时抑制瘙痒，但日久会加重病情。

值得一提的是，很多患者喜欢坐浴，找各种偏方，一天多次坐浴，每次都很长时间，这是错误的。对于瘙痒而言，外用药物的作用有限，所以坐浴时间再长也没用。同时，坐浴时间一长，会破坏皮肤表面正常的油脂保护层，加剧皮损，降低皮肤抗刺激能力，所以有些患者说越洗越痒就是这个道理。

第十三章　阴险丑陋的化身——肛门尖锐湿疣

　　阴，是因为它喜欢生长在人体生殖器、肛门周围这些私密、阴暗的部位。险，对身体危害性大，会反复感染，日久不愈，尚有癌变风险。同时很容易传染。丑陋，一是指它的外形丑陋，另一是指通过不良的行为获得。它，就是集阴险丑陋于一身的肛门尖锐湿疣。

第 1 节　肛门尖锐湿疣漫谈

　　"疣"是皮肤上长出的黄褐色小疙瘩，俗称"瘊子"。在我国隋代巢元方《诸病源候论》中有记载："疣目者，人手足边或生如豆，或如结筋，或五个或十个相连肌里，粗强于肉，谓之疣目。"这个"疣目"就是疣的一种，叫寻常疣。

　　疣不仅长于皮肤，也可以在黏膜上生长。根据发病部位不同，疣又分为四类。一、寻常疣，称刺瘊，可发生于任何部位，但以手部最常见。二、跖疣，生长在脚底的胼胝（老茧）下面，行走易引起疼痛。三、扁平疣，好发于面部、手、臂、膝，为多发性。四、尖性湿疣，好发于温暖潮湿部位，如男女生殖器和肛周皮肤、直肠黏膜等。这四类疣都是人体良性肿物，多数患者在 1~2 年还可以自行消退，但尖锐湿疣必须引起足够重视。

　　尖锐湿疣由于外形成尖刺状，表面潮湿，故而得名。属于性传播疾病，发病率最高，传染性强，又称生殖器疣或性病疣，有恶性变可能。

本病除发生在生殖器、肛周外，还可以发生在口腔、腋下、头皮、外耳道等，尤其当接触部位皮肤或黏膜有小的创伤时更易感染。

临床以 18~50 岁性活跃人群多见，但 60 岁以上的老年人也有发病。

本病如果发生在生殖器部位，应与假性湿疣、珍珠状丘疹病等皮肤病相鉴别。

本病患者多有较大精神压力。首先，因为是"性病"，所以难以启齿，经常会选择去一些小诊所就诊。其次担心复发，很多患者治疗后天天观察局部，总担心哪天又长出来。此外，如果已婚，总怕被爱人发现，影响夫妻关系。

第 2 节　肛门尖锐湿疣成因

1907 年人类首次发现皮肤疣的发生是感染了一种病毒，即人乳头瘤病毒，英文名称 Human papillomavirus，简称 HPV。

一、人乳头瘤病毒与疾病

人类乳头瘤病毒属 DNA 病毒，只能存活于人体皮肤及黏膜的复层鳞状上皮上。病毒直径只有 45~55 nm，一般光学显微镜无法看到，只有借助电子显微镜来一睹尊容。这种病毒有大约 60 多个亚型，我们给它编号，其中导致尖锐湿疣的是 6、11 型。引起寻常疣的是 1、2、4 型，跖疣是 2、4 型，扁平疣是 3、10 型。

此外，HPV11、16、18 型，是国外目前研究宫颈癌、外阴癌甚至阴茎癌的最热门的病毒因子，其长期感染与女性宫颈癌的发生有关。国际上目前已经有预防性的四价疫苗（HPV6、11、16、18）等可以预防这四种病毒类型感染。由于大部分宫颈癌的感染类型是 16、18 型，所以可以减少宫颈癌的发生。但对于已经感染的人这些疫苗就没有作用。

二、感染途径

很多人患病后首先会被戴上"性病"的帽子，其实性接触并非唯一途径，通常有以下五个传染渠道。

1. 性传播途径：这是最主要的传播途径。性关系紊乱、不洁性交人群中较易发生。

2. 密切接触：日常密切接触患病部位。

3. 间接接触：通过接触感染者的衣物、生活用品、用具等。尤其在洗浴中心这些公共场所，应避免接触不洁的内衣、内裤、浴巾、澡盆、马桶圈等。

4. 医源性感染：医务人员在治疗护理时防护不好，造成自身感染或通过医务人员传给患者。

5. 母婴传播：婴儿在分娩过程中与孕妇产道密切接触而传染。

三、发病

被传染后，病毒潜伏期约 3 个月左右开始发病，但少数患者 3 周，或 8 个月以上发病。并非所有感染者就一定会发病，临床上经常发现夫妻双方一方患病，但另一方正常。是否会发病，还要取决于接种的病毒数量和机体特异性免疫力。

病毒数量主要取决于是否密切和频繁接触，或传染者是否正处于发作期。不过，不要为此抱有任何侥幸心理，据统计，1 次性接触感染率高达 60%，尤其好发于性生活易破损的部位。

机体特异性免疫又称后天获得性免疫。身体此前没有接触过这种病毒，缺乏对它的识别，当然也就不能去杀灭它。解决的办法就是注射疫苗。

四、复发

尖锐湿疣易复发，原因与多种因素有关。

病人免疫功能下降，尤其细胞免疫功能降低，被病毒感染后，机体不能产生较强的免疫应答，这是复发的主要原因。

在治疗时，未有效清除残余疣体，或原疣体周围已有亚临床感染，肉眼不能辨别，经过一段时间后再发展成疣。

夫妻双方交叉感染引起再发。

因搔抓或个人卫生不良引起自身接种等。

第3节　肛门尖锐湿疣的症状

本病常无自觉症状，部分病人可出现异物感、痛、痒感或性交痛。直肠内尖锐湿疣可发生疼痛、便血、里急后重感。

第4节　肛门尖锐湿疣的检查

一、一般检查

初起为细小淡红色丘疹，以后逐渐增大增多，单个或群集分布，湿润柔软，表面凹凸不平，呈乳头样、鸡冠状或菜花样突起。红色或污灰色。根部常有蒂，且易发生糜烂渗液，触之易出血。皮损裂缝间常有脓性分泌物郁积，致有恶臭，且可因搔抓而引起继发感染。

除发生在肛周及肛管内皮肤、直肠下端黏膜外，男性的包皮、系带、冠状沟、龟头、尿道口、阴茎体、阴囊，女性的大小阴唇、后联合、前庭、阴蒂、宫颈等部位也有分布。偶见于阴部及肛周以外的部位，如腋窝、脐窝、口腔、乳房和趾间等。

由于肛门尖锐湿疣的外观有鲜明的特点，所以一般依靠以上检查就基本可以确诊。

二、实验室检查

（一）醋酸白实验

用 3% ~ 5% 醋酸液在肛周湿敷 5~10 分钟，如果局部发白，说明有 HPV 感染，这就是"醋酸白现象"。但临床也有假阳性，如有些念珠菌性外阴炎、局部外伤和非特异性炎症等慢性炎症也可出现发白。

（二）组织病理检查

取病变组织作病理观察，如在上皮的棘层上方及颗粒层出现空泡化细胞，是诊断 HPV 感染的重要证据。

（三）聚合酶链反应（PCR）

PCR 是 1985 年美国 PE–Cetus 公司人类遗传研究室的 Mullis 等人发明。是目前检出 HPV 感染的最敏感的方法，又可做型特异度分析，具有敏感度高、方法简便迅速的特点，已在临床上广泛使用。

（四）核酸杂交试验

核酸杂交试验是检测 HPV 感染的重要的手段，包括斑点印迹法、组织原位杂交法、核酸印记法。这些方法的特异度和敏感度均较高，是诊断 HPV 感染的敏感而可靠的方法。但技术操作烦琐，临床上没有普遍开展。

第 5 节　肛门尖锐湿疣药物治疗

一、局部药物治疗

局部药物治疗是目前最常采用的方法，疗效较肯定。

（一）0.5% 鬼臼毒素酊

每日涂药 2 次，3 天为一疗程，重复用药需间隔 4 天或 4 天以上。可抑制表皮细胞有丝分裂，并引起组织坏死。主要副作用为局部轻度红斑、水肿、糜烂和疼痛。

（二）10%~25% 足叶草脂酊（或乙醇液）

10%~25% 足叶草脂酊作用机理同鬼臼毒素，但刺激性大，可致全身吸收毒性反应。孕妇及小儿禁用。

（三）5% 5- 氟尿嘧啶

5% 5- 氟尿嘧啶有软膏和溶液制剂，外用时应注意保护正常皮肤。该药是合成的抗代谢药，是最早的抗肿瘤药，通过干扰 DNA 和 RNA 的合成来抗肿瘤和抗病毒。

（四）25%~50% 三氯醋酸溶液

每日 1 次，连用 4~6 天，间隔 1 周可再用。此药不被黏膜和皮肤吸收，可用于孕妇尖锐湿疣的治疗。

（五）派特灵

每天 2 次，连续 3 天，停药 4 天为一疗程，祛除疣体及亚临床感染需 3~4 疗程，防止复发用 50 倍稀释液湿敷患处。

此药由中国科学院研制，为纯中药制剂，通过细胞毒性作用抑制疣体细胞增殖，并对 HPV 病毒有抑制和杀灭作用。该药比较安全，局部不良反应少且轻。使用方便，疗效明显，祛除疣体后复发率低，是目前治疗尖锐湿疣的一种有效的新药。

（六）咪喹莫特

咪喹莫特是一种新型外用的免疫调节剂，通过诱导机体产生干扰素起到抗病毒和抗肿瘤能力，每周 3 次用药，共 4 个月疗程。

（七）中药坐浴

个人经验方：乌梅 30 g、土茯苓 15 g、大青叶 15 g、紫草 15 g、鱼腥草 30 g、土贝母 15 g、马齿苋 30 g，水煎外洗。

二、全身药物治疗

可酌情选用干扰素、聚肌胞、胸腺肽肌肉注射。

（一）干扰素

干扰素是一组具有多种功能的活性蛋白质，具有广谱的抗病毒、调节免疫功能。一次剂量 1~3 mL，每周 3 次，可连用数月或更长。不良反应有流感样症状，骨髓抑制出现白细胞、血小板和网状红细胞减少，注射部位红斑和压痛，但 24 小时后即可消退。注意，心肌梗塞、重症高血压、脑血管疾病慎用。

（二）聚肌胞

为一种干扰素诱导剂。在体内细胞诱导下产生干扰素，有类似干扰素的作用，故有广谱抗病毒和免疫调节功能。一般肌注：每次 1~2 mg，每周 2 次，2~3 个月为 1 疗程。副作用有一过性低热，偶见乏力、口干、头晕、恶心等。如发热 2 天仍不能消退，需要停药。如发热现象不再出现，可以继续注射。

（三）胸腺肽

为免疫调节药，具有调节和增强人体细胞免疫功能的作用，可以抗人乳头瘤病毒。副作用较小，个别患者可见恶心、发热、头晕、胸闷、无力等不良反应。用量，一次 10~20 mg，每周 3 次，疗程 3 月。

第 6 节　肛门尖锐湿疣简易治疗

一、艾拉光动力

艾拉光动力是一种治疗尖锐湿疣新的技术，在局部涂上 5- 氨基酮戊酸，用艾拉光动力治疗仪照射，可以选择性清除显性和隐性病变组织，而对正常组织不产生破坏。尤其适合特殊部位的尖锐湿疣，如疣体发生在尿道口、尿道内、肛管内和外阴部腺体开口周围。具有疗效好，复发少，治疗后无瘢痕等优点，但对较大疣体仍需要配合其他方法，如先对局部激光或冷冻治疗，然后再用艾拉光动力治疗 3~4 次。

二、冷冻、CO$_2$激光、电烧灼和微波等

激光治疗疣体清除率高，但复发率也高，对尿道口内和肛管内的疣体建议不宜激光治疗，以免形成瘢痕狭窄。对有瘢痕体质的患者也要避免用激光治疗。

第 7 节　肛门尖锐湿疣手术治疗

对于疣体较大和多发性疣体，宜采取手术切除来治疗，术后再配合其他方法。

第 8 节　肛门尖锐湿疣治疗注意事项

1. 去正规医院接受正规治疗。不要轻信小广告的宣传，不要随便相信一些所谓的先进方法。虽然主要是性传播，但并非难以启齿。一定要去正规医院接受正规治疗。

2. 治疗后定期随访。尖锐湿疣复发最常出现于治疗后 3 个月内，随着时间的延长，病人传染性降低，复发的可能性亦降低。如果经治疗后 6 个月不复发，就算临床治愈了。如果一年不复发，那么以后复发的可能性极小，传染的可能性也极小。

尖锐湿疣治疗后的复诊很重要，尤其是前 3 个月，应该定期复诊。及时发现，及时治疗。

3. 对确诊为尖锐湿疣的患者要进行其他性病的检查。如梅毒、淋病、非淋菌性尿道生殖道炎、生殖器疱疹、软下疳、艾滋病等性病的检查，及

时发现，尽早治疗。

4. 了解尖锐湿疣患者性伴或夫（妻）有关情况。要进一步了解尖锐湿疣患者性伴或夫妻另一方有无感染尖锐湿疣等性病，并进行全面检查，若发现相关疾病应同时进行治疗。

5. 治疗期间禁止性生活。以防加重病情或扩散，及传染给他（她）人。恢复正常性行为应在治疗后 6 月无复发，同时应使用避孕套，并控制性生活频度。

6. 尖锐湿疣患者要勤洗病变局部，保持局部干净、干燥。

7. 尖锐湿疣患者的生活用品要单独使用。尖锐湿疣患者的生活用品，特别是内衣裤、毛巾、盆等应单独使用，并做好消毒处理，以防传染。

第 9 节 肛门尖锐湿疣预防

避免不洁性行为，从源头治理。

少吃刺激性食品，如酒、辛辣煎炸的食物。

避免搔抓，保持局部清洁卫生，但应避免用碱性强的肥皂或过热的水洗浴。

第十四章　有口难开为哪般——肛门直肠狭窄

　　我国很多城市如今都变成"堵"城，如果正好有急事要出去办理，恨不得插上翅膀能飞过去。路堵堵的是时间，堵的是心情，但还有一种堵就糟糕得多：人体的出口被堵。家里的垃圾桶满了，你肯定要尽快将其丢掉，绝不含糊。但人体的出口一旦被堵，体内的垃圾出不去，可以想象这是一种什么样的状况。本来好好的肛门与直肠怎么就变窄，怎么就堵了呢？

第 1 节　肛门直肠狭窄漫谈

　　肛门直肠狭窄是指肛门、肛管或直肠的肠腔直径变小、缩窄，以排便通过困难、肛门疼痛、大便形状细、肛门不能顺利通过一个食指为特征。

　　由于狭窄部位不同，临床上分肛门狭窄和直肠狭窄。按照形成原因，狭窄又分先天性与后天性两种。先天性肛门直肠狭窄属于先天性肛门直肠畸形的一种，后天性肛门直肠狭窄多因手术不当、炎症或肿瘤压迫所致。按照狭窄环的宽度，又分为管状狭窄、环状狭窄和线状狭窄。

第2节 肛门直肠狭窄成因

一、肛门狭窄

（一）医缘性损伤

这是目前肛门狭窄的最主要原因。

1. 环状混合痔手术

手术就有损伤，对痔疮手术来讲，损伤的是痔疮发生部位的皮肤和黏膜，外痔损伤的是肛缘和肛管皮肤，内痔损伤的是直肠黏膜。一般来讲，如果这种损伤不超过 2/3 限度，就不会影响肛门和直肠功能。一旦 1/3 的正常皮肤和黏膜都无法保留，术后狭窄的可能性就大增。

环状混合痔在临床较难治，难就难在不好保留皮肤和黏膜。以往国内外采取的是环切术，将病灶区域的痔疮和皮肤一并全部切除，然后将肛缘外皮肤与直肠黏膜对接缝合，这样，痔疮治疗非常彻底，但肛门狭窄的发生率非常高，所以这种方法临床已很少有医生在使用。对环状混合痔来说，即使用的不是环切术，如果手术医生不具备足够的皮桥保留技巧，也同样会造成肛门狭窄。

小张，男，24岁，痔疮3年，便后脱垂伴出血。在一家医院行传统环切术，术后两周创口愈合，但出现大便细，只有筷子粗细，当大便干燥时根本无法排出。更让他苦恼的是，大便经常毫无知觉地不自主流出。来就诊时肛门狭窄，肛管皮肤完全缺损，直肠黏膜翻出肛缘。诊断为：肛门瘢痕性狭窄，感觉性肛门失禁。

2. 不合理使用电刀、激光和 HCPT

这是几种手术工具，共同的特点是在切割组织的同时对小血管有凝血作用，不用一个个血管再去结扎止血，所以可以提高手术速度，避免术后拆线环节。但缺点是对切口组织的灼伤较重，会造成术后疼痛加重、愈合时间延长，还会加重瘢痕，甚者造成肛门狭窄。所以对轻度痔疮可以适当选用，环状痔应禁用，但可以在手术过程中单纯用来凝血。

3. 外用腐蚀性药物等

曾经有段时间国内流行涂药治痔疮，可能是迎合了患者对手术的恐惧心理，一些患者选择了这一方法，但结果是很多人出现了肛门狭窄。这种药起腐蚀作用，局部外涂后造成组织溃烂、坏死、脱落。由于药物不长眼，它没有选择性，很多正常皮肤都被腐蚀掉，愈合就造成肛门狭窄。现在这种方法已经很少再用。

（二）炎症

如肛瘘、溃疡、梅毒、淋病、淋巴肉芽肿等局部炎症侵犯肛管和肛门，致使纤维组织增生，瘢痕挛缩造成狭窄。

（三）肿瘤

因肛门、肛管部肿瘤、平滑肌瘤、畸胎瘤等，也可引起肛门和肛管狭窄。

（四）先天性畸形

在胚胎中，直肠与肛管之间的肛门直肠膜发育失常，出生后此膜尚未消失或裂开不全，形成肛门闭锁或肛门狭窄。

二、直肠狭窄

（一）内痔手术

较多出现在硬化剂注射疗法、PPH 术、内痔环切术和结扎术中。近年来由于 PPH 术在临床的广泛使用，目前直肠狭窄的发生主要来自于该术式。

在硬化剂注射中，浓度过高、药量过大、注射过深，或注射后局部感染，导致局部组织坏死脱落，愈合后瘢痕过重，挛缩后形成直肠狭窄。

PPH 术属于黏膜环切术的一种，若切除过多或过深，或术后感染，就会导致瘢痕环形成。

（二）直肠癌手术

尤其是低位直肠癌，手术后直肠狭窄发生率很高，且以管状狭窄为主。这是目前很多低位直肠癌保肛术急需要解决的难题。

（三）炎症狭窄

直肠炎、慢性痢疾、直肠结核、直肠溃疡、放射性直肠炎、外伤、感染，由于慢性炎症刺激，各层纤维组织增生变厚，肠腔缩窄。

（四）肿物压迫

直肠肿瘤或邻近器官的肿物压迫，如前列腺肿瘤、直肠平滑肌瘤、卵巢肿瘤、子宫肿瘤、骶前囊肿或骶尾部畸胎瘤等均可致肠腔变狭窄。

第3节　肛门直肠狭窄症状

排便困难，大便变细或变扁，困难程度和狭窄程度成正相关。很多患者长期依靠泻药和开塞露通便。日久会产生排便恐惧症，腹胀、恶心、食欲不振、腹痛、肛裂、全身消瘦等症状。

第4节　肛门直肠狭窄检查

一、一般检查

肛门或直肠口径变小，一指难过。可以触到明显的瘢痕环且没有弹性。

二、钡剂造影

主要用于直肠狭窄，可以观察狭窄程度和狭窄环上面肠腔的情况。

刘先生，男，54岁，不明原因排便困难2年，医院诊断为直肠狭窄。钡剂造影显示，直肠下端狭窄环明显，狭窄环上方直肠膨大，严重扩张。

考虑为直肠狭窄，排便困难，长期过度用力排便所致。

直肠或结肠的过度膨大，往往伴随的是功能的下降，这些患者即使通过手术解决狭窄问题，但依然会存在排便困难，排便无力。所以应尽量早期手术。

第5节　肛门直肠狭窄分类

依据其病理性质、狭窄程度和形态，临床上可分为良性和恶性、功能性和器质性狭窄。现介绍两种分类方法。

一、以狭窄程度分类

轻度：可以排出软便，但需用力努挣或轻压肛周帮助排便，指诊肛管直肠时，示指通过下段困难。

中度：排便困难，有时稀便和排气不能控制。指诊狭窄部位时有阻力和固定感，示指不能通过，并有明显触痛。

重度：排便和排气均有困难，合并肛门失禁，污染衣裤，肛周潮湿，常需带垫并靠灌肠排便，有时出现肠梗阻症状和X线征象，需做急症粪转流手术。指诊时小指通过困难，并有触痛。

二、以狭窄形态分类

管状狭窄：狭窄肠管的纵向长度＞1cm，多见于炎性肠病。

环状狭窄（或膜状狭窄）：狭窄肠管的纵向长度＜1cm，多见于内痔切除和肠吻合术后的肠腔狭窄。

线状狭窄：为肠腔部分狭窄，见于痔、肛周脓肿和肛瘘手术后。

第6节　肛门直肠狭窄药物治疗

药物在本病治疗中扮演的角色，只是"削足适履"。正常大便通不过，只能设法使大便软点、细点，这样就会顺利排出。

1. 开塞露：这是很多人首先想到的和最常用的方法。普通开塞露一支只有 20 mL，每次需要 2~3 支。可以选用 110 mL 包装的甘油灌肠剂，效果会更好。

2. 口服缓泻剂：麻仁润肠丸、槐角丸、液体石蜡、乳果糖、福松可以选择 1~2 种使用。

3. 栓剂：甘油栓、太宁栓、普济痔疮栓等，有一定通便作用，可以选择一种，每天 1~2 粒纳肛。

4. 膏剂：马应龙麝香痔疮膏、太宁膏等，外涂可以缓解便后肛门疼痛，酌情使用。

第7节　肛门直肠狭窄简易治疗

药物治疗只能解燃眉之急，如果药物使用不当，还会损伤肠道，导致肠道功能下降。能不能通过一些简易的方法让狭窄部位变宽，来改善排便困难呢?

齐女士，女，32 岁，混合痔半年前做了 TST 手术，术后直肠狭窄造成排便困难，医院做了 2 次松解术，但依然排便困难。最后医生给了一个肛门镜，让她回家自己天天扩肛，但效果不好。绝望中她打来咨询电话，问：自己真的就永久无法恢复了吗? 怎么扩肛才最有效?

这里提到的扩肛疗法就是治疗肛门直肠狭窄的一个简单易行，有一定效果的方法。

用手指、肛门镜或直径不同的扩肛器对狭窄部位给予持续不断的扩张，使狭窄环慢慢扩大，就是扩肛疗法。可以医生操作，也可以自行操作。在实际使用中应注意以下问题。

1. 扩肛疗法可以适用肛门狭窄和直肠狭窄，但对肛门狭窄相当效果更好。

2. 扩肛疗法的作用有限，如果狭窄环过小，一指难以通过，最好先采取手术松解，术后再配合扩肛。

3. 扩肛疗法痛苦较大，应具备足够的疼痛承受能力和心理准备，有高血压和冠心病者，应慎用。

4. 操作时应循序渐进，缓慢进行，多涂润滑油，切忌粗暴，防止损伤肛管导致肛门失禁。

5. 肛门狭窄可以用手指和喇叭口肛门镜扩肛。手指扩肛，开始用一指，然后2指，如果能放入3指，就可以了。喇叭口肛门镜，刚开始，少量进入，然后慢慢增加插入深度，最后全部放入。

6. 直肠狭窄应该用直径不同的扩肛器，像上面的齐女士用喇叭口肛门镜，效果就不好了。

7. 可以按照这个三周方案来进行。第一周：每天2次，每次10分钟；第二周：每天1次，每次15分钟；第三周：隔日1次，每次15分钟。

第8节　肛门直肠狭窄手术治疗

对疾病造成的狭窄应积极治疗原发病，如肠道炎症或溃疡造成的狭窄，多为管状，应切除该段肠道。肿瘤造成的狭窄应切除肿瘤。本节内容针对的主要是医源性损伤造成的瘢痕性狭窄。

手术目的就是切断瘢痕环，使狭窄部位口径变大，满足正常排便功能，但不能造成局部控便功能下降，造成便失禁。

一、肛门狭窄松解术

所谓"松解"，就是切开，肛门因为瘢痕太重，失去弹性，排便时不能正常扩张，这个时候就需要通过手术将瘢痕环切断，扩大肛门口径来解决这个问题。具体操作时应注意以下四点。

1.多点松解。手术的目的是切开狭窄的瘢痕环，但到底一点切开，还是多点切开好呢？一点切开的最大缺点是肛门变形，排出的大便是扁的，还有可能会从切口排出粪便。而多点切开就不会出现这一问题。通常情况下要选择等距离的3~4个点位切开，但应选择后侧一个点位作为主切口，相对要深，这样既能保证松解效果，又能避免前侧切得过深，影响肛门闭合功能。

2.深度适中。有些患者，松解了好几次，但还是狭窄，这是为什么？松解的深度不够，到底应该松开多大呢，这个要因人而异，因为人有胖瘦高矮，肛门大小也有一定差异。不过，大致的标准，一般是能容纳3~4指。但也不要超过这一限度，太大了肛门就可能由"排不出"变成"兜不住"。

3.避免电切。电切省事，麻醉后吱吱几下，手术立马完成。医生是省事了，但患者可能并不省事，2次、3次松解可能就埋下了伏笔。电切的瘢痕相对较重，而狭窄本来就是因为瘢痕，看似当时松解了，但愈合后瘢痕一挛缩，基本跟术前一样。

4.术后配合扩肛。方法同前介绍，一般从术后第7天开始，隔日一次，至创口愈合为止。

二、直肠狭窄松解术

这是一个患者的咨询留言：

"医生你好，我是今年8月份做的PPH术，术后出现了狭窄，大便稍干就排便困难，9月份去原医院复查的时候，在吻合口开了一刀，现在刀口愈合了，但是狭窄问题依然存在，吻合口两根手指无法通过，请问医生吻合口能不能慢慢恢复弹性？如果不能的话可以有什么补救方法吗，手术能不能把吻合口那一圈硬的伤疤除掉，恢复到原来的状态？谢谢医生。"

这位患者的疑问可能也是很多患者的疑问，直肠狭窄怎样才能一次手术解决彻底？

直肠狭窄的治疗难度要大于肛门狭窄，难就难在瘢痕环位置较深，不易操作，直肠腔血管丰富，术中容易出血。我临床是通过以下方法来解决这些问题的。

1. 多点挂线。选择截石位3、6、9点挂线，6点作为主挂线点。麻醉后，以中弯血管钳自狭窄环下缘经肛门内、外括约肌（直肠环、纵肌）之间钝性分离向上至狭窄环上缘穿出，钳夹结扎线后向下抽出，拉紧两端，用力结扎。同法在3、9点操作。

2. 用丝线代替胶线。用4根10号丝线并在一起代替传统胶线。丝线的好处在于切割能力强，创伤轻，术后坠胀感轻，不用紧线。

3. 检查无出血，用纱布包裹乳胶管，用丝线适度结扎三道固定纱布，放置直肠腔，纱布对应狭窄处，乳胶管露出肛门外约5 cm，48小时候后取出。

4. 术后换药需用纱布卷压迫狭窄环，预防愈合过程中瘢痕挛缩，影响疗效。

5. 术后应根据具体情况进行适当肠功能调整与恢复。

高女士，42岁。患者自述："2012年10月因肛裂混合痔手术，术后肛门狭窄，2012年12月做松解术、PPH，术后26天排便不畅，有大便卡在吻合口排不下来，用手摸吻合口半圈都是小疙瘩，排便后左小腹疼。2013年3月春节后，我去另一家医院看，说是吻合口狭窄，就给我做了一次松解，当时效果挺好，第二天就正常排便，可是10天后又拉不出来了，到现在我天天喝果导片，只要不喝，大便一干，马上就出不来。我现在心里很痛苦很悲哀。"

来诊时检查，吻合口确实狭窄，勉强可以进入一指，但疼痛明显，诊断为：中度直肠瘢痕性狭窄。给予手术治疗，术后针对其长期服用果导片造成的肠功能下降，要求果断停药，开中药方调整肠功能（方药：白芍 30 g、桃仁 10 g、厚朴 15 g、当归 15 g、生地 15 g、何首乌 30 g、莱菔子 15 g、桑葚 15 g、生黄芪 30 g，水煎内服，连服一月），半年随访，大便通畅。

第 9 节　肛门直肠狭窄预防

这是一个很痛苦的病，有时即使是通过各种治疗，但也很难完全恢复到正常状态，这真是覆水难收啊。所以，预防真的很重要。

先天的，我们只能认命。疾病的，有时我们也很难避免。但这两种情况在临床的发生率，少之又少，在我的行医生涯中，所见无几。而咨询的，就医的，每年都有数十例之多。这些患者，都有一个共同的病因，痔疮治疗造成。医缘性肛门直肠狭窄是当今的主流，所以预防工作应从这里抓起。

有个患者来就诊，又问起我当今临床流传的某种所谓的"微创"方法，我开玩笑地说："这种方法，要是我，躲还来不及呢，你怎么还会往上撞。"我的意思是，肛门直肠狭窄的预防首先要躲开一些风险大的治疗方法，这是根本，我们不能碰运气。痔疮非大病，但治不好真烦人。我建议，被说得天花乱坠的"好方法"，你一定要留个心眼。

除了方法，如果你的病确实很重，像环状混合痔，如果选择手术要注意什么呢？医生的经验，因为这种手术的效果就绝对不是用方法来保证。环状混合痔是造成肛门直肠狭窄的最主要疾病，所以你一定要慎重选择医生。

所以，想预防并不难，关键是你做出的是个正确决定。

第十五章　粪便之舟搁浅——便秘

　　曾经有个便秘患者对我说："王医生，我知道我吃这些药对身体不好，但不吃就排不出，您告诉我，我该怎么办？"

　　便秘这个并非绝症的顽疾，的确很让人难办。很多患者一边在积极治疗，一边病情在逐渐加重。便秘到底还能不能治，到底应该怎样治？

第1节　便秘漫谈

　　便秘，对我们每个人都再熟悉不过，本来每天早上一起床，第一件事就是如厕。但当有一天，早上起来突然没有这个意思，怎么酝酿就是下不来，你会马上想到，呀，我便秘了。

　　小张姑娘是个大二的学生，记忆中初中就开始了，刚开始是 2~3 天一次大便，后来间隔时间慢慢延长，到来诊时基本在 10 天以上才一次大便。平时根本就没有任何要大便的意思，只是到后面肚子胀，吃东西少。她以为这是正常，也没有用什么药，后来脸上长出了许多痘痘，一打听别人都是一两天一次，这才吓得赶紧上医院看医生。小张是患上便秘了吗？

　　便秘是什么？粪便不排，或排出困难，这就是便秘。当然如果只是

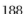

188

偶尔一次两次，还不能戴上这个帽子，我们看看真正的便秘标准是什么？

国际标准：罗马Ⅲ诊断标准。这是来自世界许多国家的专家组成的罗马委员会于2004年制定完成。

在过去的12个月中，持续或累积至少12周并有下列2个或2个以上症状：

☐ 4次大便至少一次是过度用力

☐ 4次大便至少一次感觉排空不畅

☐ 4次大便至少一次为硬梗或颗粒状

☐ 4次大便至少一次有肛门直肠梗阻感或阻塞感

☐ 4次大便至少一次需手法帮助

☐ 每周大便次数少于3次，日排便量小于35 g

不存在稀便，也不符合IBS（肠易激综合征）的诊断标准。

这个标准简单说，便秘就是不能日排，或经常排出不畅、不尽、不爽。

国内标准：中华医学会中华医学杂志编辑委员会和中华医学会外科学分会肛肠外科学组于1999年5月25~27日在山东省潍坊全国便秘诊治会上制定。

便秘不是一个病，而是多种疾病的一个症状，不同的病人有不同的含义，其包括：

1.大便量太少、太硬，排出困难。

2.排便困难合并一些特殊症候群，如长期用力排便、直肠胀感、排便不完全感或需手法帮助排便。

3.7天内排大便次数少于2~3次。

与国际标准比较，国内标准要相对宽泛，但两者内容相差不大。

依照这个标准，上面的小张符合第3条，所以她确实是便秘了。

有个误区要更正下，一些患者把便干等同于便秘。便不干，只要排出困难都叫便秘。

有人说，便秘是多种疾病的一个症状，这没错，后面会谈到，很多疾病会便秘，但便秘历来也是作为一个独立的疾病被认识和对待。

《素问举痛论篇》说："热气留于小肠，肠中痛，瘅热焦渴，则坚

上篇　谈肛说肠不尴尬

189

干不得出，故痛而闭不通矣。"

《诸病源候论大便难候》曰："大便难者，由五脏不调，阴阳偏有虚寒，谓三焦不和，则冷热并结故也。五脏三焦既不调和，冷热壅涩，结在肠胃之间，其肠胃本实，而又为冷热之气所结聚不宣，故令大便难也。"

宋代《圣济总录》将便秘分为风秘、热秘、冷秘和虚秘四类。

我国对便秘的认识，起于《内经》，发展于金元，完善于明清，对便秘的治疗经验已不断丰富和完备。

据流行病学调查显示，我国便秘的平均发病率约为 10%，也就是说，我国有约 1.3 亿便秘患者，这还不包括偶尔出现排便困难的人群，可以说，便秘已经成为威胁我国人民健康的重要疾病，必须认真对待。

第 2 节　便秘成因

张大爷，今年 63 岁，平常身体非常好，吃嘛嘛香，尤其是肉，一顿饭半斤肉根本不在话下，还经常喝点小酒。但不久前的一天，中午和几个老伙伴又一起喝了点，下午 2 点突然倒地，不省人事。家人赶忙将他送到附近的医院抢救，中风了！由于救治及时，张大爷没有性命危险，命是保住了，但半身不遂，活动受限。更糟糕的是，原先非常准点的大便习惯，突然改变了，现在根本就没有便意，天天让家人打开塞露。本来就行动不便，现在大便又成这样，真的很痛苦。

中风就是脑出血，脑出血压迫中枢神经，打击了排便反射的总指挥部，造成排便障碍。这种便秘，我们叫神经源性便秘。

便秘的原因很复杂，很少会像这个例子这样单一，那粪便之舟搁浅到底和哪些因素有关呢？

一、吃与不吃都是错

这里的"吃"是指吃得不合理，"不吃"是指该吃的不吃。怎样吃和是否排得畅关系密切。

（一）吃得不合理

小宇，男，6岁。小家伙特别不安分，总是动来动去。平时有个习惯，喜欢吃零食，楼下小卖铺他是老顾客，总是跟爷爷奶奶要钱去买那些膨化食品和饮料，而正常饭点根本就找不到他。最近半年有一件事让这个小家伙很难受，便秘。他现在最怕的就是排便，大便又干又硬，每次蹲大便都要很久，排完后肛门疼得他哇哇直哭，有时还要打点开塞露才能拉出来。来看了两次，通过饮食调整和药物治疗，目前已有缓解。

小宇这种情况，存在于很多儿童身上。不合理的饮食习惯不仅导致便秘的发生，还会影响身体和智力发育，必须引起家长重视。

除了油炸、膨化食品外，各种肉食、油腻、甜食、口感较重食品、食物过精过细也都会引起便秘。

（二）该吃的不吃

食物总量过少，不足以刺激肠道蠕动，或食物中蔬菜、水果这些含膳食纤维高的食物比例过低或缺乏，都会造成便秘。

二、精神压力会传导到大肠

有个新闻调查，调查了某医院 400 位护士，其中内科、重症监护的护士便秘发生率高达74%，而老年科护士占到26%，血液科17%。为什么这样呢？主要是因为重症监护的护士处于高度精神紧张状态。

平时工作压力大，精神紧张的确会传导到大肠，造成便秘，这种便秘也有个名字，叫"压力型便秘"，主要是因为人体处于紧张状态时，交感神经兴奋，肠道蠕动会受到抑制。

从中医角度解释，紧张属于肝气郁结，肝郁气滞，气滞不能推动粪便下行，所以便秘。

上篇　谈肛说肠不尴尬

还有一种解释，紧张状态下，肠道有益菌会减少，造成菌群失调，肠道功能紊乱。

三、坏习惯的恶果

（一）忍便

小王是个白领，她有个和别人不一样的排便时间，别人是晨便，她是晚便。忙碌了一天回家，晚上有充分时间来解决排泄问题。但最近单位太忙，晚上经常要带领她的团队一起加班，所以就经常错过正常的排便时间。有时到了便点出现便意，她就忍、就憋。可是憋着憋着，现在整个晚上就没啥动静了。排便间隔从原先的一天一次，到现在的5~6天也不想，只好打支开塞露刺激一下才能排。她现在非常后悔，当初不该忽视便意的出现。

像小王这样的年轻人由于工作忙碌，生活没规律，很难养成定时排便的习惯，所以经常不得不"忍便"。

便意的出现意味着粪便已经下行到达直肠，并且积蓄了一定的量，刺激位于肛门上端的排便感受器申请排出。这个时候如果我们总是采取拒绝的态度，日久就会降低感受器的阈值，直至麻痹。便意一旦消失，整个排便反射的导火索无法被点燃，就会导致不排便或排便困难。所以就排便来说，长期"忍便"绝对是第一大"恶习"。

有些人虽然不憋便，但喜欢蹲在马桶上不起，这也是不好的习惯。做事要专注，效率才会高，排便也一样，否则不仅没便意，整个排便反射也发动不起来。

（二）缺乏运动

此外缺乏运动也是一条"恶习"。现在很多年轻人喜欢宅在家里，不喜欢运动。相反的，在街头和公园里活动的大多是老年人。肠道的蠕动不仅需要粪便的刺激，也需要外力来刺激。

（三）其他

穿塑身衣或束腰腰带。这种瘦身衣会抑制副交感神经，使大肠内分泌的消化液减少，抑制肠蠕动。

长期熬夜。作息无规律，长期熬夜，使生物钟规律被破坏，植物神经系统调节功能紊乱，诱发便秘。

四、鞭策病马

一匹马病了或累了，跑不动，这时候应该怎么办？是策马扬鞭，还是先治病或添加草料？我想一般情况下我们都不会选择前者，因为强马所难的结果只能是让这匹马彻底趴下。同样的道理，但换一种情况我们可能就这样选择了。

便秘了，肠功能下降，肠道罢工，这就好比是那匹马病了。这时候大部分人的做法是什么呢？吃泻药，而且是作用非常强的刺激性泻药，这无异于鞭策一匹病马，时间一久就会造成顽固性便秘。

刘大妈最近很郁闷，听说别人的肠子都是红色的，而自己的肠子是黑色的，到网上一查，还有癌变的可能，想想就害怕，而这一切本来是完全可以避免的。近年来，可能是随着年龄的增长，大便越来越不像以前顺畅了，可是通过饮食调整，还算过得去。半年前自己患"干眼症"，一天家附近的医院从大城市来了个名中医，就去看了，顺利拿回一个方子就开始坚持服药。可是吃着吃着眼睛似乎有些好转，但大便不行了，经常排不出来。刘大妈赶紧拿着处方又去找那医生，医生说，没事，继续吃，这一吃就是半年。而此时刘大妈的大便已经完全要靠开塞露来解决了，她终于忍不住了，找了另外一个中医看了看方子，医生告诉她："方子里有决明子30ｇ，你赶紧去查个肠镜吧。"这一查不要紧，原来粉红的肠子现在是黑色的，有的地方像豹皮的图案，还长了几颗息肉。

好好的肠子现在出现这么多问题，顽固性便秘，癌前疾病肠息肉，大肠黑病变，这一切都源于一味药：决明子。

像刘大妈这样的例子还有很多，近年来泻剂造成的肠道损害问题越来越严重。在我国，便秘的发病率约为15%，60岁以上老年人可达50%。

上篇 谈肛说肠不尴尬

据不完全统计，在这些患者中，约有1/5的患者因服用泻剂导致便秘加重及出现其他不良反应，合理使用泻剂迫在眉睫。

泻药按作用强弱分为峻泻剂和缓泻剂，峻泻剂是指刺激性泻药和大剂量渗透性泻药。刺激性泻药包括中药番泻叶、大黄、芦荟和西药酚酞（果导片）、比沙可啶（便塞停）、吡苯氧磺钠、蓖麻油等，这类药可以刺激肠壁，增加肠道蠕动，而促进排便，主要用于暂时性通便，持续使用不要超过一周。如果长期服用，会产生严重药物依赖性，药物的用量会越来越大，甚至损伤肠壁末梢神经和肌肉组织，由功能性病变发展为难以治疗的器质性便秘。同时大黄、番泻叶等含有"蒽醌"化合物，日久会在在肠黏膜中沉积，使肠表面变成黑色而黑变病，这种改变可能会增加患结肠癌的危险。此外还会使肠道生态内环境遭到破坏，双歧杆菌等有益菌群平衡失调，肠腔内正常 pH 值发生改变，肠道所分泌的大量水分丢失，出现脱水症状。渗透性泻药如硫酸镁（盐性泻剂）、甘露醇、山梨醇、聚乙二醇（福松）和芒硝等，大剂量服用后可致水泻，现在临床上多用在肠镜检查前的肠道准备。这类药如果大剂量、长期使用，可引起水电解质紊乱、腹泻与便秘交替出现。

五、药物损害

马大爷今年 75 岁，去年被查出晚期直肠癌，周围淋巴已有转移，综合考虑各种因素，最后家人决定不手术而采取对症治疗。最棘手的问题就是疼痛，用一般的止痛药根本没用，最后只能天天口服吗啡。吗啡的效果确实不错，虽然用量在不断增加，但晚上能睡上一觉了。疼痛是得到了一定程度的缓解，可新的问题又出现了，原来一天一次很有规律的大便现在越来越困难了，而且变得异常干燥，就是吃通便药效果也不好，不得不经常打开塞露。原来以为是肿瘤堵塞肠道，后来经检查肠道还有很大的空间可以通过大便。这是怎么回事？后来医生告诉他，便秘的原因是因为吗啡。

马大爷的经历也是今天我们很多人会遇到的同样问题：药物性便秘。我们在使用解决身体其他问题的药物时，影响到肠道正常功能，出现排便困难。下面我们把有这样副反应的药物归归类，看看都有哪些？

（一）阿片类镇痛药

阿片就是我们熟悉的鸦片，用罂粟果的汁烘干制成。阿片类镇痛药是从罂粟中提取的生物碱及体内外的衍生物，与中枢特异性受体相互作用，能缓解疼痛，产生幸福感。这类药主要包括吗啡、可待因、双氢可待因、氢吗啡酮、羟考酮、美沙酮、芬太尼、哌替啶（度冷丁）和曲马多等。

在长期使用这类药中至少有90%的患者会出现便秘。其原因一方面是通过局部作用以及中枢抑制作用，减弱便意和排便反射。另一方面兴奋平滑肌，使肠道平滑肌张力增加，造成推进性蠕动波减弱或完全消失，肠内容物通过缓慢可使粪便变干，又阻碍了粪便沿结肠前进，造成便秘，甚至顽固性便秘，久之还会出现麻痹性肠梗阻等。

（二）治疗精神障碍类药物

近年来，我国出现精神障碍的人数在不断攀升，随着各种治疗药物的广泛使用，随之引起的便秘问题也越来越严重。

可以说，基本上所有的抗精神病药物有可能造成便秘，如果两种联合用药，发生的比例会更高。常用的药物有吩噻嗪类、氯氮平、氯丙嗪、丁二酸洛沙平、喹硫平、度洛西汀等。

其原因一方面是这些药物有抗胆碱作用，另一方面是镇静导致活动减少。

（三）抗胆碱能药

阿托品我们都很熟悉，当我们吃坏肚子，肚子痛得死去活来的时候，吃一片阿托品（或654-2）马上就会让疼痛缓解。这我们要知道，痛是因为胃肠道平滑肌痉挛，而阿托品正好有解痉作用，这就是它的止痛原理。

胆碱是从食物中摄取的对人体非常有用的物质，它与我们体内的胆碱受体结合后会产生副交感神经兴奋效应，如心脏活动抑制，支气管胃肠平滑肌和膀胱逼尿肌收缩，消化腺分泌增加，瞳孔缩小等。抗胆碱能药可以先一步与胆碱受体结合，阻止胆碱与胆碱受体结合，这样就会抑制副交感神经兴奋，出现上面相反的作用，在胃肠道方面就是平滑肌松弛，蠕动无力，无法排空，出现排便困难。阿托品就是这样一种药。

上篇　谈肛说肠不尴尬

胆碱受体又分为两种：M和N。M受体又叫毒蕈碱型受体，作用对象是副交感神经，如上面提到的胃肠道。N受体又叫烟碱型受体，作用对象既有交感神经又有副交感神经。此处介绍的主要是能与M受体结合的药物，此类药除了阿托品以外，新斯的明、颠茄、莨菪碱、曼陀罗、唐古特莨菪、山莨菪碱、东莨菪碱。这些药也都可能引发便秘。与N受体结合的药物下面将介绍。

（四）神经节阻断剂

这类药能选择性地与神经节细胞的 N_1 胆碱受体结合，竞争性地阻断乙酰胆碱与受体结合，从而阻断了神经冲动在神经节中的传递，故又称为神经节阻断药。

这类药主要是一些降压药，代表药有六甲溴铵、美加明、樟磺咪芬等，由于不良反应多且严重，已不用作高血压长期治疗，仅用作麻醉辅助药发挥控制性降压作用。不良反应包括体位性低血压、口干、视力模糊、排尿困难、便秘等。

（五）钙离子拮抗剂

主要是一些降压药，这些药在降压的同时，会造成胃肠道平滑肌也扩张，肠蠕动功能下降而造成便秘。如硝苯地平、氨氯地平、拉西地平、地尔硫卓等。

钙离子拮抗剂为何可以降压，这里解释一下。血压是指血液在血管内流动时对血管壁产生的侧压力。在心肌和血管壁平滑肌细胞膜上都有钙离子通道，它像一扇大门一样控制钙离子的出入，细胞内钙离子浓度的增加，可以引起细胞的收缩，使血管阻力增加，管腔变小，血压升高。钙离子拮抗剂就像忠实的门卫，它与钙离子通道结合后，就阻止了钙离子进入细胞，从而使血管松弛，阻力减小，血压降低。另外，有些钙离子拮抗剂如氨氯地平（络活喜），还能直接舒张供给心脏血液的冠状动脉，用于治疗心绞痛。

（六）其他

引起便秘的常见药物还有含铝的酸剂、铁剂、钙剂等，含砷、铅、汞等重金属的药物。临床做钡餐检查，由于硫酸钡在肠内的沉积，可使肠道排空功能不太好的病人因此产生便秘。

六、排便反射系统遭破坏

排便是个复杂的系统工程，任何一个环节遭破坏，都会出现困难。

排便反射共有六个环节，分别是排便感受器、传入神经、骶脊髓中枢、大脑中枢、传出神经、效应器。同时在排便过程中还需要腹肌、膈肌和肛门括约肌的配合。

排便感受器是指位于肠壁内的感觉神经，全肠道都有，但最重要的排便感受中心位于直肠下端。肛肠手术、不良排便习惯都会对其造成损伤。

排便控制中枢有两个，即低级中枢和高级中枢，低级中枢位于骶脊髓，腰骶脊髓损伤或疾病会导致其功能下降。高级中枢位于大脑皮层，脑部疾病或外伤会影响其功能发挥，像本节内容开头的马大爷就属于这种情况。

效应器是指肠壁的肌肉，药物和疾病会导致其松弛或紧张，导致蠕动功能下降。

肛门括约肌会在肛瘘等手术中被损伤，造成排便无力。

七、疾病的牵连

（一）结肠外神经异常

各种脑部疾患，脊髓损伤、肿物压迫、多发性硬化、支配神经异常。

（二）精神障碍

抑郁症、精神病、神经性厌食。

（三）内分泌异常

甲状腺功能低下、甲状旁腺功能亢进、高血钙症、低血钾症、妊娠、糖尿病、垂体功能低下、嗜铬细胞瘤。

八、结肠病变

（一）结肠机械性梗阻

良、恶性肿瘤、扭转、炎症（憩室炎、阿米巴瘤、结核、性病肉芽肿）、缺血性结肠炎、吻合口狭窄、慢性套叠、子宫内膜异位症等。

（二）结肠神经病变及结肠肌肉异常

先天性巨结肠、后天性巨结肠、传输性结肠运动缓慢、巨直肠、结

上篇　谈肛说肠不尴尬

肠易激综合征。

九、出口梗阻

出口梗阻是指直肠和肛门部位出现问题，阻碍粪便的排出，现在这一因素已成为便秘的一大主因，应引起重视。

1.肛管：狭窄、痔、裂。

2.直肠：直肠黏膜内脱垂、盆底痉挛综合征、会阴下降综合征。

十、特殊人群

年老体弱、孕产妇、儿童等一些特殊人群会出现显著的便秘高发现象，这是为什么呢？

（一）年老体弱者

我国老年性便秘的发病率为 6.1%~9.2%，已经成为严重威胁老年人身体健康的慢性病之一。其原因主要有：

1.肠道菌群失调。随着年龄的增长，人体内有益菌数量越来越少，超过 70 岁的老年人肠道内双歧杆菌约只占 5%。有益菌是肠道保持活力的最主要因素，双歧杆菌的下降会直接导致大便干结、肠道蠕动缓慢。

2.效应器和辅助肌肉无力。肠壁平滑肌、腹壁肌肉、膈肌和肛门括约肌力量均下降，导致排便无力。

3.肠道敏感度下降，排便反射弱。

4.缺少运动。

5.由于咀嚼功能和胃肠消化功能的下降，造成食物中膳食纤维减少。

6.多种内科疾病影响。如糖尿病、高血压等。

7.药物因素。包括乱用泻剂，治疗各种内科疾病的药物。

（二）孕产妇

便秘是妊娠期及分娩后一种常见的临床症状，其原因是多方面的。

孕妇便秘的主要原因：

1.怀孕期间，体内黄体酮分泌增加，使肠道蠕动减慢。

2.胃酸分泌减少，胃肠平滑肌张力降低，蠕动减弱。

3.腹壁肌肉张力减弱。

4.六个月后渐大的子宫压迫结肠，使粪便运转速度减慢。

5.大肠对粪便水分的吸收增加。

6.食物过于精细。粗纤维过少，不利于大便的形成与排出。

7.喜好辛辣等刺激胃口的食物。

8.使用保胎药。保胎药在舒张子宫平滑肌的同时，也对肠道平滑肌起到抑制作用，减慢了肠蠕动。

9.中晚期妊娠者服用钙剂补钙。钙在体内与草酸等物质结合，在肠道形成不溶性沉淀物，也会使肠道蠕动减弱。

10.痔疮、肛裂等肛周疾病发作。因为排便时疼痛，患者往往强忍便意，使原有便秘更严重，粪便更加干燥，致使排便时更疼痛，两者形成恶性循环。

产妇便秘的主要原因：

1.分娩时体力消耗过大，腹肌疲劳。

2.分娩后胎儿对直肠的压迫消失，肠腔反应性扩大，致肠内容物储留。

3.有手术伤口，排便时不敢用力。

4.妊娠时使腹肌和盆底肌肉松弛，排便收缩无力。

5.产后卧床。

（三）儿童

据调查，我国儿童便秘发病率约为4%，女童高于男童。儿童便秘的最主要原因是不合理的饮食结构和不良的生活习惯：

1.过多的肉食、甜食、油炸和膨化食品。整日以肯德基、汉堡、麦片、薯片、蛋糕、饼干、小食品等为主食。

2.过少的杂粮、蔬菜和水果。

3.活动多，出汗多，饮水不足。

4.憋便和不规律排便。

5.中医认为小儿体质属阳性体质，"阳常有余，阴常不足"，易内生热，易致大便干结。

第3节　便秘危害

谈起便秘的危害，我们可能马上会想起某位著名相声演员坐在马桶上仙逝的例子，这的确非常遗憾。便秘能成为死因，从程度上讲，这是最大的危害。但我认为，这毕竟是极端的例子，便秘真正的危害主要还在于便秘本身，光吃不排才是最主要的危害。因为这是每位患者每天都要去面对，都要去解决的难题。下面再看看其他危害是什么？

一、诱发肛周疾病

便秘是多种肛周疾病的最主要诱发因素，如肛裂、痔疮、直肠炎及溃疡等。肛裂、痔疮发作和便秘之间的影响是双向的，常互相影响，形成恶性循环。

二、加重心脑血管疾病

对一些老龄便秘患者，如果伴有心脑血管疾病，排便时用力过大，会使血压升高，机体耗氧量增加，很容易诱发脑溢血、心绞痛、心肌梗塞，甚至危及生命。

三、心理和精神障碍

由于便秘久治不愈，不仅给其日常生活带来极大痛苦，严重影响生活质量，同时还会造成其精神和心理的创伤，有时甚至会痛不欲生。男性长期便秘还易患帕金森症。

四、胃肠功能紊乱

粪便潴留肠内，造成肠道菌群失调，引起消化功能障碍，出现上腹饱胀不适、食欲减退、口苦、口臭、嗳气、腹痛、肠鸣、肛门排气增多等。

五、有损容颜

粪便在肠道存留时间超过 24 小时，产生的毒素就会越来越多，这些毒素被吸收后可引起皮肤粗糙无光泽、痤疮、黄褐斑、色素沉着、颜面色斑等多种有碍美容的病症。中医有"肺与大肠相表里"，肺主皮毛，所以大肠的功能状况与容颜息息相关。此外，便秘还可以导致肥胖。

六、性欲下降

长期便秘，使盆腔肌肉群受到慢性刺激呈痉挛性收缩状态，久之这些肌肉会影响阴茎勃起、射精及阴道功能的正常发挥。特别是耻骨尾骨肌，有人称为"性爱肌"，如果该肌经常处于松弛或异常紧张状态，会引起阴道敏感性下降，性快感减弱。

七、大肠癌

便秘是否会引起癌变，目前尚无定论，一般认为长期便秘，或过度使用刺激性泻剂，有可能会造成肠癌发生。可能的原因是粪便产生的毒素刺激肠道。

八、小儿反应迟钝

日本学者饭野节夫指出，儿童便秘会变得反应迟钝。他在研究中发现，2~6 岁的儿童长期便秘者，精力不集中，缺乏耐性，贪睡、喜哭，对外界变化反应迟钝，不爱说话，不爱交朋友。这是因为经常性便秘会让儿童把注意力过多集中在便秘不适上，而对外界事物淡漠，变得"呆头呆脑"。

第 4 节　便秘检查

便秘的诊断凭借的主要是临床症状，为了弄明白其大致发病原因，便于更准确的治疗，可以做以下相关检查。

一、结肠传输试验

判断结肠功能的一项检查。

方法：受试者自检查前 3 天起禁服泻剂及其他影响肠功能的药物。检查日早餐服食含有 20 粒不透光标记物的胶囊，然后每隔 24 小时摄腹部平片 1 张，至标记物排出 80% 以上为止。最多不超过 5 张腹部平片，未婚女性应减少摄片张数。

结果判定：72 小时内排出 80% 标记物为正常，否则为异常。

二、排粪造影

排粪造影是通过向病人直肠注入造影剂，对病人"排便"时肛管直肠部位进行动、静态结合观察的检查方法。它能显示肛管直肠部位的功能性及器质性病变，为临床上出口梗阻便秘的诊断治疗提供依据。

方法：查前清洁肠道，自肛门向直肠内注入钡剂，以充盈至降结肠为准。拍摄静坐、提肛、力排充盈、力排黏膜、静坐黏膜相，结合透视或录像。测量肛直角、肛上距、乙耻距、小耻距、耻尾线、骶直间距等。

结果判定：

1.正常：肛直角力排较静坐时增大，提肛时最小。肛上距力排 > 静坐，但肛上距必须 <30 mm（经产妇 <35 mm）；乙耻距、小耻距均为负值；骶前间距 <10 mm；钡剂排出顺利，未发现其他异常。

2.异常：

直肠前突：壶腹部远端呈囊袋状突向前方，深度 <6 mm，6~15 mm 为轻度，16~30 mm 为中度，≥ 31 mm 为重度，同时测量其长度。

会阴下降：肛上距 >30 mm（经产妇 >35 mm）。

直肠内套叠或脱垂：套叠深度 >3 mm 为异常。15 mm 为轻度，16~30 mm 为中度，>31 mm 或多处套叠为重度。外脱垂要测其脱出长度。

盆底痉挛综合征：力排时肛直角 <90°。或静息、提肛、力排时肛直角变化不大或不变，且出现耻骨直肠肌痉挛切迹。

耻骨直肠肌综合征：钡剂排出很少或不排，且出现"搁架症"者。

三、球囊逼出试验

用于判断是否属于出口梗阻便秘的相对简单的检查方法。

方法：首先将球囊置于受试者直肠壶腹内，注入温水（39 ℃）50 mL，然后让受试者取习惯排便姿势（坐或蹲），嘱其尽快将球囊排出。

结果判定：在 5 分钟内排出球囊为正常，否则为异常。

四、肛管直肠压力测定

方法：左侧卧位，测压前不做直肠指诊。首先将球囊或探头置于肛管内，测量肛管静息压和最大缩窄压，然后将球囊送入直肠壶腹测直肠静息压，导管接拖动装置测括约肌功能长度。换双囊导管，大囊置于壶腹，小囊（或探头）置于肛管，向大囊内快速充气 50~100 mL，肛管压力下降且时程大于 30 秒为肛管直肠抑制反射阳性。

结果判定：分别检测肛门括约肌、肛门外括约肌的收缩压和用力排便时的松弛压、直肠内注气后有无肛门直肠抑制反射出现，还可以测定直肠的感知功能和直肠壁的顺应性等，有助于评估肛门括约肌和直肠有无动力感觉障碍。如在用力排便时肛门外括约肌出现矛盾性收缩，提示有出口梗阻性便秘。向直肠气囊内注气后，如肛门直肠抑制反射缺如，则提示有巨结肠病。直肠壁黏膜对气囊内注气后引起的便意感、最大耐受限度的容量等，能提供直肠壁的排便域值是否正常。

五、直肠感觉测定

方法：将球囊导管插入直肠壶腹，每隔 30 秒注气 10 mL，当受试者刚开始有直肠扩张感觉时，记录注入的气体量，即为直肠感觉阈值。以后每次注气 50 mL，当受气者有排便紧迫感觉时，为排便容量阈值。继续注气，当出现无法忍受的排便感或疼痛时为最大耐受容量。

结果判定：没有正常值，可用于对便秘原因的分析。

上篇　谈肛说肠不尴尬

六、盆底肌电图检查

用于判断了解括约肌缺损的部位及范围的一种检查方法。

方法：将电极分别刺入耻骨直肠肌、外括约肌和内括约肌，记录静息、轻度收缩、用力收缩及排便时的肌电活动，分析波形、波幅、频率的变化等。

第5节 便秘分类

便秘的类型庞杂，下面介绍最基本最常用的一种分类方法。

一、慢传输型便秘

慢传输型便秘是指结肠的传输功能障碍，肠内容物传输缓慢引起的便秘。常有排便次数减少，少便意，粪质坚硬，因而排便困难。直肠指检时无粪便或触及坚硬的粪便，而肛门外括约肌的缩肛和用力排便功能正常。全胃肠或结肠通过时间延长。缺乏出口梗阻型便秘的证据，如气囊排出试验正常，肛门直肠测压显示正常。

二、出口梗阻型便秘

排便费力、不尽感或下坠感、排便量少，有便意或缺乏便意。肛直肠指检时直肠内存有不少泥样粪便，用力排便时肛门外括约肌呈矛盾性收缩。全胃肠或结肠通过时间显示正常，多数标志物可储留在直肠内。肛门直肠测压显示用力排便时肛门外括约肌呈矛盾性收缩或直肠壁的感觉阈值异常。

三、混合型便秘

具备一、二的特点。

第 6 节　便秘食物治疗

一、乾隆皇帝与红薯的故事

　　清朝第六位皇帝乾隆，寿至 89 岁，在中国历史上是位最长寿的皇帝。但是晚年他患上了顽固性便秘，宫廷里的御医想尽各种办法都治不好，让他很苦恼。一天，他路过御膳房时，一股他从未闻到过的香味飘过来，他寻香而入，发现两个小太监正躲在一边吃东西，他赶紧要过来看看，小太监告诉他吃的是烤红薯。拿回去一尝，非常好吃，后来就天天让大厨给他做点送过去，哪知吃了没多久，久治不愈让他头痛的便秘竟然意外地好了，他兴奋得不得了，夸赞到："好个红薯！功胜人参！"从此，红薯又得了个"土人参"的美称。以后宫里谁有便秘，他都让吃，结果很多人都治好了。后来，吃红薯治便秘从宫里慢慢就传开了。

　　虽然这只是个传说，但红薯的确有通便作用。现代研究证实，红薯含大量膳食纤维，在肠道内无法被消化吸收，能刺激肠道，增强蠕动，促进大便排泄，对老年性便秘有较好的疗效。然而，红薯也并非人人适宜。中医认为，其甘腻敛湿、碍胃滞气，不合理服用时，会腹胀、烧心泛酸，乃至胃疼等。故食用不宜过量，脾虚体质应慎食。

二、食物通便的秘密

　　20 世纪 70 年代英国营养病学专家楚维尔发现结肠癌在东非乌干达等地非洲原著民中十分罕见，他通过调查发现，这些黑人的饮食中含有大量食物纤维，于是他提出高纤维饮食是结肠癌保护因子的假设。其后大量研究认为膳食纤维可以稀释或吸收粪便中的致癌物，加快食物残渣在肠道的通过时间，从而减少了肠黏膜对食物中致癌物的暴露。原来躲避结肠癌的关键在于高纤维饮食和这些食物的通便作用。

　　什么是膳食纤维？我们先看看什么是纤维。

　　蚕丝和羊毛我们都很熟悉，细长有韧性，这就是纤维，因为产自动物，我们称动物纤维。石棉，是一种天然防火板，是矿物纤维。芹菜，我们更

上篇　谈肛说肠不尴尬

熟悉，不好消化，菜秆中的细丝吃进去什么样，拉出来还是什么样，这些细丝就是植物纤维。这里的动物、矿物和植物纤维，加在一起就是天然纤维。通常人们将长度比直径大千倍以上且具有一定柔韧性和强力的纤细物质统称为纤维。

膳食纤维一词是 1953 年由英国流行病学专家菲普斯利提出。膳食纤维就是植物纤维，是一种不会被吸收的食物营养素。你可能会问，不被吸收，为何还能被称作营养素？

蛋白质、脂类、糖类（碳水化合物）、水、维生素、矿物质是我们身体必需的六大营养素，它们都会被吸收来发挥作用。膳食纤维虽然不被肠道吸收，但现在已经被列入人体第七大营养素，我们看看它有什么资格上升到如此高的地位。

膳食纤维的作用：

1. 防便秘。膳食纤维具有很强的吸水性，其吸水率高达 10~15 倍。它吸水后使肠内容物体积增大，大便变松变软，通过肠道时会更顺畅更省力。与此同时，膳食纤维作为肠内异物能刺激肠道的收缩和蠕动，加快大便排泄。

2. 预防高血压和高血脂症。膳食纤维能够抑制胆固醇的吸收。

3. 预防糖尿病。膳食纤维能够延缓葡萄糖的吸收，推迟可消化性糖类如淀粉等的消化。对胰岛素敏感性增强，改善血液中胰岛素的调节作用，提高人体耐糖的程度，有利于糖尿病的治疗和康复。

4. 防中毒。膳食纤维能够延缓和减少重金属等有害物质的吸收，减少和预防有害化学物质对人体的毒害作用。

5. 维持体内的微生态平衡。膳食纤维是大肠有益菌的养料，可以改善肠道菌群，并有利于某些营养素的合成。

6. 预防肥胖。膳食纤维吸水后膨胀，既能增加人的饱腹感，又能减少食物中脂肪的吸收，降低膳食中脂肪的热比值，相对控制和降低膳食的总能量，可达到控制体重减肥的目的。

原来食物通便的主要功臣是膳食纤维。

三、两种膳食纤维的区别

膳食纤维虽然都不会被肠道吸收，但按照是否能在水中被溶化又分为可溶性膳食纤维和不溶性膳食纤维，这两种纤维的作用是有差别的。

不溶性膳食纤维主要存在于植物的根、茎、干、叶、皮、果中，主要有纤维素、半纤维素和木质素，来源有全麦谷类食品、全麦面包、种子、坚果、水果和蔬菜等。

这种纤维不被溶化和吸收，但具有吸水性。所以可以增加粪便的体积和对肠道的刺激度，有很好的通便作用。还能够吸收食物中的有害物质，弱化消化道中细菌排出的毒素。由于这种纤维能够"填饱肚子"却又不提供热量，所以也有助于控制体重。但是对人体来说，因为什么也没有提供，也就没有"营养"。

可溶性膳食纤维主要存在于细胞液和细胞间质中，主要有果胶、植物胶、黏胶等，来源有燕麦、大麦、魔芋、豆类、苹果、葡萄等。

这种纤维对健康作用相对要大。在经过胃肠的时候，能够带走一些胆汁，从而减少体内的胆固醇。到了大肠，它们就成为聚居在那里的肠道有益菌的食物。这些可溶性纤维被细菌"吃掉"的过程被称为"发酵"，而发酵产物一定程度上甚至可以增强人体的免疫力。此外，它还能延长胃的排空时间，延缓葡萄糖的吸收等功效。这样的纤维被称为"益生元"，是现在食品和保健品界的新宠。

很多食物同时含有两种膳食纤维，比如空心菜中既富含大量的粗纤维，又含有果胶。

四、膳食纤维摄入途径

现在在超市里，网店上，到处都有出售膳食纤维的保健品，粉剂、片剂、胶囊等剂型，应有尽有，我们是否应该图省事来直接服用这些东西来代替从植物中摄取呢？其实这是有区别的，就像我们需要维生素 C，但不能光服维生素 C 片，就像我们吃中药，不能直接去服用其有效成分。更何况这些保健品的膳食纤维真正含量有多少，我们也不得而知。所以，最易取、最廉价、最有效的摄入途径还是我们的一日三餐，是我们每天熟悉的食品。

上篇　谈肛说肠不尴尬

（一）米谷类

含丰富纤维素，可促进结肠蠕动，增加肠道正常细菌数目，帮助食物的消化吸收。供给人体细胞活动必需的热量和部分蛋白质，还能提供以B族维生素为主的各种维生素。对于便秘的病人，在大米、小麦的基础上搭配麸谷类食物，如燕麦、玉米等。

（二）菜蔬类

含较多纤维素的有菌藻类（海带）、芝麻、豆类等。蔬菜中纤维量较高的依次为蒜苗、金针菜、茭白、苦瓜、韭菜、冬笋、西蓝花、菠菜、芹菜、空心菜、丝瓜、藕、莴笋等。

（三）瓜果类

瓜果类中纤维素含量较高的依次为枣子、柿子、葡萄、鸭梨、苹果、香蕉等。

（四）薯类

薯类食品包括红薯、芋头、土豆、山药、荸荠等。

对便秘患者而言，应根据身体情况，在自己的食谱中侧重这些食物的摄入，并尽量搭配使用。

五、食用膳食纤维也有讲究

膳食纤维好处多多，而且又来自植物，是不是越多越好，或者可以随便食用呢？尤其是一些老人，知道膳食纤维又防癌又通便，天天顿顿不是红薯，就是芹菜，结果把胃都给吃坏了。

（一）高纤维食物要适量

膳食纤维在通便、阻止人体对有害物质吸收的同时，也会影响人体对食物中蛋白质、无机盐和某些微量元素的吸收。对成人来说，每天摄入25~35 g纤维就够了。对于生长发育阶段的青少年儿童，过多的膳食纤维，很可能把人体必需的一些营养物质带出体外，从而造成营养不良。所以，吃高纤维食物要适可而止，儿童尤其不能多吃。

（二）辨证选择

药物要辨证施治，食物也是一样。

有些人食用红薯会腹胀、烧心、泛酸、胃疼等，这是因为脾胃虚寒、湿阻脾胃、气滞食积，所以这类人应慎食。

芹菜含有丰富的膳食纤维，如果脾胃虚弱、消化不良、大便溏薄者食用，会加重病情，所以应少吃。

（三）尽量生吃

蔬菜中大部分的纤维在烹制过程中都被破坏了，因此蔬菜最好还是生食。食用期间减少油腻、辛辣等高热量食物的摄入。

六、其他通便食物

1. 富含低聚糖的食物，如莴笋、洋葱、大蒜、咖啡、玉米、蜂蜜、各类豆制品等。

2. 植物性乳酸菌食物，如泡菜、发酵酱油等。

3. 富含维生素 B 族的食物，如粗粮、酵母、豆类及菠菜、包心菜。

4. 油脂含量高食物，如核桃仁、松子仁、各种瓜子仁、杏仁、桃仁等。

5. 富含镁的食物，如芝麻、杏仁、花生、糙米、核桃、香蕉等。

6. 富含维生素 C 食物，如青椒、猕猴桃、鲜枣、橙子和绿叶蔬菜等。

7. 富含油酸食物，如橄榄油、葵花籽油、芝麻、花生、杏仁、核桃等。

8. 补充水分的食物，如西瓜、梨、哈密瓜等。

9. 易产气食物，如洋葱、萝卜、蒜苗等。

第 7 节　便秘药物治疗

当我们尝试了多种食物后，大便仍然困难，这时候，通便药物就必须登场了。

一、有效并非就好

小张姑娘才 25 岁，来诊时的第一句话就是："医生，能把我的肠子切了吗？"交谈后才得知，小张虽然年纪轻轻，但却与便秘抗争了十多个年头。只要医院里有的药她都吃过，开始还管用，现在什么大黄、番泻叶，吃多少也没用，甚至连灌肠都灌不出来，整天处于痛苦中，她对药物是彻底失去信心了，所以才想到手术这根最后的"救命稻草"。

小张的病也不是开始就这样，之所以走到了今天这一步，还是出现了选择性错误，便秘药并非有效就好。今天有效不行，明天有效也不行，后天有效还不行，半年或一年还有效才是真有效，当然如果是减药或停药，效不减，那才是好药。

其实便秘和高血压、糖尿病一样，都属于慢性病，不能指望吃几天药马上就彻底好，关键是合理用药，最好是在医生指导下用药。用对了药，病情会得到控制，甚至治愈。用得不对，病情就会像小张一样，越来越重，最后导致肠道完全瘫痪。下面看看通便药都有哪些？

二、通便药种类

根据作用机理一般可分为六类，即接触性、膨胀性、润滑性、肠动力药、中成药和益生菌。

（一）接触性泻药

接触性泻药旧称刺激性泻药，这是一类我们最熟悉的泻药。因为见效快，取材方便，很多便秘患者患病后首先选择的就是这类药。在很多通便中成药及减肥、美容、排毒产品中也能看到这些成分。临床又分成两类：

蒽醌类：代表药有大黄、番泻叶、决明子和芦荟、美鼠李皮、欧鼠李皮等。这些药口服后被大肠内细菌分解为蒽醌，因由糖基的保护，大部分未经吸收直接到达大肠，在肠内被细菌酶分解成甙元和糖。甙元刺激大肠黏膜，并抑制钠离子从肠腔吸收，使大肠内水分增加，蠕动亢进而致泻。药后 6~8 小时排便，常用于急、慢性便秘。

大黄、番泻叶、决明子和芦荟都属于中药，我们已经很熟悉，在此不再作介绍。美鼠李皮属于中小型树种，生长于太平洋沿岸、华盛顿、俄勒冈州及加利福尼亚州等地区。最早使用美鼠李皮的北印地安人视其为神圣的草药，将它推荐给西班牙的探险家，然后传到欧洲，在欧洲美鼠李皮现在已是大众化的通便剂。美鼠李皮含特有的成分，它能刺激上肠道内膜，因而促进肠功能正常,增强大肠肌肉的收缩(蠕动),治疗长期性便秘很有效。

二苯甲烷类：代表药有酚酞、比沙可啶（便塞停）、匹可硫酸钠等。酚酞就是很多便秘患者吃过的果导片，口服后在肠道内与碱性肠液相遇形成可溶性钠盐，能促进结肠蠕动。服药后 6~8 小时排出软便，作用温和，适用于慢性便秘。比沙可啶可用于慢性便秘或内窥镜检查或术前清肠。

这类药主要用于暂时性通便，持续使用不要超过半月。如果长期服用，会产生以下一些不良反应：

1.会产生严重药物依赖性，药物的用量会越来越大，甚至损伤肠壁末梢神经和肌肉组织，引起大肠肌无力，由功能性病变发展为难以治疗的器质性便秘。

2.大黄、番泻叶、决明子等含有"蒽醌"化合物，日久会在在肠黏膜中沉积,使肠表面变成黑色而黑变病,这种改变可能会增加患结肠癌的危险。

3.此外还会破坏肠道生态内环境，双歧杆菌等有益菌群平衡失调，肠腔内正常 pH 值发生改变，肠道所分泌的大量水分丢失，出现脱水症状。

（二）膨胀性泻药

膨胀性泻药又称容积性泻药，或渗透性泻药。这类药服用后不被胃和小肠吸收，在大肠内能吸收水分，软化粪便，增加粪便体积，在肠内膨胀刺激肠道蠕动，从而能够通便。

代表药物有：盐类（硫酸镁、硫酸钠）、醇类（山梨醇、甘露醇）、双糖类（乳果糖、杜秘克），还有福松（聚乙二醇4000）、芒硝、食物纤维素、甘油等。

盐类和醇类，是作用强烈的泻剂，服用后 1~3 天见效，主要用于人体排毒和结肠镜检查前肠道准备，很少用来常规治疗便秘，久用可引起电解质紊乱，如高镁、高钾、高钠血症及低钙血症。硫酸镁、硫酸钠还可引起反射性盆腔充血和失水，月经期、妊娠妇女及老人慎用。

双糖类的乳果糖和杜秘克，这两种药在小肠内不被水解吸收，其渗透性使水和电解质保留于肠腔，在结肠中细菌将其分解成乳酸、醋酸，使肠内渗透压进一步增高，使粪便的容量增大，刺激肠道蠕动，产生缓和的导泻作用，也有利于氨和其他含氮物质的排出。口服后24~48小时起效。尤其适宜于老年人、孕产妇、儿童及术后便秘者。缺点是在细菌作用下发酵产生气体，引起腹胀等不适感。

福松，其化学名为聚乙二醇4000，与其他渗透性泻药有所不同，它能使水分保留在结肠肠腔内，粪便因含水量增加而软化，使结肠的转运更加顺畅。它不过度刺激肠道，不影响肠黏膜完整性，不干扰维生素、矿物质及其他营养成分的吸收。小剂量通便，大剂量清肠。

乳果糖、杜秘克和福松是目前最常用的通便药。

食物性纤维素等物质，食物纤维素包括蔬菜、水果中天然和半合成的多糖及纤维素衍生物如甲基纤维素、羧甲基纤维素等不被肠道吸收，增加肠内容积并保持粪便湿软，有良好通便作用。可防治功能性便秘。

甘油是开塞露的主要成分，经肛门注入直肠后，由于高渗压刺激肠壁引起排便反应，并有局部润滑作用，数分钟内引起排便，适用于儿童及老人。

（三）润滑性泻药

又称大便软化剂，口服后肠内不被吸收，并阻碍水分的吸收，因此有软化大便润滑肠壁的作用。

常用药物有液体石蜡，常用量5~15 mL／次。以及火麻仁、杏仁等。

适用于痔疮，高血压，外科手术后，老人和小孩的便秘。缺点是口感差，作用弱，长期应用会妨碍脂溶性维生素 A、D、E、K 以及钙、磷的吸收，故不宜久用。

（四）肠动力药

能增加全消化道传输速率，增加排便次数，改善直肠对扩张的敏感性。但常需要与其他药联合使用。

代表药有西沙比利、莫沙必利、琥珀酸普芦卡必利片（力洛）等。

使用这类药要排除肠道器质性病变。

（五）中成药

代表药有麻仁丸、六味安消胶囊、四磨汤、麻仁滋脾丸、防风通圣丸、栀子金花丸、牛黄上清丸、舒秘胶囊等。

使用时应仔细阅读说明书，控制服药量、时间，防止不良反应发生。

（六）益生菌类

代表药有双歧杆菌、培菲康、整肠生、美肠安。

可以补充肠道有益菌，软化大便，促进肠蠕动作用。

三、通便药用法

（一）峻泻剂救急，应见效即止

患者柳某，女，58 岁。便秘史 6 年，3 年前因发现肠道息肉，就每年都检查 1 次肠镜。2012 年 2 月在二龙路医院做肠镜时，肠子颜色正常，发现息肉 3 枚，腺瘤一型，当时予以切除。从 2012 年 4 月开始，一家医院的医生给开了芪蓉润肠口服液和便通胶囊，持续吃了 8 个月，刚开始效果不错，但后来大便越来越困难，她担心吃坏了，于 2013 年 1 月 18 日在友谊医院又做了一次结肠镜，发现肠子变黑，又有一个 0.3 cm 的息肉。医生告诉她，赶紧停服便通胶囊，因为里边含芦荟，不可以长期服用。

接触性泻剂和盐类、醇类膨胀剂因导泻作用快、效力强被认为是"峻泻剂"，中药番泻叶、大黄、芦荟和西药酚酞（果导片）、比沙可啶（便塞停）、吡苯氧磺钠、蓖麻油等，这类药可以刺激肠壁，增加肠道蠕动，而促进排便，主要用于暂时性通便，持续使用不要超过两周。如果长期服用，会产生严重药物依赖性，药物的用量会越来越大，甚至损伤肠壁末梢神经和肌肉组织，由功能性病变发展为难以治疗的器质性便秘。同时大黄、番泻叶等含有"蒽醌"化合物，日久会在在肠黏膜中沉积，使肠表面变成黑色而黑变病，这种改变可能会增加患结肠癌的危险。此外还会使肠道生态内环境遭到破坏，双歧杆菌等有益菌群平衡失调，肠腔内正常 pH 值发生改变，肠道所分泌的大量水分丢失，出现脱水症状。硫酸镁（盐性泻剂）、甘露醇、山梨醇、聚乙二醇（福松）和芒硝等，大剂量服用后可致水泻，现在临床上多用在肠镜检查前的肠道准备。这类药如果大剂量、长期使用，可引起水电解质紊乱、腹泻与便秘交替出现。

（二）缓泻剂常用，亦不可久用

膨胀性泻药中的杜密克、乳果糖、甲基纤维素、琼脂、果胶，润滑性泻药的开塞露、液体石蜡、多库酯钠等，因起效时间长、作用和缓，副作用低，被称为"缓泻剂"，可以作为临床常用药。开塞露主要成分是甘油或含硫酸镁，局部应用后刺激性不大，效果明显。杜密克、乳果糖不被胃吸收，可以完整地到达结肠，之后分解为单糖，呈低分子量的有机酸状态，酸度的增加有利于肠道有益菌的生长繁殖，从而刺激结肠蠕动，增加渗透压，使水分向肠腔内移动，以增加粪便水分，从而软化大便，控制好剂量，临床上是很不错的通便药。但这些药依然不可久用，膨胀性泻药久用可以降低神经的敏感度，润滑性泻药久用会影响脂溶性维生素及钙、磷的吸收。

（三）中成药制剂，应甄别选用

目前临床上通便药中中药要多于西药，一种错误的观点是认为中药安全、副作用少。其实不然，只要含大黄、番泻叶、芒硝、决明子、芦荟等中药制剂都不可久服。现在很多年轻女性都在服用"肠清"茶、减肥茶和"排毒养颜"药，一定要看清说明书中是否含有以上中药成分，当心"排毒"不成反致便秘。临床常用的中药如麻仁润肠丸、麻仁滋脾丸、防风通圣丸、牛黄上清丸、六味安消胶囊、舒秘胶囊都含有大黄或芦荟等成分，虽然含量不是很高，使用前也应仔细阅读说明书根据自己的体质看看是否适合，如果用也要控制时间，一般连续使用不要超过三个月。

（四）孕妇与老幼，用药有分别

孕妇应禁用接触性、膨胀性泻剂，可以服用蜂蜜，或短时间服用液体石蜡、麻仁丸，急性便秘时可用开塞露。老年便秘常用含双歧杆菌、乳酸杆菌和粪链球菌的双歧三联治活菌、丽珠肠乐等，这些微生态制剂可以清除体内"垃圾"，调节肠道菌群平衡，使肠道功能恢复正常，保持大便通畅。根据体质和病情老年人可用内服缓泻剂，如麻仁丸、通泰胶囊和乳果糖。也可选用润滑肠道的各种栓剂，如开塞露、甘油栓、太宁栓等。小儿便秘最简易的方法是将肥皂削成指头大小，用水弄湿后塞入肛门，以刺激排便。也可用开塞露、肥皂水或生理盐水灌肠。口服药用液体石蜡，临睡前服用，0.5 mL/kg/次，或矿物油，60~90 mL/日，分早晚两次，矿物油可以较长时间使用，一般为 3~6 个月。

（五）辨证来施治，治本又安全

我国隋朝《诸病源侯论》谓："大便难者，由五脏不调，阴阳偏有虚实，谓三焦不和则冷热并结故也。"中医对便秘归纳为四个证型，即肠胃积热、气机郁滞、气血阴亏和阴寒凝滞，根据每个人的自身特点分别采取不同的治法和方药，这种个性化的治疗方案从疾病的发生根本上入手，无疑要优于单一的通便法。

便秘的治疗是个复杂的系统工程，必须从包括药物、饮食、心理、环境、排便习惯等多方面入手，才能取得好的效果。可以说没有一种药物可以终身服用，决不能图省事过度依赖药物，更不能图一时痛快而钟情于"速效"药。只有科学用药，才能真正摆脱便秘的困扰。

四、便秘用药的"三驾马车"

通便药这么多，很多用了还有副作用，那对一个没有查出器质性因素的功能性便秘，到底怎样选择和搭配这些药呢？

这里推荐"三驾马车"搭配用药法，即膨胀剂＋肠动力药＋益生菌，比如福松＋琥珀酸普芦卡必利片（力洛）＋整肠生。福松有较好的吸水性，可以使粪便膨胀，整肠生可以软化大便，力洛促进肠道蠕动。三药合用，使粪便膨大、软化，增加对肠道的刺激，促进肠道传输，最终发挥强大的通便作用，同时这三个药副作用较轻，很少产生药物依赖，所以适合长期服用治疗慢性便秘。用量上，虽然每个药都有推荐剂量，但最好是根据自己的实际病情，摸索出最适合自己的量。

五、顽固性便秘中药显神奇

胡女士，55 岁，人到中年就已经当上外婆了，三世同堂的她除了一件事之外什么都如意。两年前和6岁的小外孙同时患上一种病：便秘。平时根本就没有便意，经常5~6天也没有一次，就是有，来的时候排出也很费劲。平时肚子胀，屁多，食欲也不好。听别人说喝"肠清茶"管用，她就去买来喝，一天两次，一次两包。喝了确实管用，但两月后就慢慢实效了，不仅便秘又恢复到从前，而且胃还不舒服，她赶紧停了。来诊时面色黑，消瘦，舌淡，苔白腻，脉沉细。这可能与喝肠清茶有关。给予益气养血、润肠通便。方为：生黄芪30g、何首乌15g、肉苁蓉15g、当归20g、生地黄30g、苦杏仁10g、桃仁10g、厚朴15g、焦槟榔10g。水煎内服。服到第八剂时患者惊奇发现，大便已经能2~3天一次了，第14剂时基本能每天一次，排出也很顺畅。于是上方去苦杏仁、焦槟榔，加白芍15g、炙甘草10g，再服一个月后停药，至今未再复发。后来儿子和女儿患痔疮，她叫他们过来一起做了手术，小外孙也过来吃中药，效果也挺好。胡女士一过来就说，我治好了她一家人的病。

前面提到，中医治疗便秘应辨证论治，但我在长期临床实践中体会到，对于功能性便秘，有些药无论对哪种症型都是治疗的关键，所以拟定了一个基本便秘处方，具体应用时应根据病情灵活加减。

九味通肠散：生黄芪30g、何首乌15g、当归15g、生地黄15g、黄芩15g、苦杏仁10g、桃仁10g、厚朴15g、焦槟榔10g。

方中生黄芪长于补气，何首乌、当归、生地黄补血，苦杏仁、桃仁润肠、活血。厚朴、焦槟榔增加肠动力。全方攻补兼施，共奏通便之功。适用于各种功能性便秘，尤其是老年习惯性便秘。

第8节　便秘生物反馈治疗

55岁的王先生患便秘已经十多年了，饮食、药物用了很多，可就是效果不好，这次听说医院有一种新的治疗方法，他就来了。经过检查，医生告诉他说，你的便秘是因为不会排便造成的，需要来医院学习。他纳闷了，排便3岁小孩都会，我都这么大了，为何说我还要学习？也没有别的方法，那就学吧。后来在医生的帮助下，通过3个月的刻苦训练，还真的出现了奇迹，不用药也能排出大便。现在他知道了，这叫生物反馈治疗。

生物反馈疗法是国外治疗盆底失迟缓引起的出口梗阻型便秘的首选。这是一种完全无创的排便训练法，借助仪器设备将排便时肛门直肠局部的压力和电活动直观呈现在屏幕上，在治疗师的帮助下，患者对照屏幕，积极训练，纠正错误的排便活动，从而使出口顺畅，治疗便秘。这些仪器设备包括固体置入测压系统、体表肌电图反馈系统、特制球囊和家庭训练仪等。训练内容主要有以下几方面。

一、排便用力训练

排便不仅是肛门的事，大部分时候还需要身体其他部位的肌肉来配合。

用力训练就是患者在排便时通过屏气、下降膈肌、收缩腹壁肌肉等来增加腹内压力。训练设备是测压仪，让患者坐在马桶上，身体前倾，保持大腿外展、外旋位。要求患者试图排便，有效利用膈肌呼吸以尽力使膈肌下降，同时收缩腹壁肌肉，达到增大腹内压力的目的。在这个过程中，患者观看监视器，监视器上的直肠肛管内压力改变通过视觉连续反馈给患者，使患者留意他们的动作，帮助他们尽快了解自己的动作并学习正确的动作。

二、盆底松弛训练

盆底肌是除了肛门括约肌之外的人体最重要控便肌肉，便秘患者在排便时，盆底肌往往会出现不能放松或出现非常收缩，该训练的目的就是使患者在用力排便时尽量放松盆底肌肉。本训练是与用力训练同步进行。

患者坐在马桶上，做排便动作，屏气、膈肌下降、收缩腹壁肌肉，

217

同时在监视器上肛管直肠压力的改变反馈给患者，患者尽量放松盆底肌肉以减少出口阻力。此时的反馈除了肛管直肠内的压力改变，还包括治疗师口头的指导及对患者做出正确动作时的鼓励。

三、刺激排便训练

目的是指导患者如何排出 1 个球囊或者人造的大便。

先将特制球囊置入患者直肠，坐马桶上，球囊连接导管，通过导管向球囊内注入空气或生理盐水，使患者产生直肠内容物充盈或想要排便的感觉。当有排便感觉时，患者看着监视器上直肠肛管内压力变化，用力尝试排出球囊。此时动作要领是，尽量放松盆底肌肉，纠正姿势和呼吸，并学会量化腹部用力和肛门放松的努力程度。如果患者无法排出球囊，治疗师可以轻轻牵引球囊协助患者排出球囊。使患者逐渐掌握如何协调排便，并排出球囊。

四、感受器训练

目的是减低直肠排便感受器感受功能的阈值，使患者对粪便的刺激更敏感。通过间断地向置入直肠内的球囊充气来实现。最初目标是让患者感受一定体积的球囊扩张，然后使患者感受更小体积的球囊，最终建立新的直肠感受阈值。

生物反馈治疗的绝对适应证是盆底失弛缓引起的出口梗阻型便秘，包括肛门痉挛、盆底痉挛综合征、耻骨直肠肌矛盾运动等盆底失弛缓造成的出口梗阻型便秘。

标准的每次训练持续 1 小时，每周 1 次，训练 4~6 周为 1 个疗程。1个疗程后的 6 周，3、6 和 12 个月进行巩固训练。

文献报道，生物反馈治疗便秘的症状改善率为 44%~100%，优于饮食疗法、运动和泻药。

第9节　便秘简易治疗

一、按摩

1. 胃肠按摩：治疗前排空膀胱，取仰卧屈膝位，腹部尽量放松，操作者站于患者右侧，双手重叠从右下腹的回盲部开始沿升结肠、横结肠、降结肠、乙状结肠的顺序通过适当压力顺时针进行按摩，每次6分钟，2次/天。然后双手并排，从剑突下推到耻骨联合上方，每次6分钟，2次/天。上述两种方法交替使用。

2. 穴位按摩：取耳穴大肠、直肠下段、交感、肺、肝、胆穴或脾、胃、肾、大肠、直肠下段、皮质点等。腹部选取穴位有中脘、天枢、气海等穴。

二、针灸

穴位：大肠俞、天枢、大横、气海、关元、足三里、上巨虚。

三、穴位埋线

选穴：大肠俞、天枢、中极。

埋线方法：消毒后，局部麻醉，再使用大号皮肤缝合针将2号医用铬制羊肠线双股约4 cm长埋入，深达肌层。每个穴位同时重复埋线3次，线体不可外露，局部敷料包扎。

穴位埋线疗法是通过羊肠线对穴位的持续刺激达到治疗疾病的一种外治方法。这些穴位受刺激后会引发经络的调节作用，从而改变人体内分泌及体内的神经体液平衡，是一种有效的治疗便秘的方法。

针对出口梗阻型便秘，穴位埋线与肛门局部手术配合可以更有效发挥通便作用。

四、灌肠

适用于出口梗阻型便秘、粪嵌塞和其他慢性功能性便秘。

灌肠液可以选择开塞露、甘油灌肠剂、温盐水、温皂水等，也可以用甘油栓。

对于大便黏结成球堵塞在直肠腔引起的粪嵌塞，我发明一种"高压深入灌肠法"，效果显著，可以避免掏便之苦。

方法是，用一大注射器（60 mL）抽取灌肠液，用一根塑料吸痰管插入粪球中，将注射器连接上吸痰管的尾端，向里注射。注射过程中不断改变吸痰管深浅度。这样可以将粪球冲碎，顺利排出。

第10节 便秘手术治疗

很多饱经便秘折磨的患者把最后的希望寄托到手术上，但外科医生认为，考虑到疗效的不确定性和手术可能出现的并发症，应尽可能避免外科手术治疗。

国内开展慢性便秘外科治疗已数十年，但进展很慢，参与的外科医生也很少。对各种类型的便秘到底应该采用何种手术方法，存很大争议。效果方面缺乏大样本资料的研究，缺乏客观性和说服性，也很少有再手术率和远期疗效方面的报道。所以，作为患者，对手术治疗不应寄予过高的期望。

一、什么情况下选择手术

对患者来说，这种选择是艰难的，一般情况下，出现以下情况应考虑手术治疗。

1.通过药物治疗和饮食调整确实无效。

2.严重影响到自己的工作、生活、学习。

3.出现明显的器质性改变，如巨结肠、结肠冗长、肠梗阻等。

4.有确凿的出口梗阻证据，如有便排不出、排粪造影等。

5.充分认识到手术的利弊，并有应对术后可能出现的不良反应的思想准备。

二、出口梗阻型便秘的手术疗法

出口梗阻型便秘又被称为直肠性便秘，是排便出口周围组织出现器质性功能异常，进而导致排便困难。主要原因有直肠黏膜内套叠、直肠前突、耻骨直肠肌肥厚或失弛缓、盆底肌松弛等。

（一）直肠黏膜结扎固定术

直肠黏膜结扎固定术适用于直肠黏膜松弛内套叠引起的出口梗阻型便秘。

手术过程是经肛门多点多排纵形缝扎或者结扎，进而增大了直肠的有效容积和直肠内部压力，促进粪便的排除，缓解便秘的症状。

对套叠程度较轻的可以采取硬化剂松弛黏膜下注射。

因为该类手术属于经肛门手术，手术创伤较小，手术恢复速度较快，患者容易接受。

需要指出的是，不建议采取 PPH 术，因为该术式术后会在直肠下端形成横向的瘢痕环，像门槛一样，有时会阻挡粪便的正常排出。

（二）直肠前突修补术

直肠前突修补术适用于女性直肠前突患者。

这类患者排便困难，按压阴道后壁方可排出，直肠指检能摸到突入阴道的薄弱区。排粪造影，突入深度超过 1.5 cm 以上。

手术的目的是通过缝合将松弛前突的直肠阴道膈缩窄。可分为两种：一是经肛门手术，二是经阴道手术。两种方法效果相当。

本手术的风险在于防范术后出现直肠阴道瘘，既要在术中操作谨慎，术后也要注意预防感染。此外存在一定复发率。

（三）耻骨直肠肌松解术

这类患者在排便过程中，由于耻骨直肠肌功能异常，出现反常性收缩或者不能松弛，导致粪便滞留引起便秘，因此通过耻骨直肠肌松解手术治疗，能从根本上缓解这一症状。

目前的松解方法有切断术、部分切除术和挂线术，我认为挂线术操作简单、疗效可靠，由于前两种方法。但术中要掌握好挂线深度，既起到治疗目的，又不会引起肛门失禁。

221

本术式操作相对简单、术后远期效果好，在诊断明确的情况下，是一种非常好的便秘手术的选择。

（四）经肛吻合器直肠切除术（STARR）

STARR适用于直肠前突和直肠黏膜内套叠及直肠其他冗余组织造成的排便障碍。

手术原理是经肛利用吻合器行部分直肠切除术，与PPH的区别在于本手术是环切黏膜和肌肉层，而不单纯仅是直肠黏膜。其机制可能是通过提高直肠的顺应性和感知能力而促进排粪。

自20世纪80年代环状吻合器被发明后，利用环状吻合器治疗出口梗阻型便秘已成为临床热点。但严重的出口梗阻型便秘的病理基础是盆底松弛，直肠黏膜脱垂可能仅是多种病理解剖改变之一，所以文献中报道的STARR的效果差别很大，有效率从短期的90%到18个月时的45%不等。此外，STARR的并发症较多，包括出血、肛门失禁、剧烈的肛门疼痛、直肠阴道瘘，甚至致死性的盆腔脓毒症，目前临床应用已越来越少。

三、结肠慢传输型便秘的手术疗法

便秘者中有约有1/3的患者属于结肠慢传输型，该类症状十分顽固，一般的药物治疗效果不明显，对该类患者可以采用切除结肠的方法治疗。

一个世纪前就有采用结肠切除术治疗便秘的报道。其治疗原理是，残留较短的结肠可以减少结肠运输时间和直肠内成形粪便的量。1984年后，国际上将结肠切除术限定于确诊为慢传输型便秘的患者。20世纪90年代初期临床应用达到顶峰，但21世纪后，许多研究发现该术式的远期疗效并不理想，虽然其仍是重要的便秘术式之一，但应用有所限制。当前普遍认为，只有对确诊为慢传输型便秘、严重影响生活质量且非手术治疗无法改善症状的病例，才可采用结肠切除手术。

具体方法主要有以下几种。

（一）结肠全部切除术

结肠全部切除术是指切除全部结肠和直肠上端部分，然后回肠与直肠吻合连接。该术式原用于溃疡型结肠炎经内科治疗无效或出现并发症，家族性息肉病疑恶变者及结肠多发性癌。该术式也是便秘手术中最主要的术式。

文献报道近期有效率接近100%，但远期疗效不理想，而且存在较多的术后并发症，如高达30%的患者出现顽固性腹泻，10%的患者出现小肠梗阻。很多患者在治疗后需要长期服用止泻药物对排便的次数和数量进行控制。

随着微创手术的发展和腹腔镜技术的广泛应用，在腹腔镜指导下进行结肠全部切除手术降低的手术的创伤、术后恢复速度快，更容易被患者接受。

（二）结直肠全切回肠储袋肛管吻合术

1978年Parks首次采用此术式治疗溃疡性结肠炎，现在同时用于家族性腺瘤性息肉病和便秘的治疗。相对于结肠全切来说，回肠储袋的存在可以缓解大便次数过多的问题。

该类手术的基本过程是在切除回肠的末端部分到齿状线范围内的全部大肠后，再用30 cm的回肠制作15 cm的J型储袋，最后行回肠储袋肛管吻合。

手术特点是切除范围大、创伤大、手术操作复杂。术后可能会出现排尿障碍、储袋炎症和吻合口漏等并发症。远期随访还发现存在肛门失禁、腹泻和肠梗阻等并发症，二次手术率约为10%。

（三）结肠次全切除术

考虑到直肠全切造成的巨大创伤和术后出现的顽固性腹泻，结肠部分（次全）切除术应运而生。该类手术根据切除部位不同分为两种：

一是手术切除升结肠到直肠的中段部分，再进行直肠盲肠吻合。与全切不同的是，患者在手术后保留了回盲瓣和盲肠部分，这样能够通过控制食糜进入结肠的速度而控制新粪便的形成，维持水分和维生素的正常吸收功能，降低了腹泻的发生率。缺点是手术复杂，术中可能会伤及盆腔自主神经丛，而且在行直肠盲肠吻合时需要保留6~8 cm升结肠，这可能会引起术后腹痛和便秘的复发。

二是手术切除盲肠到乙状结肠的中下部分，再进行乙状结肠回肠吻合。该术式文献少，术后效果和生活质量的改善并不乐观。

（四）结肠旷置术

结肠旷置术是指专用于治疗结肠慢传输型便秘的一种外科术式，术中切断回肠末端部分，将回肠拉下与直肠端侧吻合，不切除结肠。

该术式具有操作简单、创伤小、术后恢复快、并发症低等优点。但术后可能会出现粪便反流，导致腹痛、腹胀、恶心等不良反应。

四、 混合型便秘的手术疗法

混合型便秘是指出口梗阻和结肠传输功能障碍等多重因素引起的便秘。其实求助于外科医师的所谓难治性便秘，绝大多数属混合型重度便秘，这也是单独为慢传输型便秘或单独为出口梗阻型便秘而设计的手术治疗效果欠佳的主要原因。

对于这类便秘，到底应该是先解决慢传输问题还是先解决出口梗阻问题？还是同时解决呢？

分次手术由于较长的恢复期和并发症，会造成患者产生恐惧心理。同时一次手术具有满意的临床效果，但缺点是患者因为在术后短期时间内可能出现严重的腹泻。

国内采取的"金陵手术"施行结肠次全切除解除慢传输病因，同时行升结肠直肠（后壁）侧侧吻合，纠正盆底解剖和功能紊乱，从而解除了出口梗阻病因。近、远期疗效满意。

第 11 节　儿童便秘的治疗

北美洲儿科胃肠病、肝病和营养协会组织了便秘指南委员会为儿童便秘制定以下临床指南。

一、家长教育

教育家长、消除其忧虑是治疗的第一步，包括解释功能性便秘的发病机制。如果出现大便污物，要去除儿童和家长的负面态度，特别是让家长明白这不是故意或挑衅性的行为，治疗过程中鼓励家长保持积极的态度。必要时应反复进行教育。

二、去除直肠内的粪嵌塞

莜莜，女，6岁，便秘史2年，吃了许多药总不见效，妈妈带着她来京看病。最近又有2天没便了，来京的当天晚上莜莜突然想便，就赶紧上厕所，可是小姑娘怎么使劲，就是一点不出，但又总觉得有，整个晚上，妈妈和小姑娘都没有睡觉，直到第二天来看病的时候这大便也没出来。躺在检查床上，肛门外观看上去红红的，是用力排便造成的。指诊时触及直肠腔内较大粪球，稍微用力推下，小莜莜马上哭鼻子，说疼。诊为粪嵌塞。马上开了1支110 mL的甘油灌肠剂，慢慢插进直肠，把药灌进去。效果还不错，10分钟后，排出几块非常粗硬的粪块。

粪便嵌塞为在体格检查时明确发现腹下区有硬粪块，或直肠检查时发现扩张的直肠中有大量粪球，在治疗前除去嵌塞粪便很必要。

口服药物、直肠用药或二者同时使用均有效。口服药物可为大剂量矿物油、聚乙二醇、氢氧化镁、枸橼酸镁、乳果糖、山梨醇、番泻叶、双醋苯啶等泻药单独或联合使用。直肠给药使用磷酸苏打灌肠剂、盐水灌肠剂或在使用磷酸苏打灌肠剂后再使用矿物油灌肠剂。不推荐使用肥皂水、自来水和镁剂（存在潜在毒性）。婴儿使用甘油栓、年长儿使用双醋苯啶栓剂效果也较好。也可立即使用甘油灌肠剂。

三、维持疗法

在去除嵌塞粪便后，治疗重点为防止便秘再发。应开始维持治疗，包括饮食干预、行为调整及泻剂，以保证正常间歇的肠运动、维持良好的排泄。劝说儿童改变饮食，特别是要增加水、可吸收淀粉和不可吸收淀粉的摄入以软化大便。淀粉特别是山梨醇（在梨及苹果等果汁中含量较高）能增加大便次数及大便中的水分。使用泻药同时服葡甘露聚糖，对便秘治疗也有益处。平衡饮食（包括全麦、水果和蔬菜）也是治疗便秘的部分，但不应强迫。

四、行为调整

行为调整和规律性如厕习惯是治疗便秘的重要部分。无论有无溢流性大便失禁，餐后应有充足的如厕时间，这有利于儿童和照顾者保持排便频率的记忆（如标记在日历上）。因行为问题而影响疗效者，应介绍到心理保健医师处行行为调整或其他干预。便秘（特别是溢流性大便失禁）的成功治疗需要一个配合、能完成费时的干预措施、有足够耐心承受缓慢进展和复发的家庭。

五、药物治疗

为维持规律性排便，药物很必要。泻剂是最有益的，直到孩子能维持规律性的大便习惯。

泻剂包括：渗透性泻剂（乳果糖、山梨糖醇、大麦麦芽浸膏、氢氧化镁、枸橼酸镁、聚乙二醇3350）、渗透性灌肠剂（磷酸盐灌肠剂）、灌胃剂（聚乙二醇）、润滑剂（液体石蜡）、刺激性泻剂（番泻叶、双醋苯啶、甘油栓剂）。

当药物为必要时，推荐润滑剂矿物油、氢氧化镁、乳果糖、山梨醇、聚乙二醇或润滑剂与泻剂联合使用。

上述药物效果相同，可根据安全性、费用、儿童喜好、服药难易及医师的经验选择。为避免嵌塞粪便的再现，刺激性泻剂可间隙性短期使用（即救援疗法）。维持治疗需数月，当儿童形成规律性容易排便后才考虑停药。应意识到复发较常见，排便困难可持续到青少年期。

第十六章　肠子出头问题大——直肠脱垂

如果有一天你蹲下来排便，突然间排出的不仅有粪便，还有肠子。硕大的直肠挂在肛门外，这时候你不必惊慌，将其清洗干净，平卧，小心缓慢地将其推送回肛内，然后上医院接受检查和治疗。你必须清楚，自己患上直肠脱垂了，这是个非常麻烦的疾病。

第1节　直肠脱垂漫谈

直肠脱垂是肛管、直肠黏膜、直肠全层和部分乙状结肠向下移位脱出肛门外的一种疾病。中医称脱肛或截肠症。

我国是记述直肠脱垂最早的国家，《五十二病方》中记载的"人州出"即是脱肛。《诸病源候论》中记载"脱肛者，肛门脱出也"。在《神农本草经》中正式将本病命名为"脱肛"。

本病的发病率比较低，在肛门直肠疾病中约只占0.5%。常青睐儿童、年老体弱者和孕产妇，但主要的发病人群是先天性肛门括约肌发育不良者。

本病的危害主要是生活不便，但如果形成嵌顿则会引起疼痛、出血，甚至坏死。

第2节　直肠脱垂成因

　　患儿钟某，男，5岁，大便后直肠脱垂有大概1年时间，每次脱出约4cm，便后需要手推还纳。家长很着急，四处求医，有医生说是直肠脱垂，需要手术，也有医生说先观察看，暂时不应该手术。医生的两种意见让家长很矛盾，到底应该听谁的？手术毕竟不是小事，可现在不治又怕耽误病情，将来加重怎么办。来诊时从外观上看发育没有异常，肛门检查，是处于自然闭合状态，指诊感觉括约肌收缩力正常。我给出的建议是不需要手术，慢慢会自然康复。

　　这是6年前的一个病例，家长当时听从了我的建议，没有手术，大概是在孩子9岁的时候，他父亲因自己患痔疮来就医，欣喜的告诉我孩子的直肠脱垂现在已经好了，说我让孩子免了一次手术之苦。

　　当时我为何作出那样判断？主要是根据全身发育正常、肛门括约肌没有先天性缺损，直肠脱垂属于生理性暂时性改变。所以对于直肠脱垂作出病因判断非常重要。

　　本病的最主要发病原因是先天因素造成，所以很多患者在回答病史时都会说："小时候就有"，下面看看到底有哪些因素会造成发病。

　　1. 小儿发育未完善。小儿盆腔支持组织发育不够完善，不能对直肠承担充分的支持作用，骶骨弯曲尚未形成，耻骨直肠肌薄弱无力，使肛管直肠角较大，直肠呈垂直状态并活动。如果营养不良、久泻久痢、腹压持续增加时，直肠就会脱出。随着年龄的增长，10岁后会逐渐好转。

　　如果随着年龄的增长，脱出不仅没有缓解，且逐渐加重，那就属于病理性脱肛了，后期就需要手术干预了。

　　2. 支持直肠的组织软弱。肛门内括约肌和盆底肌先天发育不良、损伤、萎缩，不能支持直肠于正常位置。当腹压增高时，直肠发生移动而引起脱垂。

　　Muir、Ripatein都支持这一观点。近年来一些学者通过对肛门外括约肌、耻骨直肠肌的肌电图研究，以及用组织学的神经切除术，证明了骨盆底肌群或括约肌麻痹也是发病的原因。

3.患持续性增加腹压的疾病，如长期便秘、腹泻、气喘、百日咳等。

4.肛管直肠环损伤或括约肌松弛无力。

5.多次分娩，致使盆底肌及直肠支持组织松弛无力。

6.全身营养不良，或久病卧床，坐骨直肠间隙内脂肪被消耗，失去对直肠的支持作用。

7.腰骶神经损伤，肛门部神经功能失调，使肛门括约肌松弛无力，造成大便失禁，直肠、肛管、直肠黏膜脱垂。

有了这些因素，最终是如何导致直肠脱垂的呢？

一、中医观点

《素问》："气虚下陷，能使肛门脱出。"《疡科心得录》："老年人气血已衰，小儿气血未旺，皆脱肛。"《医方考》中记载："久泻则伤气，下多则亡阳，是气血皆亏矣。故今广肠虚脱。"

所以，中医认为本病主要的原因中气亏虚，升举无力，不能固摄所致。

二、西医观点

1.滑动性疝学说：1912年Moschcowitr认为，直肠脱垂是疝的发生过程。开始时是直肠膀胱或子宫陷凹，沿直肠向下通过盆底，成为滑动疝。长大的疝囊，由肛内脱出。

2.肠套叠学说：1968年Broden和Snellman认为，直肠脱垂是乙状结肠与直肠连接处发生套叠而引起。这种套叠与一般套叠不同，套叠起点无固定部位，因反复下脱，直肠末端外翻，通过肛门口脱出。近年来较多的学者同意此学说。1970年，Theuerkanf用特殊的X线活动摄影术，进一步证实套叠学说和直肠脱垂，首先发生在乙状结肠和直肠的交界处。

1975年Starleg认为肠套叠学说和滑动疝学说基本上是一致的，可以说滑动疝是肠套叠的早期表现，而肠套叠是滑动疝的后期结果。

第3节 直肠脱垂症状

一、脱出

初期，大便时直肠黏膜脱出，便后可自行复位。随着病情的发展和日久失治，身体抵抗力下降，脱出物逐渐增长、变粗，甚至咳嗽、走路、用力、下蹲时也会脱出，不易复位，须用手托回或卧床休息，方能复位。

二、出血

一般无出血症状，偶尔大便干燥、衣裤磨擦刺激，肠黏膜发生充血、水肿、糜烂，大便时有滴血、粪便带血或手纸擦血，但出血量均较少。

三、潮湿

由于部分病人肛门括约肌收缩无力，常有黏液自肛门内溢出或因脱出后未及时复位，直肠黏膜充血、水肿和糜烂，黏液刺激而感到肛门潮湿甚至刺痒。

四、坠胀

除直肠脱垂伴有发炎、腹泻有坠胀感外，全层脱垂者，由于直肠与乙状结肠套叠，压迫肛门部，影响血液淋巴回流，产生坠胀或里急后重。

此外，尚有腰骶部酸痛，尿频和大便次数增多，甚至发生嵌顿，但比较少见。而直肠黏膜内脱垂常有一定程度的排便困难、排便不尽感。

第4节 直肠脱垂分类

一、古典分类法

1.不完全性直肠脱垂：脱出部仅为直肠下端黏膜，又称黏膜脱垂。脱出长度为 2~3 cm，黏膜皱襞呈放射状，脱出部为两层黏膜组成。脱出的黏膜和肛门之间无沟状隙。

2.完全性直肠脱垂：为直肠的全层脱出，严重者直肠、肛管均可翻出肛门外。脱出长度常超过 10 cm，甚至 20 cm，呈宝塔形，黏膜皱襞呈环状排列，脱垂部为两层折叠的肠壁组成，触之较厚，两层肠壁间有腹膜间隙。

二、内脱垂和外脱垂分类法

1.内脱垂：直肠腔内黏膜与肌层分离，黏膜堆积肠腔但未脱出肛外，又称直肠内套叠。这种现象实际是直肠脱垂的初期表现。

2.外脱垂：外脱垂是指直肠全层脱出肛外。

三、三度分类法（1975 年全国衡水会议制定）

1. I°直肠脱垂：排便或增加腹压时，直肠黏膜脱出肛门外，长度约 3 cm，触之柔软，便后脱出部分可自行回纳。检查指诊时有脱垂黏膜堆积在肠腔内，触之柔软，能上下移动。镜检：由于黏膜松弛向下脱垂，而不易看到肠腔开口。

2. II°直肠脱垂：排便或增加腹压时直肠全层脱出，长度可达 4~8 cm，手压迫复位，触摸脱出的包块肥厚有弹性，肛门括约肌较松弛者。

3. III°直肠脱垂：排便时肛管、直肠、部分乙状结肠外翻脱出，长达 8 cm 以上，用手推压较难复位。脱出部为黏膜糜烂，触之肥厚，失去弹性，括约肌松弛，手法复位后，肛门闭合不紧者。

第5节　直肠脱垂药物治疗

一、中药外用

1.坐浴。方用收敛固脱洗剂（我方）：乌梅15 g、石榴皮30 g、五倍子15 g、明矾15 g、槐花10 g、苦参15 g。水煎，于脱出时坐浴，每次5~10分钟。坐浴后应及时将脱出直肠还纳肛内。本方法尤其适合小儿脱肛。

2.外敷。用脱肛散，该方出自《医统》，药物组成有：磁石1钱，军姜1钱，枯研5分。研极细末，以葱涎调，以绵絮蘸，塞肛内。可用于内痔和直肠脱垂。

也可用枯矾、五倍子、石榴皮、三七粉、冰片共研细末，敷于脱出的黏膜上，然后将脱出部分回纳。

二、中药内服

虚则补之，下者举之，中医多以补中益气，升提固摄治之。

常用中成药有：补中益气汤、六味丸、八味丸、十全大补丸、金匮肾气丸等。

第6节　直肠脱垂简易治疗

一、提肛运动

每日2～3次，练习提肛运动，即下蹲—站立—下蹲，每次连续做20次。下蹲时肛门放松，站立时用力收缩肛门，以增强盆腔肌肉筋膜对直肠的支持和固定作用，并能很大程度改善括约肌功能。如坚持三个月会有很大改善。

二、针刺法

体针选用长强、百会、足三里、承山等穴；耳针选用直肠下端、神门、皮质下等穴。可以增强盆腔内筋膜对直肠的支持和固定作用及肌肉的紧张力。

三、注射疗法

注射疗法治疗直肠脱垂是我国独有的方法，临床有一定效果。

注射部位：黏膜脱出，直肠黏膜下柱状注射。合并肌层脱出，应作双层注射，即黏膜下和直肠周围间隙。注射药物：6%明矾注射液、5%鱼肝油酸钠、收脱注射液、消痔灵注射液等。

第7节　直肠脱垂手术治疗

先介绍一个病例，这是一个来自福州的电话咨询患者。

吴某，男，38岁。直肠脱垂从小就有，但近5年加重。2014年8月在当地医院行经腹直肠悬吊术，手术后一个多月了大便排不出来，整天腹胀，连灌肠都拉不出来，喝泻药必须很稀才能排出来。现在饭不敢吃，非常痛苦，问有没有办法解决。他十分后悔做这个手术，一再问，还能不能再做回去，宁愿直肠脱出来，也不想现在这样拉不出来。他说现在非常消瘦，都不想活了，去当地医院，说没有办法解决。

这也许只是个特例，但对患者来说，到底应该选择什么样的手术？

国内外治疗直肠脱垂的术式有很多，但没有一种被公认为是最好的。选择一种术式，除疗效因素外，重要的是必须安全，并发症可控。

许大娘是建设兵团的一个老兵，72岁，直肠脱垂也伴随她近70个年头，垦荒生涯本来就很苦，加上得了这么个病，就更增添了很多麻烦，平时又不好意思和别人说，只能常年打着个吊带兜住它不让其出来。如今老了，也没有什么不好意思，正好听说有这方面的援疆专家过来，赶紧就来看了。检查时，刚刚蹲下来，直肠马上脱出，大概足足有 10 cm 长，属于最严重的Ⅲ°直肠脱垂。老人家体质还不错，没有高血压、心脏病和糖尿病这些老年病。决定给予手术治疗。手术大概进行了 40 分钟，当告诉老人这个消息时，她不相信，说怎么会这么简单，要是早知道这样，无论找到哪里，早也要做这个手术。术后老人是自己走着回病房的。

这是 2011 年的事，2013 年当我再次回新疆讲学时，获悉这个老人术后再也没有复发。这个手术名称叫"黏膜结扎肛管紧缩固定术"。

我对比多种直肠脱垂的治疗方法，认为内套叠和肛管松弛是直肠脱垂发病的两个关键要素，在进行手术设计时就重点针对这两点进行纠正。

1. 直肠黏膜纵向点状结扎。这需要在直肠脱出肛外下操作，结扎直肠壁松弛黏膜，结扎点成柱状排列，每柱 5~7 个结扎点。直肠腔内总共形成 5 条结扎固定柱。

2. 肛管紧缩固定。肠腔松弛黏膜结扎后将直肠还纳肛内，在肛门镜下观察直肠下端黏膜隆起，钳夹，在其下端行 8 字结扎，固定肛管。在肛缘外选择 1、5、7、11 点四个部位，作向肛外放射状的梭形切口，切除皮肤，然后连续缝合关闭切口，注意要深达肌层。完成后肛管明显缩小。

近十年的临床观察显示，该术式操作简便，安全有效，术后恢复快，效果令人满意，80% 的患者一次治疗即获得痊愈。广泛适用于不同程度的直肠脱垂。

第十七章　难消的水肿——慢性结肠炎

有些人经常拉肚子，上医院检查，肠镜报告说，肠黏膜充血、水肿。可是用了很多办法治疗，一两年后再去检查，还是这个结果。这水肿怎么就这么顽固呢？

第 1 节　慢性结肠炎漫谈

56 岁的老郭，一米八的个子，体重才 60 kg。有人说人生难得老来瘦，但老黄不是老来瘦，五年前他就这样，不仅瘦，精气神还差，上个三楼，会气喘吁吁。年轻时他不这样，这些年总是拉肚子才成了这样的。上医院检查，也没有发现啥大问题，做肠镜，报告说，肠黏膜充血，水肿，血管纹理不清。诊断是：慢性结肠炎。吃了好多中西药也没啥效果。一直大便不成形，五年前大便日行3~5次，现在还是这样。

老黄得的是慢性结肠炎，也就是说肠道有炎症，炎症不是用点消炎药就能好吗，他为何不好？

炎症，我们并不陌生，身体某处感染，我们说发炎了，赶紧吃消炎药。但熟悉并不代表了解，到底什么是炎症？很多人并不清楚。

炎症其实是机体的一种防御反应，当侵害我们机体的"敌人"来犯时，我们身体会积极应战，通过炎症充血和渗出反应，来稀释、杀伤、包围，

上篇　谈肛说肠不尴尬

235

或消灭这些"敌人"（损伤因子）。这时候，局部组织会出现红、肿、热、痛和功能障碍。杀敌当然是好事，为了保护好我们机体，就要杀灭一切来犯之敌。完成杀敌任务后，局部的炎症也会慢慢消退。机体的这种反应过程，医学上叫免疫反应。我们经常说的身体抵抗力，其实就是免疫能力。

但有时，免疫反应也会成为坏事。当免疫系统不能识别敌我，把自己人（自身组织）当坏人，而去展开围剿的时候，就会滥杀无辜，对正常组织造成损伤。由于是正常组织遭到围剿，所以局部的炎症反应一直不退，这种炎症反应就是坏事。慢性结肠炎就是这样一种炎症反应。

慢性结肠炎是一个非常宽泛的概念，广义讲，一切能引起肠道慢性炎症反应的疾病都是慢性结肠炎，狭义讲，慢性结肠炎只是一种以不成形便，或伴腹泻、腹痛、腹胀，但并不便脓血，肠镜下可见肠道充血水肿的疾病。

广义的慢性结肠炎包括这些疾病：

1. 肠道感染性疾病：慢性阿米巴痢疾、慢性细菌性疾病、肠结核、梨形鞭毛虫病、血吸虫病、肠道念珠菌病。

2. 肠道非感染性炎症：炎症性肠病（克罗恩病和溃疡性结肠炎）、放射性肠炎、缺血性结肠炎、憩室炎、尿毒症性肠炎。

3. 肿瘤：大肠癌、结肠腺瘤病（息肉）、小肠恶性淋巴瘤、胺前体摄取脱羧细胞瘤、胃泌素瘤、类癌、肠血管活性肠肽瘤等。

4. 小肠吸收不良：原发性小肠吸收不良、继发性小肠吸收不良。

本章介绍的是狭义慢性结肠炎（以下称"慢性结肠炎"），包括西医的慢性功能性腹泻、肠易激综合征，中医的泄泻、五更泻等。泄者，泄漏之意，大便稀薄、时作时止，病势较缓。泻者倾泻之意，大便直下，如水倾注，病势较急。泄与泻有缓急之别。

慢性结肠炎的发病率非常高，尤其是中老年人，据统计，我国 40 岁以上发病率高达 16.5%，男女比例相当，儿童少见。

第2节 慢性结肠炎成因

本病原因不清，西医认为主要与免疫功能紊乱和肠道菌群失调有关，中医认为是脾胃或脾肾虚损。

一、肠道菌群失调

乔某，女，78岁。半年前尿路感染，医生给开了阿莫西林口服，吃到第十天时开始腹泻，早上还没起床，肚子就咕噜咕噜叫，就要大便。一般一天要拉5~6次，还伴有腹胀。拉出来的大便就像肠黏膜。她就吃黄连素，有的时候也配合整肠生，但就是不见好。

这是我下社区时遇到的一个病例，来的时候舌苔白腻。综合这些情况，判断是由抗生素引起的肠道菌群失调导致的腹泻，后通过中药调整，3周后恢复正常。

有学者统计，慢性结肠炎70%存在肠道菌群失调，菌群失调已经成为损害肠道健康的罪魁祸首。

二、免疫功能紊乱

见第十九章。

三、中医观点

我们先看看古人是怎么看的。《罗氏会约医镜》："泻由脾湿，湿由脾虚。"《医宗必读》："无湿不成泻……脾土强者，自能制湿，无湿则不泄。"《景岳全书》："泄泻之本，无不由脾胃。"

原来之所以会拉肚子，肠子出现水肿，"湿"是罪魁祸首。湿是什么，身体内为何有湿？

湿是没有被运化出去的水，是一种病邪。正常情况下，人体获得水

上篇　谈肛说肠不尴尬

的途径有两个：消化道和呼吸道，当然，如果是输液，水也会通过血管直接进入体内。呼吸道的水来自空气，通过肺进入体内。如果空气干燥，水分就少，像秋天，我们会感觉很燥。相反，如果肺功能出现问题，也会导致水停成湿的情况。消化道的水来自食物和直接喝进来的水，通过脾胃和肠道进入身体，这是水分的最主要来源。当脾胃功能下降，水没有被运化出去，就会停留在组织中和消化道，这时候就变成了湿。所以，湿的产生有两个途径，外感和内伤。外感就是周围环境中湿气太重，或淋雨，身体适应能力下降，就会生湿。内伤就是脾胃功能下降。

哪些因素会损伤脾胃功能呢？

（一）饮食所伤

饮食不洁（节），过食辛辣炙煿肥甘厚味，损伤脾胃，纳运失职，水谷不能化为精微营养，反成痰浊水湿、阻碍中焦升降气机，影响大肠传导功能而发生泄泻。饮食所伤是脾虚的一个重要原因。

（二）情志失调

人体五脏间是相生相克的关系，肝和脾关系最为密切，思伤脾，日久忧思恼怒，所欲不遂，肝失疏泄，肝气横逆乘脾，脾胃受制，运化失常而成泄泻。这叫肝郁乘脾。

（三）肾虚无能助脾

肾阳虚衰，命门之火不能温煦脾土，不能帮助脾胃腐熟水谷，消化吸收，运化失常就会出现泄泻。这就是老年人五更泻的原因。而黎明之前，阳气不振，阴寒较盛，故容易发作。所以慢性结肠炎更青睐老年人。

第3节　慢性结肠炎症状

所谓慢性，是指症状反复超过2月，主要症状如下：

1.腹泻：大便很少成形，多为糊状或溏便。有时在稀便中还夹杂黏液。但无血。多数患者1天超过1次大便，有时晨起即泻，有时饭后即泻，或紧张时就泻。即使缓解，稍吃不洁的食物，马上就会又泻。起病缓慢，可持续不缓解或活动与静止交替呈慢性反应。

2. 腹痛：多为左下腹疼痛，呈隐隐作痛，喜按，或可摸到腹部长条形包块。有时脐周疼痛。

3. 腹胀：下腹胀满，或胀痛。

4. 消瘦：迁延日久，体重下降，消瘦，精神不振。

5. 其他：少数患者表现为腹泻与便秘交替出现。

第4节　慢性结肠炎检查

粪检：为了查找血液，感染，白细胞，寄生虫，排除特异性感染。

血检：为了检查感染和炎症。

结肠镜：慢性结肠炎必须通过内窥镜检查才能明确炎症的不同范围和病变的程度，从而明确诊断。有时候，结肠镜并没有发现肠道炎症和水肿，但也不能就此排除慢性结肠炎可能。

第5节　慢性结肠炎分类

一、功能性腹泻

一般由胃肠蠕动过快引起，本病是一种表现为不伴腹痛，持续性或复发性解软便、水样便的病症。按之有硬块，空腹症状加重。常表现为不伴有腹痛或腹部不适的少量多次的排便，慢性功能性腹泻可在 7~31 个月内得到缓解。

二、五更泄

首见《张氏医通·大小府门》。又名鸡鸣泄，肾泄。病因是由肾阳不足，命门火衰，阴寒内盛所致。

其症状特点为：黎明泄泻，肠鸣脐痛，泻后痛减，大便稀薄，混杂不消食物，形寒肢冷，四肢不温，腰膝酸冷，疲乏无力，小便清长，夜尿频多。

三、肠易激综合征

见下章。

第6节　慢性结肠炎药物治疗

症状较轻，仅是不成形便，大便日行不超过3次，一般不需要药物治疗，可以通过饮食和生活来调整。除此之外，应该考虑适当的药物治疗。

一、西医治疗

以下三类，根据病情可以单独，也可以配合使用。

（一）抑制肠蠕动药

合成的鸦片类制剂，如可待因、苯乙哌啶（止泻宁）、洛哌丁胺（易蒙停）、复方樟脑酊，作用机制是抗蠕动、抗分泌，可用于任何慢性腹泻。

但有成瘾性和对炎性肠道病久用导致巨结肠的危险，对感染性腹泻，可能会延长腹泻病程，应慎用。

（二）肠黏膜保护剂

思密达，是一种硅铝酸盐，其主要成分为八面体蒙脱石微粒，其粉末粒度达 1~3 μm，对消化道黏膜具有很强的覆盖能力，并通过与黏液蛋白相互结合提高黏液的质与量，使黏液韧性增强，加强消化道黏液屏障，因而能有效地阻止病原微生物的攻击。一次服药可维持 6 小时之久，是临床肠道疾病的常用药。也可用于孕妇及哺乳期妇女腹泻、结肠炎性病变。成人每日 3 次，每次 1 袋，亦可用 2~3 袋溶于温水，50~100 mL，保留灌肠，每日 1 次。

该药因来源于纯天然矿物，安全性高、副作用轻，在肠道疾病治疗中倍受推崇。

（三）益生菌

益生菌药物种类繁多，以下列举几种，可以选择 1~2 种使用。

1. 培菲康：由双歧杆菌、嗜酸乳杆菌及粪链球菌制成的活菌胶囊制剂，210 mg/粒。成人 2~3 粒/次，2~3 次/天。小儿：＜1 岁，半粒/次；1~6 岁，1 粒/次；3~13 岁，1~2 粒/次，2~3 次/天。婴幼儿可剥开胶囊倒出粉末用温开水冲服。

2. 丽珠肠乐：是青春型双歧杆菌经过纯化培育生长的专性厌氧菌菌株。为肠溶性胶囊制剂，每粒含双歧杆菌活菌 0.5 亿个，成人口服 1~2 粒/次，早晚餐后各服 1 次。

3. 金双歧：又称双歧三联活菌片。本品由长双歧杆菌、保加利亚乳杆菌、嗜热链球菌等组成。每片含 0.5 g（含长双歧杆菌 0.5 亿个），成人口服 4 片/次，2 次/天。

4. 整肠生：为我国首次分离的地衣芽胞杆菌无毒菌株的活菌胶囊制剂，每粒 0.25 g（含 2.5 亿个活菌）。成人口服 0.5 g/次，3 次/天，首次剂量加倍，儿童减半或遵医嘱。

5. 美肠安：枯草杆菌肠球菌二联活菌肠溶胶囊，本品含有屎肠球菌和枯草杆菌两种活菌，这两种菌是健康人肠道中的正常菌群成员，服用本品可直接补充正常生理活菌，抑制肠道内有害细菌过度繁殖，调整肠道菌群，对成人急慢性腹泻有一定的治疗作用。12 岁以上儿童及成人：口服，一次 2 粒，3 次/天。12 岁一下儿童可服用妈咪爱（枯草杆菌肠球菌二联活菌多维颗粒）。

二、 中医治疗

中医治疗本病有较大优势。

（一）治泻九法

明朝李中梓在《医宗必谈》一书中提出治泻九法：淡渗、升提、清凉、疏利、甘缓、酸收、燥脾、温肾、固涩，对临证具有重要的指导意义。

1. 淡渗。淡渗可以利湿，使湿邪从小便排出，中医有利小便实大便一说。例如泄泻清稀，小便不利，舌苔白，脉濡。药有茯苓、猪苓、泽泻、冬瓜子、薏苡仁等药。成药有六一散、五苓散、胃苓散。

2. 升提。李中梓云："气属于阳，性本上升，胃气注迫，辄尔下陷，升、柴、羌、葛之类，鼓舞胃气上腾，则注下自止。又如地上淖泽，风之即干，故风药多燥，且湿为土病，风为木药，木可胜土，风亦胜湿，所谓下者举之是也。" 临床常用益气举陷、健脾升提止泻之法，方如升阳除湿汤、补中益气汤等。

3. 清凉。本法主要针对夏季急性腹泻，属于热淫湿邪或夏令暑湿蕴结肠胃，邪热交蒸，热迫肠道之热泻。清凉药如黄芩、黄连、黄柏、苦参、马齿苋等，方用黄芩芍药汤、薷苓汤等。

4. 疏利。李中梓认为痰、食、气、水留滞均可致泻，所以通过疏利祛邪法来治疗，包括燥湿化痰、疏肝理气、消食导滞、攻逐水饮、活血化瘀等。邪气不同，用药各异。本法适用于因实因滞引起的腹满泄泻之证。代表方有疏利汤：陈皮、法半夏、茯苓、猪苓、厚朴、泽泻、乌药、神曲、吴茱萸、炙甘草。

5. 甘缓。就是以味甘补中之品，急固中焦，以缓下趋暴注之势。方用大断下丸、浆水散。

6. 酸收。酸可收敛，对于久泻不止或反复发作，正气耗伤，用酸收之品，以止泄泻。常用药物有诃子、乌梅、石榴皮、五倍子、五味子、肉豆蔻等，方用固肠丸、乌梅丸、真人养脏汤、五味子散。

7. 燥脾。临床最常用的方法，健脾燥湿，方用参苓白术散、六君子汤等。

8. 温肾。久泻常属下元无火，如五更泄，当以温补脾肾、补火生土，常用干姜、乌药、肉桂等温补肾阳，方如四神丸、附子理中汤、八味丸等。

9.固涩。固涩法主要针对泄泻日久，脾肾虚寒，邪少虚多，关门不固，滑脱不禁之证，临床常与燥脾法、温肾法配合运用，常用赤石脂、禹余粮、炒诃子、石榴皮、肉豆蔻、粟壳等药物，方如赤石脂粮丸、桃花汤、真人养脏汤等。

以上九法，有治标，也有治本，临证应根据病情灵活选用，急则治标，缓则治本，但有时也要标本兼治。

（二）最常见证型与治法

本病病位在肠，发病与脾胃肝肾有关，基本病机以脾虚湿胜为主，故健脾化湿为基本治则，兼顾其他。下面介绍临床最常见的三个证型。

1.脾虚夹湿型：神疲乏力、纳呆脘闷、肠鸣腹泻、粪便夹有不消化物为特征，舌淡苔白，脉濡缓。方用参苓白术散或香砂六君子汤加减。偏寒加肉桂、炮姜；偏热加黄连、黄芩与炮姜寒温并用。慢性功能性腹泻可以此法。

2.肝气侮脾型：腹泻与情绪变化后发生，以胸胁胀满痛疼、腹痛即泻、泻后痛减、大便不畅为特征，苔薄白，脉弦细。方用逍遥散合痛泻要方加减。重加白芍、炙甘草以缓急止泻，同时加槟榔、焦三仙以消补兼施。肠易激综合症可用此法。

3.脾肾两虚型：是本病的严重和难治阶段，病程较长，以畏寒、面色晄白、腰膝酸冷、肠鸣腹泻多在黎明前，或滑泻、泻下完谷不化之物为特征，舌淡苔白滑、脉沉细无力。方用四神丸合连理汤加减。改干姜为炮姜，入乌梅、芡实、乌药等温涩肠道。五更泄可用此法。

第 7 节 　慢性结肠炎简易治疗

一、针灸

脾虚湿盛型：取脾俞、水分，均用灸法；取阴陵泉、公孙，均用泻法。

肝郁脾虚型：取脾俞、胃俞、足三里，均用补法；太冲、行间，均用泻法。

脾肾阳虚型：在神阙（肚脐）处用隔药灸、隔盐灸、隔姜灸。

二、拔火罐

一般于脾俞、肾俞、中脘、关元、天枢等穴位处拔火罐。

三、耳针

取小肠、大肠、脾、胃、肾、肝、交感等穴，可针刺，也可贴敷。

四、推拿

患者先取坐位，用拇指平推下背部两侧足太阳膀胱经循行部位，约10分钟。继之掐揉脾俞、胃俞、足三里。再让患者俯卧，用掌摩腰部两侧，约5分钟，最后点揉命门、肾俞、大肠俞、八髎等穴。

第8节　慢性结肠炎诊治误区

1.滥用抗生素。这是很多腹泻患者的习惯做法，认为结肠炎就是感染，就得消炎，氟哌酸、黄连素成了家常便饭。还有些患者喜欢输液，输抗生素，只要"水"一挂上，心理就踏实了。其实这是非常错误的，急性腹泻，有明确诱发原因，可以根据情况短时间适当使用抗生素，但对于慢性结肠炎，完全不需要抗生素。长期使用抗生素会导致肠道菌群失调，不仅起不到止泻作用，还会加重腹泻。从中医角度讲，慢性腹泻多虚寒，抗生素都是苦寒药，越用身体会越寒。经常服用抗生素的患者，呈现出非常典型的白腻苔。

2.什么都不吃。因为吃了就要拉，所以很多患者这也不吃，那也不吃，结果体质越来越差。正确的做法是，生冷、辛辣刺激肥甘厚味不吃，卫生、易消化的、适合自己体质可以吃。生的可以煮熟吃，肉可以吃一些温性的。

只有补充身体足够的营养，才有康复的希望。

3. 喝酒。说酒能杀死肠道中的细菌。喝酒会刺激胃肠道，导致胃肠道充血、蠕动加快、分泌增加，因此会加重肠道炎症反应，影响疾病的恢复。

4. 灌肠。中药、西药灌肠，认为这样药物直达病所，效果会更好。慢性结肠炎本身原因就不明，外用抗生素或清热解毒中药只能短暂缓解炎症反应，不可能有太大治疗作用。同时，外用抗生素一般7天就会产生耐药性，超过这个时间再灌，就会成安慰剂。

5. 将大便中的黏液当作肠黏膜，人为造成紧张状态。

6. 因惧怕疼痛而拒绝肠镜检查。慢性腹泻和腹痛是必须要做结肠镜的，肠镜可以发现很多早期肠道疾病，抓住有利时机，及时治疗。

第9节　慢性结肠炎预防

本病是一种慢性疾病，日常养护的意义要大于药物治疗，平时应该在以下几个方面加以注意。

一、心态平和

对于本病来说，平和的心态胜过任何灵丹妙药。很多患者都有这样的体会，经过一段时间的治疗，各方面都控制得非常好，但生一口气，发一通脾气，或者一件事想不开，马上就会发病。为什么？情志多属肝，肝气不舒，人体整个功能状况都会下降，同时脾也会成为第一个受害者，肝气犯脾，所以胃肠道马上就会表现出来。所以一定要控制好自己的情绪。

二、注意保暖

本病的患者大多数都属于脾虚，或脾肾两虚的虚寒体质，所以要注意保暖，避免受寒。

三、合理膳食

注意饮食卫生，忌食油腻、厚味、坚硬难于消化的食物。豆类及豆制品，麦类及面制品，以及大蒜、韭菜、洋山芋、皮蛋、卷心菜、花生、瓜子等易产气食物。应少进食。牛奶滑肠应禁食。西瓜、香瓜、黄瓜、香蕉、桃子、柿子、枇杷、生梨等瓜果性属寒凉，会损及脾阳，又易滋生湿邪，困阻脾胃的运化功能，有的还有滑肠作用，从而导致腹泻频作。

应食用有营养、高热量易于消化的食物，用扁豆、薏苡仁、莲子、山药等熬粥。亦可少量食用苹果、柠檬等水果。

对五更泄，可食用附子煨羊肉、胡椒粉、金樱子粥等。

四、增强体质

患者平常应加强锻炼，如打太极拳，以强腰壮肾，增强体质。

第十八章　肠子也会紧张——肠易激综合征

有些人心理脆弱，遇事不论大小，紧张得不行，心跳加速，浑身出汗，肌肉紧张。有些人的肠子也如同这种心理一样，很脆弱，遇一些小的刺激，马上紧张，表现出来就是腹痛、腹泻或便秘，检查又查不出什么器质性变化，这就是肠易激综合征。

第1节　肠易激综合征漫谈

肠易激综合征，英文名 irritable bowel syndrome, 简称 IBS。以往也称过敏性结肠、易激结肠和黏液性结肠炎。中医属泄泻和腹痛范畴。

IBS 的两个特点是，腹部疼痛或不适伴排便异常组成的一组肠功能紊乱综合征，同时无任何器质性肠道改变或生化指标异常。

IBS 是最常见的一种功能性肠道疾病，其发病率，欧美报道为 10%～20%，我国北京一组报道为 8.7%。患者以中青年居多，50 岁以后首次发病少见。男女比例约 1:2。

IBS 又分为腹泻主导型、便秘主导型和腹泻便秘交替型等亚型，腹泻主导型占 63.2%，便秘主导型占 27.0%，腹泻便秘交替型和胀气型占 9.8%。

上篇　谈肛说肠不尴尬

第 2 节　肠易激综合征成因

本病的具体发病原因目前尚不清楚，精神心理因素、饮食、药物或激素均可促发或加重这种高张力的胃肠道运动。

一、病因

（一）精神因素

这是目前认为相对明确的 IBS 成因。大量调查表明，IBS 患者存在个性异常，焦虑、恐惧、抑郁积分显著高于正常人，应激事件发生频率亦高于正常人。他们倾向于将精神上的困扰表达为消化道的主诉。医生在问诊时应了解其有无无法解决的心理问题，包括性虐待和躯体恶习。

（二）饮食因素

约 1/3 患者对某些食物不耐受而诱发症状加重。

（三）肠道感染

部分患者 IBS 症状发生于肠道感染治愈之后，其发病与感染的严重性及应用抗生素时间均有一定相关性。

二、病理

（一）胃肠动力学异常

通过检测结肠慢波频率和结肠高幅收缩波，发现 IBS 患者明显增加，这两项指标分别与结肠分节收缩有和肠内容物长距离推进性运动有关。

（二）内脏感知异常

IBS 患者对肠道活动异常敏感。直肠气囊充气试验表明，IBS 患者充气疼痛阈明显低于对照组。回肠运动研究发现，回肠推进性蠕动增加可使60%IBS 患者产生腹痛，而在健康对照组仅 17%。

（三）其他

IBS 患者常发生黏液过度分泌。小肠和乙状结肠的环形肌和纵行肌对动力异常特别敏感,近端小肠对食物和拟副交感神经药物具有高度反应性。

第3节 肠易激综合征症状

肠易激综合征症最主要的临床表现是腹痛与排便习惯和粪便性状的改变。

一、腹痛

几乎所有 IBS 患者都有不同程度的腹痛。疼痛呈绞窄样，阵发性发作，或持续性隐痛，部位不定，以下腹和左下腹多见。多于排便或排气后缓解。

二、腹泻

一般每日 3~5 次，少数严重发作期可达十数次。特别是在进食刚开始，过程中或刚结束出现突发性腹泻。大便多呈稀糊状，也可为成形软便或稀水样。多带有黏液，部分患者粪质少而黏液量很多，但绝无脓血。部分患者腹泻与便秘交替发生。

三、便秘

排便困难，粪便干结、量少，呈羊粪状或细杆状，表面可附黏液。

四、其他消化道症状

多伴腹胀或腹胀感，可有排便不尽感、排便窘迫感。

五、全身症状

一部分患者可有失眠、焦虑、抑郁、头昏、头痛等精神症状。

六、体征

无明显体征，可在相应部分有轻压痛，部分患者可触及腊肠样肠管，直肠指检可感到肛门痉挛、张力较高，可有触痛。

七、分型

根据临床特点可分为腹泻型、便秘型、腹泻便秘交替型以及胀气型。

第4节　肠易激综合征诊断

一、国内标准（1986年）

1. 以腹痛、腹胀、腹泻或便秘为主诉，伴有全身性神经症状（症状持续或反复超过3个月）。

2. 一般情况良好，无消瘦及发热，系统体检仅发现。

3. 多次粪常规及培养（至少3次）均阴性，粪隐血试验阴性。

4. X线钡剂灌肠检查无阳性发现，或结肠有激惹征象。

5. 结肠镜示部分患者运动亢进，无明显黏膜异常，组织学检查基本正常。

6. 血、尿常规正常，血沉正常。

7. 无痢疾、血吸虫等寄生虫病史，试验性治疗无效（注：指甲硝唑试验治疗和停用乳制品）。

符合上述标准者，一般可作出临床诊断。但要注意与一些表现隐匿或症状不典型的其他疾病鉴别，对诊断有怀疑者可选择有关的进一步检查。

二、国际标准（罗马Ⅲ标准）

在最近的3个月内每月至少有3天具有反复发作的腹痛或不适，并有下列症状中的2个或以上：

1. 排便后症状改善

2. 伴随排便频率的改变

3. 伴随粪便性状的改变

诊断标准建立在最近的3个月和诊断前至少6个月出现症状。不适意味着区别于疼痛的难受的感觉，在病理生理研究和临床试验中，入选的个体在观察期间疼痛 / 不适的频率至少一周两天。

第 5 节　肠易激综合征治疗

一、药物治疗

（一）胃肠解痉药

抗胆碱药物可作为症状重的腹痛的短期对症治疗。钙通道阻止剂如硝苯地平对腹痛、腹泻有一定疗效，匹维溴胺（得舒特）为选择性作用于胃肠道平滑肌的钙通道阻止剂，故副作用少，用法为 50 mg，3 次 / 日。

（二）止泻药

洛哌丁胺或复方地芬诺酯止泻效果好，适用于腹泻症状较重者，但不宜长期使用。一般的腹泻宜使用吸附止泻药如思密达、药用炭等。

（三）泻药

对便秘型患者酌情使用泻药，但不宜长期使用。半纤维素或亲水胶体，在肠内不被消化和吸收，而具强大亲水性，在肠腔内吸水膨胀增加肠内容物水分及容积，起到促进肠蠕动、软化大便的作用，被认为是治疗 IBS 便秘比较理想的药物。如欧车前子制剂和天然高分子多聚糖等。

（四）抗抑郁药

对腹痛、腹泻症状重而上述治疗无效且精神症状无明显者可试用。如脱甲丙咪嗪、丙咪嗪和阿米替林，每日 50~100 mg。

（五）联合用药

奥美拉挫肠溶片、谷维素片、马来酸曲美布丁片、联合治疗。

（六）其他

肠道菌群调节药如双歧杆菌、乳酸杆菌等制剂，可纠正肠道菌群失调，对腹胀、腹泻有效。促胃肠动力药如西沙必利有助便秘改善。

二、中医治疗

本病主要调理肝脾，可用逍遥散和痛泻要方加减。

个人经验方：白芍30 g、元胡15 g、川芎15 g、防风10 g、小茴香10 g、木香15 g、柴胡10 g、炙甘草10 g。水煎内服。

第6节　肠易激综合征预防

本病应少吃或不吃酸、冷、硬和一些不易消化的食物。多吃一些可溶性膳食纤维。尽可能避免摄入胃肠道敏感的食物，大豆、洋葱产气，苹果汁、梨汁、葡萄汁致泻，咖啡因、酒精刺激，这些都应适当规避。

消除紧张情绪、消除心理负担、增强信心非常重要。和患者进行富有同情心的交流，解除患者精神压力，让患者明确自己患的是 IBS，而不是癌症。让病人了解 IBS 是良性、慢性、易复发的肠道运动紊乱性疾病，是能控制治疗的。

生活规律、睡眠充足，加强锻炼，增进体质。

腹部安放热水袋、按摩、日光浴和温水浴、频谱等理疗有一定作用。

第十九章 可怕的溃疡——非特异性溃疡性结肠炎

　　这是一种发生在肠黏膜上的溃疡，病情十分顽固，反复发作，一旦确诊，治愈的可能性微乎其微。不仅如此，其对肠道的损害是严重的，水肿、糜烂、溃疡、甚至癌变，及贫血、腹痛等。所以说，这是一种可怕的溃疡。但本病并非不治，很多方法都有效，很多人同样过着充实而又丰富多彩的生活。关键是要接受长期、规范、合理的治疗。

第 1 节　溃疡性结肠炎漫谈

　　本病的全称是"非特异性溃疡性结肠炎"，英文名 Ulcerative Colitis，简称UC。国外又称为"溃疡性大肠炎"或"特发性结肠炎"。中医称为"痢疾""泄泻""便血""肠风"和"脏毒"。

　　所谓特异与非特异，是指有无明确的发病因素，比如因结核、细菌感染，就属于特异性。而 UC，找不到明确原因，所以称为"非特异性"。同时这是一种溃疡性改变，发生在结直肠，所以称为非特异性溃疡性结肠炎。

　　UC 发病率逐年升高，在西方国家人群中患病率约为每 10 万人 40~80 例，亚洲人群中发病率相对较低，但近年随着我国经济生活水平的提高本病发病率逐年增加，据国内报道，1980—1984 年报告的病例比 1975—1979 年高达 8 倍。目前本病已引起医疗界的普遍关注。本病可发于任何年龄，但多见于 20~40 岁，女性多于男性。

UC 发生的部位多位于乙状结肠和直肠，也可延伸至降结肠，甚至整个结肠，但不会到达小肠。距离肛门越近，病情会越重。侵犯的深度局限于结肠黏膜及黏膜下层，一般不会到肌肉层或全层。打个比喻，就好比只侵犯墙壁的粉刷层和墙皮，而不累及砖块层。

UC 是一种慢性疾病，也就意味着，会很顽固，会反复发作，但一般不会危及生命。

第 2 节　溃疡性结肠炎成因

本病是一种病因及发病机制尚不明确的炎症性肠病。病因繁多，大多数认为是免疫、遗传、环境、感染、肠道菌群等多种因素共同作用的结果，但均无足够的证据。目前多数学者认为：本病的发生免疫因素与遗传因素相互存在，而其他各种因素多是诱发因素。

一、免疫因素

免疫是人体对抗外来侵袭的一种保护性反应。但如果免疫系统出现了问题，分不清敌我，误把自身组织当成敌人进行围剿，这样，就会对自身组织造成伤害，这就是自身免疫性疾病。如系统性红斑狼疮、类风湿性关节炎、硬皮病、甲状腺机能亢进等就是这类疾病。现在认为，UC 也是这种病，其发病与免疫有着密切的关系，这种关系主要体现在体液免疫、细胞免疫、免疫复合体三个方面。

1. 体液免疫：本病患者免疫球蛋白常有升高，并在血清中找到多种非特异性的抗结肠抗体。

2. 细胞免疫：本病患者的周围血中 T 淋巴细胞数和比率、淋巴细胞转化率、白细胞及巨噬细胞游走阻试均有降低，说明本病的发生与细胞免疫功能下降有关。

3. 免疫复合体：采用荧光免疫显示法发现本病患者的结肠黏膜固有膜中有 IgG、补体和纤维蛋白元沉积的免疫复合体存在。有人用人类血清蛋白和抗血清白蛋白预制成的复合物成功地制成了本病的动物模型。这些都说明免疫复合体可能是产生本病的局部病变的原因之一。

此外本病及家族史中常伴有关节炎、结节性红斑、眼的葡萄膜炎与血管炎病变等肠道外的免疫性疾病，同样表明 UC 发生与免疫因素密切相关。

二、遗传因素

多数学者认为遗传因素是 UC 发病的重要因素。

有关数据表明，炎症性肠病患者与普通人群相比，其家族发病率较高，血缘关系越近发病率越高。

丹麦调查表明，单卵双生者，UC 发病率为 18.2%，双卵双生者发病率为 4.5%，可见单卵双胞胎发病率高于双卵双胞胎，说明 UC 具有遗传倾向性，且其具有复杂性、多重联合基因性和不纯一性。

此外，本病的发生具有地区性差异性，欧美国家的家族性及发病率明显高于亚洲人群。在种族差异上白种人发病率高，黑种人发病率低。

三、肠道菌群

有学者认为肠道内致病菌与正常菌群的比例失调是 UC 发病的触发点。在多项小鼠模型实验中发现 UC 患者急性期和缓解期肠道内细菌种类增加，但肠道内双歧杆菌和乳酸杆菌减少。用细菌培养以及定量 PCR 检测 UC 与健康者对照者的肠道黏膜细菌，发现 UC 患者肠道黏膜细菌显著高于对照组。

由于肠道菌群失调或易位，导致肠上皮通透性增加，防御性下降，使肠黏膜功能受损，肠腔内的抗原、内毒素等促炎物质进入肠黏膜固有层，

上篇 谈肛说肠不尴尬

而诱发免疫反应。临床上应用激素、免疫抑制剂治疗 UC 有效，进一步说明溃疡性结肠炎患者免疫耐受性降低。

四、环境因素

一系列研究表明，饮食不当、劳累、精神紧张、吸烟、阑尾切除、服用避孕药、妊娠等，可以使易感者对肠道细菌免疫反应能力下降，导致了肠道对正常菌群的耐受性降低，从而诱发了溃疡性结肠炎。因此，积极祛除易感因素、有效预防环境污染、建立良好的生活方式能预防溃疡性结肠炎的发生并改善临床症状。

五、感染因素

尽管到目前为止还没有分离出一种与溃疡性结肠炎发病密切相关的感染因子，也不能确定其与细菌、病毒感染的直接关系，但本病发病前多数有肠道感染史，且 UC 发作时血中检出了巨细胞病毒、轮状病毒、衣原体抗体，且大便与健康人的相比，其中大肠杆菌的数量呈有意义性增加。在短期内应用抗生素治疗有效，炎症恢复正常，但慢性反复发作过程时反复应用抗生素治疗无效，肠壁组织学检查提示症状缓解期仍可见炎症病理变化。可见感染与溃疡性结肠炎的发病密切相关，感染可促使溃疡性结肠炎发生，但具体作用机制尚待进一步研究。

六、其他因素

部分患者表现为对某类食物过敏，如牛奶等。当进食该类食物后常可引起复发，禁食此类食物后病情可好转或消失。

某些溃疡性结肠炎患者由于精神障碍引起植物神经功能失调、平滑肌痉挛、血管收缩、组织缺血、毛细血管通透性增高等病理改变，最终导致肠壁炎症及溃疡形成，此类患者采用精神疗法可收到一定疗效。

有些学者认为一氧化氮、血管损伤与血小板聚集、抗内皮细胞抗体等因素均与 UC 发生有关。

第3节　溃疡性结肠炎症状

一、便血
便血是 UC 的早期和最主要症状，鲜血或暗色血，后期是黏液或脓血便。鲜血多为直肠溃疡，一般血量比较大。出血日久，可导致贫血。

二、腹痛
重症和活动期，腹痛比较明显，疼痛拒按，在排便后或给予止痛剂方可缓解。

三、里急后重
急于想排便，但排出不畅，肛门重坠，多伴有脓血便。排便次数多。

四、腹泻
是否腹泻和腹泻的次数，反映溃疡侵犯的范围，如果仅发生在直肠，大便一般会成形，也很少会腹泻。但如果累及全结肠，就会出现腹泻，最多时可达日行数十次，消瘦严重。

五、肠外症状
偶尔会伴关节炎，虹膜睫状体炎，肝功能障碍和皮肤病变及发热等。

第4节　溃疡性结肠炎检查

一、腹部触诊
左下腹部或下腹部可有压痛，病重出现腹部压痛、反跳痛、腹肌紧张，应注意并发急腹症。

二、内窥镜检查

这是 UC 目前最重要的检查手段。镜下见肠段黏膜充血、水肿、粒状突起、多发性点状或斑片状浅小糜烂或溃疡，表面有黏液或黄白苔。肠黏膜较脆弱，镜角擦过易出血，由于水肿和淋巴组织增生，可见假性息肉。

三、X 线检查

肠黏膜皱襞纹理紊乱，肠管边缘模糊，重者肠管边缘可见毛刺状或锯齿状变化。如见圆形充盈缺损，常为假性息肉，重者，肠袋消失，肠管呈狭长的铅管状。

四、实验室检查

（一）粪便检查

肉眼可见有血、脓、黏液，急性期镜下可见大量红细胞、白细胞、脓细胞、巨噬细胞，大便培养无致病菌。

（二）血液检查

重病人多有轻中度贫血，血红蛋白减少，白细胞多正常，重症者可明显增高，出现核左移或中毒颗粒等，血沉增快是活动的重要标志之一。

血清蛋白电泳亦可作为本病活动性的重要标志。

α_1 糖蛋白增高——处在活动期，α_2 糖蛋白增高——病情缓解。

病情重：电解质紊乱，低 K 最常见，低 Na 次之，也可见低 Mg。

（三）免疫学检查

1.体液免疫：活动期测免疫球蛋白，可见 IgG、IgM、IgA 增高，以 IgG 明显增高最为多见。

2.细胞免疫：部分患者 T、淋巴细胞百分数低于正常。

五、病理检查

见黏膜炎性细胞浸润，异性上皮细胞增生，腺体排列异常，上皮纤维化，有隐窝形成等。

第5节 溃疡性结肠炎分类

一、按病情分度

1.轻度：腹泻每天3次以下，便血轻或无，无发热、脉搏加快或贫血，血沉正常。

2.重度：腹泻每天6次以上，脉搏在90/分以上，HB < 100 g/L，血沉 > 30 mm/h。

3.中度：界于轻度与重度之间。

二、按临床过程分型

1.初发型：无既往史初次发病者，病情轻重不同，可转变为慢性复发型和慢性持续型。

2.慢性复发型：临床最多见。症状较轻，治疗后常有长短不等的缓解期，与一般历时3~4周的发作期交替发作。以肠道症状为主，全身症状不明显，发作期肠镜显示典型改变，发作间期肠黏膜仅有轻度充血水肿，直肠黏膜活检示慢性炎症，有时显抑或轻度异常。有的患者可转入慢性持续型。慢性复发型的轻症有时误诊为肠易激综合征。水杨酸偶氮磺胺吡啶对多数患者有显著疗效，治疗数月后可恢复正常，预后较好。

3.慢性持续型：首次发作后常持续有轻重不同的腹泻、间断血便或脓血便，腹痛及全身症状，亦可出现肠外症状。在数周、数月或数年间可有急性发作。与慢性复发型相比，本型的结肠受累较广泛，结肠病变倾向于进行性，并发症也较多见。急性发作时有时很严重。本型患者在应用水杨酸偶氮磺胺吡啶的同时，应加用激素治疗。国外对这类患者进行手术争论的不在少数。

上篇　谈肛说肠不尴尬

4. 急性暴发型：少见。多发生于青少年，急性起病，全身和局部症状均严重，体温可达 40 ℃以上，水样便多每日 29~30 次，便血量较多，并伴有恶心、呕吐、腹胀、衰竭、心率增快、脉搏细数，多汗和贫血等全身中毒症状。本型易发生急性中毒性巨结肠，出现脱水、电解质、酸碱平衡紊乱，消瘦、低蛋白血症；亦可发生肠穿孔，还可并发败血症等，乙状结肠镜或结肠镜检查病变显著。该型常需用激素及输血等治疗，有时因出现并发症需紧急手术。本型预后差，部分患者可于起病 2 周内死亡。

以上各型除暴发型外可互相转化。

三、按病变范围分类

1. 直肠炎和乙状结肠炎：病变仅仅限于直肠，而不再扩展，称为直肠炎。若病变同时累及直肠和乙状结肠，但不超过乙状结肠称为直乙结肠炎。两型症状相对较轻，腹泻次数较少（一般 5 次／日以下）粪中仅含有少量血液和黏液；可有左下腹痛，累及直肠者可有里急后重感；部分直肠炎患者表现为便秘与腹泻交替出现，仅排便次数增多，且多发生在清晨（五更泻）一般在 2~3 次／日，不成形、软便，而在一天的其余时间里与常人相同。直肠炎和直乙结肠炎一般无全身症状，肠外表现也少见。

2. 左半结肠炎：指肝曲以下的结肠受累，有的病例病变只抵达脾曲，本型症状较直肠和直乙结肠炎严重，腹泻次数较多，一般 6 次左右／日，有时更多，有明显的黏液脓血便，可有左下腹部或左侧腹痛。部分患者有全身症状。此型可反复发作，且病变可逐步向上扩展。有时可表现为急性爆发型。

3. 右半结肠炎：指结肠炎只限于肝曲以上的升结肠和盲肠。这种类型较少见。常同时累及回肠，后者称为倒灌性回肠炎。本型症状不典型，有右下腹痛、腹泻、大便多为糊状或稀水样，无明显黏液脓血，可有发热等全身症状。这种类型必须与克隆病相鉴别。乙状结肠镜检查阴性者，应作结肠镜及活组织检查。

4. 区域性结肠炎：是指结肠炎累及结肠的某段的区域，病变区域近端及远端结肠黏膜正常；有时病变累及多个区域呈阶段性。本型极易误诊为克隆病，需要做结肠镜及活组织检查，发现典型的溃疡性结肠炎的病理改变方可作出诊断。因此，除非有组织学的证据，一般不宜轻易作出本型的诊断。该型临床表现差异较大，病情轻重不一。

5. 全结肠炎：炎症超过结肠肝曲或累及全结肠。一般肠道症状和全身表现均严重，易出现并发症。本型可以是急性爆发型溃疡性结肠炎开始就以全结肠炎出现，或是开始的病变在直肠，直乙结肠或左半结肠，以后逐渐延及整个结肠。

第6节　溃疡性结肠炎诊断

一、临床表现

典型临床表现为慢性腹泻、黏液血便，腹痛呈慢性反复发作或持续性，可伴有不同程度的全身症状。少数患者典型症状不明显，只出现便秘或无明显血便，应结合辅助检查协助诊断。仔细询问患者各项既往史注意有无关节、口腔、眼、皮肤、肝脾等肠外表现。

二、乙状、纤维结肠镜

1. 受累结肠黏膜呈现多发性浅表溃疡，伴有充血、水肿，病变多由直肠其始，往往累及其他结肠，为弥漫性分布。

2. 肠黏膜外观粗糙不平，呈现细颗粒状，组织脆弱易出血或覆盖脓性分泌物，似一层薄苔附着。

3. 结肠扭袋往往变平或变钝，以至扭袋消失，有时可见有多个大小不等的假性息肉。

三、钡剂灌肠所见

1. 结肠肠管缩短，结肠袋消失或结肠呈管状外观。

2.多发性溃疡或有多发性假性息肉表现。

3.结肠黏膜活检病理变化呈现炎症反应,同时常可见黏膜糜烂、隐窝脓肿、结肠腺体排列异常及上皮改变。

四、诊断标准

在排除细菌性痢疾、阿米巴痢疾、血吸虫病、肠结核等特异性感染性肠炎,肉芽肿结肠炎,放射性结肠炎的前提下,可参考下列标准予以诊断:

1.根据临床表现＋乙状结肠镜、纤维结肠镜检三项中之一或黏膜活检即可诊断为本病。

2.根据临床表现＋钡灌肠三项中之一可诊断。

3.临床表现不典型,但有典型的肠镜所见或钡剂灌肠典型改变者可诊断。

4.临床上有典型症状或有典型既往史,而此次肠镜、钡剂灌肠无典型变化者,应列为"疑诊"进行追踪观察。

一个完整的诊断应包括其临床类型、严重程度、病变范围及病态分期。

类型:初发型、慢性复发型、慢性持续型、急性暴发型。

病变程度:轻度、中度、重度。

病变范围:直肠炎、直乙结肠炎、左半结肠炎、右半结肠炎、区域性结肠炎、全结肠炎。

病态分期:活动期、缓解期。

第7节 溃疡性结肠炎药物治疗

李某,女,49岁。因甲状腺问题住院,住院期间偶然一次便血,在医生建议下做了结肠镜,结果还真的发现了问题,结肠溃疡。之后因为没有再便血，就没有接受任何治疗。4个月后患者开始出现脓血便，大便次数也逐渐增加，来诊时已经日行十余次，同时纳差，消瘦。再查肠镜，结果显示：横结肠、降结肠、乙状结肠和直肠黏膜广泛呈凹凸不平及颗粒样改变，黏膜内出血、淤血、糜烂、不规则溃疡，白苔附着。病变连续性，部分肠腔出现狭窄。诊断为溃疡性结肠炎（活动期，重度）。入院后经积极治疗，病情暂时稳定。

UC一旦发现，应尽快接受系统治疗，不面对事实，或拖延不治，只能让病情更糟糕，甚至不可收拾。

一、一般疗法

轻中度：进食高营养、易消化食物。注意休息，防止过劳。

重度：禁食静脉给以营养要素，纠正水电解质失衡、贫血、低蛋白血症。卧床休息。

精神紧张给予小剂量镇静剂，如安定。腹痛者给予颠茄、复方苯乙哌啶（止泻宁）。忌用鸦片类药物如可待因、复方樟脑酊等，因其有诱发急性结肠扩张的可能。

二、常用药

（一）氨基水杨酸类

1.柳氮磺吡啶（SASP）：适用于轻、中度UC，间歇期以防复发。用量在医生指导下服用。

本品为磺胺类抗菌药，口服后在胃内不易吸收，在肠微生物作用下分解成5-氨基水杨酸和磺胺吡啶。5-氨基水杨酸与肠壁结缔组织结合后较长时间停留在肠壁组织中起到抗菌消炎和免疫抑制作用，如减少大肠埃希菌和梭状芽孢杆菌，同时抑制前列腺素的合成以及其他炎症介质白三烯的合成。磺胺吡啶对肠道菌群显示微弱的抗菌作用。因此，目前认为本品对炎症性肠病产生疗效的主要成分是5-氨基水杨酸。

不良反应有恶心、呕吐、头痛、食欲不振及肝肾损害等。在使用时

上篇　谈肛说肠不尴尬

应注意两点，磺胺过敏者禁用，连续使用三个月查肝肾功能。

2. 奥沙拉嗪：又称奥柳氮，是两分子的 5-ASA 耦合而成，疗效与 SASP 相似，但副作用要低。

3. 美沙拉嗪：是 SASP 中的活性成分 5- 氨基水杨酸（5-ASA），副作用相对较低。费用较 SASP 要贵，所以在经济欠发达地区尚不能完全取代 SASP。

（二）糖皮质类激素

常用药物有强的松、强的松龙，为抑制 UC 急性活动期炎症的有效的药物之一，尤其对控制中、重度活动期 UC 特别有效，但无维持效果，症状控制后需要逐渐减量至停用，常与氨基水杨酸类药物合用。另外氢化可的松灌肠对减轻直肠症状十分有效，可连用 1~3 周。

（三）免疫抑制剂

适用于激素无效或依赖，及不能行手术治疗者。

1. 环孢素 A（CsA）：又称山地明，属于强效免疫抑制，主要用于肝、肾以及心脏移植的抗排异反应，也可用于一些免疫性疾病的治疗。

用药期间应密切监测血药浓度及血生化等指标。

2. 他克莫司：是一种更强的新型免疫抑制剂，较环孢素（CsA）强 100 倍。目前已作为肝、肾移植的一线用药。UC 治疗多用于顽固性病例，或英夫利昔单抗（类克）诱导缓解后使用。主要不良反应有头痛、恶心、肌痉挛与感觉异常等。

3. 益生菌制剂：枯草杆菌二联活菌、整肠生、培菲康等。可以与上面任何药物配合使用。

三、中药治疗

西药控制 UC 效果肯定，但这些药长期使用都会有不同程度的副作用，因此中药的应用可以弥补其不足。

我认为本病为本虚标实。

本虚是脾肾气虚或脾肾阳虚，标实主要是湿热和血瘀。经验方：吴茱萸 6 g，干姜 10 g，茯苓 15 g，黄芩 15 g，黄柏 10 g，田七 6 g，白芍

15 g，当归 10 g，炙甘草 10 g，水煎内服。

第 8 节　溃疡性结肠炎手术治疗

药物治疗是治疗 UC 的首要治疗方法，但当内科治疗无效或者伴有严重并发症甚至危及生命时要选择手术治疗。常用的手术方式包括经腹结肠切除、全结直肠切除加永久性末端回肠造口或回肠储袋肛管吻合术重建"新"直肠以恢复肠道连续性。是否需要手术及具体手术方式需要医生根据每位患者的具体病情作出做最终决策。

一、急性结肠炎

急性结肠炎或重症结肠炎存在穿孔或即将穿孔者应行急诊手术。当影像学检查提示横结肠扩张至直径超过 6 cm 时诊断为中毒性巨结肠。当中毒性结肠炎出现持续性或进行性加重的结肠扩张、结肠壁积气、局部腹膜炎恶化或出现多器官功能衰竭等都可能提示穿孔，应尽早评估手术治疗。中毒性肠炎手术率为 20%~30%，一般行次全结肠切除及末端回肠造口术。

二、难治性结肠炎

难治性 UC 是最常见的手术指征之一。当强化的药物治疗方案已经不能完全控制症状，导致患者的生活质量差。即使治疗有效，长期药物治疗带来的风险也会随之增加。此时应当考虑外科治疗。

UC 致残性肠外表现亦是手术指征之一，伴有巩膜炎、结节性红斑、活动性口腔溃疡和大关节病变等病变时多考虑切除病变结肠。

三、癌变风险

有癌变高危因素者应考虑手术，这些因素包括：

低龄，病情重，全结肠范围，病程迁延超过8年，有炎性肠病家族史，合并原发性硬化性胆管炎，伴有非腺瘤性不典型增生相关病变或肿块和高度不典型增生。

第9节　溃疡性结肠炎预防

这个病的特点是容易反复发作并迁延难愈，所以给患者带来极大的经济及心理压力。许多病人会感觉带了一顶重重的帽子，整天压的自己喘不过气来。

因此一旦患病，调理好心理状态非常重要。正确对待疾病，树立打长久战的信心，保持心情愉悦，让自己充满正能量，身体的正气旺盛才能战胜疾病。

注意劳逸结合，不可太过劳累。暴发型、急性发作和严重慢性型患者，应卧床休息。

一般应进食柔软、易消化、富有营养和足够热量的食物。宜少量多餐，补充多种维生素可以促进溃疡的愈合。少食生、冷、油腻及多纤维素的食物。

适当进行体育锻炼以增强体质，注意食品卫生，避免肠道感染诱发或加重本病。忌烟酒、辛辣食品、牛奶和乳制品。

自我调养生息的同时要严格遵照医生的医嘱，按时吃药定期复查才是保证疾病痊愈的前提。

第二十章　上下通吃的肠道恶魔——克罗恩病

克罗恩病是一种肠道炎症和溃疡，它像一个恶魔在肠道游荡，上到口腔，下到肛门，全消化道都有可能成为它的攻击对象。不仅如此，它还不仅局限在肠黏膜，还会侵犯更深层的肌肉和外膜层，所以严重时可以造成肠穿孔。它在肠道留下的足迹像线样裂隙，像鹅卵石样隆起。它，就是克罗恩病。

第 1 节　克罗恩病漫谈

克罗恩病，英文名 Crohn's disease，简称 CD。

这是一个很多年前的病例。小李，男，18 岁，有肛瘘大概 1 年，当时因为备战高考就没管，第 2 年考得不错，被东北的一所名校录取。想赶在报到前把这问题解决。我主管，科里上级医生给做的手术，术后创口始终不愈合，后来又修剪了两次，用了多种中西药物，依然不好。按照常理，这不应该。我就仔细询问他以前的体重，是否有腹泻等症状，体重也没有明显减轻，腹泻只是偶尔吃坏肚子。我让他做了个结肠镜和胃镜，没有发现异常。又让他去查小肠镜，结果发现了问题，线样裂隙溃疡，在排除肠道结核后诊断为克罗恩病。开始给予甲硝唑静点，非常奇怪，久治不愈的

267

肛瘘也没有换药竟然很快愈合，而之前换药是天天用甲硝唑冲洗，真是内外有别。后通过激素和生物制剂病情控制得非常好，肛瘘再也没有复发，耽误了一年的学业又重新开始了。

这是一种慢性特发性肠道炎性疾病，与溃疡性结肠炎一起被统称为炎症性肠病。从口腔至肛门各段消化道均可受累，多见于回肠和结肠，可出现会阴部疾病、瘘管、组织学肉芽肿、肠壁全层增厚而非黏膜局限性病变。

我国 CD 患者以青壮年为主，发病高峰年龄为 11~40 岁，占 69.6%，呈单峰分布，男性多于女性，而西方国家 CD 患者的性别分布恰好相反。

本病十分顽固，大部分患者需要终身服药。

第 2 节　克罗恩病成因

本病原因不明，一般认为和以下因素有关。

一、遗传因素

遗传易感性在克罗恩病发病过程中起重要作用。流行病学调查显示儿童和成人 CD 患者的临床表现和基因型存在差异，且儿童发病的 CD 患者病情更重，显示遗传背景更为明显。本病发病有明显家族聚集性，通常一级亲属中的发病率显著高于普通人群。本病还存在种族差异，白种人发病率较高，黑人、亚洲人发病率低，同一地区犹太人发病率也高于其他民族。

二、感染因素

研究揭示 CD 的发病可能与结核菌类似的分支杆菌感染有关。20 世纪 70 年代末 80 年代初有从 Crohn 病切除的肠段和肠系膜淋巴结中培养出 Kan-sasii 分枝杆菌或与结核杆菌类似的分枝杆菌的报道。经过研究发现，这些分枝杆菌接种于小鼠腹腔中可在其肝、脾中发生肉芽肿并出现抗酸杆菌。再把这些抗酸杆菌给乳羊口服，数月后羊的回肠末端可发生非干酪性肉芽肿。从而认为分枝杆菌可能是 CD 的病因。但有作者观察到这些分枝杆菌在一些非炎症性肠病或正常人的肠组织中也存在，且曾有报道粪链球菌可引起兔肠壁的局部肉芽肿，所以还不能肯定这些分枝杆菌是本病的确切致病因素。

三、免疫因素

本病的发病常被认为与免疫反应有关。本病主要病理发现是肉芽肿性，这是迟发型变态反应所常见的组织学变化，炎性病变中可见淋巴细胞、浆细胞和肥大细胞增生；约半数患者血清中发现抗结肠上反细胞抗体或出现循环免疫复合物；本病常出现肠外损害，如关节炎、虹膜睫状体炎等，且应用免疫抑制剂或激素可改善 CD 的临床症状，说明它是一个系统性疾病；本病致病机制可能是回肠末端及结肠的细菌产物慢性刺激黏膜免疫系统，使内毒素容易吸收，以及炎性介质和抗炎性介质失衡导致肠黏膜受到破坏，故而在肠壁上形成炎症和溃疡。以上几方面均说明免疫异常在 CD 的发病机制中起重要作用。

四、环境因素

流行病学显示城区居民较农村人群的发病率高，尤其是社会、经济地位较高人群发病率偏高。另有大量研究证明吸烟者患 CD 的危险增加并会增加 CD 的复发。除此之外，高糖饮食、人造奶油、长期口服泻药等可能为克罗恩病的诱因或参与致病的因素。

第3节 克罗恩病症状

小项,男,32岁。肛周感染反复破溃流脓半年,平素腹泻,大便每日3~5次,偶有腹痛,便后腹痛减轻,无血便,体重近3月减轻11斤。来诊时查体可见肛周潮湿,触及5个瘘管,按压有脓液流出,瘘管周围组织坚硬,手术瘢痕处按压疼痛。这是个不典型肛瘘,同时合并腹泻和消瘦。有了上次的经历,很快就多了一个考虑。后在结肠镜和小肠镜均发现溃疡和节段性鹅卵石样肠道改变,结合其他检查结果,诊为克罗恩病。给予激素和美沙拉嗪治疗,同时针对肛瘘服用中药和外用中药。3个月后患者病情得到很好控制,行肛瘘根治手术,术后肛瘘顺利愈合。目前药物用维持剂量,控制病情。

所以对一些非典型的,久治不愈的肛瘘建议做相关检查,看看是否本病的一个继发症状。

主要的肠道症状为腹痛与腹泻,腹痛多位于右下腹或脐周疼痛,呈反复发作,轻重程度不一。另外尚有低热、消瘦、贫血及皮肤、关节与肛周等多系统症状。

病变特点是呈透壁性、节段性、非对称性分布,易发生瘘管及脓肿。多数患者病情长,易反复。

常见并发症为梗阻、出血、穿孔、脓肿、炎性肿块、肠内外瘘等。

第4节 克罗恩病检查

一、体格检查

全面仔细的体格检查非常重要,可以了解患者身体、精神状态,注意询问腹泻、腹痛、呕吐、发热、情绪、有无肠道感染史等情况，注意有无肠外表现、瘘管、肛周疾病、关节炎、眼部炎症、皮肤疾病、骨质疏松和骨折、静脉血栓性疾病等疾病。

二、内窥镜检查

1. 电子结肠镜检查：可直接显示肠道的溃疡、炎症、出血及狭窄情况，并在肠镜下取活检送病理。镜下特点：可见黏膜充血、水肿，伴有圆形、线形或沟槽样溃疡；肠壁普遍增厚感，呈卵石样或炎性息肉表现；病灶之间黏膜正常或轻度充血。

2. 上消化道内镜检查：儿童 CD 患者常出现恶心、呕吐等上消化道症状，可行胃镜检查。

3. 胶囊内镜检查：适用于对常规检查阴性但怀疑小肠 CD 的患者，并可排除明显狭窄，但对一些轻微病变的诊断缺乏特异性。可表现为纵行溃疡、肠膜充血水肿、鹅卵石样改变，也可见肠腔狭窄等。

三、影像学检查

1. 腹部平片：用于疑似肠梗阻或肠穿孔者，排除中毒性巨结肠，同时可用于对比钡剂灌肠和 X 线小肠钡剂造影。

2. 全消化道或结肠钡剂与 B 超检查：主要表现有小肠节段性狭窄，正常黏膜相消失；黏膜增粗，管壁僵硬，或见龛影或卵石样表现。结肠多数见到龛影、密集颗粒状充盈缺损（假息肉）及卵石样改变。B 超检查，可见肠蠕动减弱、肠壁增厚与狭窄、近端扩张等声像改变。

3. CT 或磁共振肠道显像：是迄今评估小肠炎性病变的标准影像学检查，对确定病变范围和严重程度有较大帮助。可反映肠壁的炎症改变、病变分布的部位和范围、狭窄的存在及其可能的性质（炎症活动性或纤维性狭窄）、肠腔外并发症如形成瘘管、腹腔脓肿或蜂窝织炎等。

四、实验室检查

1. 粪便检查：常规粪检和培养排除由细菌、病毒或寄生虫引起的腹泻；

上篇　谈肛说肠不尴尬

难辨梭状芽孢杆菌；无便血史者检查粪便隐血或粪便白细胞可提高低位内镜的检查指征。如能直接行低位内镜检查者，无须粪便检查。

2. 血液检查：全血细胞计数，ESR、CRP、血清黏蛋白水平可间接反映炎症和疾病活动度；电解质、白蛋白、铁蛋白反映患者营养状态；血清维生素 B 减低可提示吸收不良；肝酶和肝功能检测反映肝脏受损情况；HIV 检测。

3. 核周型扰中性粒细胞胞浆抗体（pANCA）和人抗酿酒酵母抗体（ASCA）：pANCA 阴性和 ASCA 阳性提示 CD。

4. 乳糜泻相关抗体检查：若出现瘘管、肛周疾病、便血等明显的非乳糜泻表现可不行此项检查。

5. 排除肠结核的相关检查：结核菌素纯蛋白衍生物（PPD）试验、血清 PPD 抗体试验、T.SPOT 实验。

五、病理学检查

CD 形态改变有黏膜不规则浅表或裂隙样溃疡，多发性或密集炎性息肉与卵石样表现（呈节段性分布），有肠管僵硬、狭窄等破坏与增生性病变并存。显微镜下可见淋巴细胞浸润、裂隙状溃疡与黏膜下层增宽等。

第 5 节　克罗恩病分类

一、按发病缓急程度、病理变化及临床表现分型

1. 急性阑尾炎型；2. 慢性肠炎型；3. 肠梗阻型；4. 腹腔肿块型；5. 腹膜炎型；6. 出血型；7. 肠瘘型；8. 中毒性巨结肠型。

二、按疾病行为分型

狭窄型（肠腔狭窄所致的临床表现为主），穿通型（有瘘管形成），

非狭窄非穿通型（炎症反应型）。

三、按累积部位分型

回肠型，结肠型，回结肠型，上消化道型。各型可有交叉或相互转化，不同分型治疗方案不同。

四、常用的蒙特利尔分类法

分为确诊时年龄（Age，A）、病变累及部位（Location，L）和疾病行为（Behavior，B）。

A 型分为：A1，小于或等于 16 岁；A2，17~40 岁；A3，大于 40 岁。

L 型分为：L1，累及回肠末段；L2，结肠型；L3，回结肠型；L4，累及上消化道。

B 型分为：B1，非狭窄非穿透型；B2，狭窄型；B3，穿透型。

L4 可与 L1 至 L3 同时存在，B1 随时间推移可发展为 B2 或 B3。P 为肛周病变，可与 B1、B2 或 B3 同时存在。

第 6 节　克罗恩病诊断

一、CD 诊断

世界卫生组织推荐的克罗恩病诊断标准：

1.续性或节段性改变。

2.卵石样外观或纵行溃疡。

3.全壁性炎性反应改变。

4.非干酪样肉芽肿。

5. 裂沟、瘘管。

6.肛周病变。

具有 1、2、3 者为疑诊，再加上 4、5、6 三者之一叫确诊。

具备第 4 项者，只要加上 1、2、3 三者之二亦叫确诊。

应用现代技术 CT 或磁共振肠道显像检查多可清楚显示全壁炎而不必仅局限于发现狭窄。

临床症状结合上述诊断标准可诊断克罗恩病。

初发病例、临床与影像或内镜及活检改变难以确诊时，应随访观察 3~6 个月。

二、鉴别诊断

要排除肠结核、肠道白塞氏病、感染性肠炎（如 HIV 相关肠炎、血吸虫病、阿米巴肠病、耶尔森菌、空肠弯曲菌、艰难梭菌等感染）、缺血性结肠炎、放射性肠炎、药物性肠病、嗜酸粒细胞性肠炎、以肠道病变为突出表现的多种风湿性疾病（如系统性红斑狼疮、原发性血管炎等）、肠道恶性淋巴瘤、憩室炎、转流性肠炎等疾病。

CD 最容易与肠结核混淆不清，对鉴别诊断不明确者，可按肠结核进行诊断性治疗 8~12 周，再行鉴别。

第 7 节 克罗恩病药物治疗

一、营养治疗

营养支持是内科治疗的重要部分，关系到病情的缓解及预后。营养支持不但能预防和治疗 CD 所造成的营养不良，改善生活质量，降低手术并发症的发生率和病死率，而且还能诱导和维持疾病缓解。

需要行营养治疗的类型为：

1. 维持营养或纠正营养不良。

2. 控制症状的急性发作和延长缓解。

3.围手术期的应用。

二、药物治疗

（一）氨基水杨酸制剂

主要用于轻中度 CD 患者的一线治疗。轻型结肠 CD 可选用大剂量 5-ASA，4 g/天，持续 4 个月，病情平稳后改为 2 g/天，维持治疗 6~12 个月。胃十二指肠及回肠 CD 可选用缓释美沙拉嗪，该药部分在小肠吸收，开始用量每日 1~1.6 g，以后逐渐增至患者的耐受量，最大量每日 4~4.8 g，2~4 周内症状缓解；左半结肠 CD 可用 SASP，剂量每日 4~6 g，分 3~4 次口服，也可用美沙拉嗪每日 2~4 g 或 5-ASA 栓剂纳肛治疗。

（二）糖皮质激素

为治疗 CD 的二线治疗药物，对于活动期及急性发作的患者控制较好。用药原则：开始要足量，足疗程，症状缓解后立即逐步减量，应用前评估患者耐受性及药物副作用。对于口服 5-ASA 治疗失败的 CD 患者采用泼尼松每日 40~60 mg，起始剂量一般为 40 mg/天，持续 2 周~3 周后每周减量 5 mg，直到停药。重度或爆发型患者主张甲基泼尼松龙每日 40~80 mg 或促肾上腺皮质激素每日 40~60 U，静脉滴注，症状控制后改为相当剂量的泼尼松口服，以后根据病情逐渐减量直至停用。低位直肠、乙状结肠病变者，可用氢化可的松 100 mg 保留灌肠，也可与 SASP、5-ASA 或锡类散合用，一般 4 周一疗程。在应用糖皮质激素时常联合甲硝唑等抗菌药物，以抑制肠道内厌氧菌。

（三）免疫调节剂

1.硫唑嘌呤：硫唑嘌呤是国内外公认的治疗 CD 最常用的药物，但其具体应用于诱导和维持治疗中的地位一直不够明确，没有大样本研究证实其标准化应用。但是，在 2013 AGA 克罗恩病治疗指南中明确指出，关于硫唑嘌呤单药治疗不推荐其用于活动性中重度 CD 诱导缓解治疗，但是强等级推荐其应用于维持缓解治疗；硫唑嘌呤与生物制剂的联用，强等级推荐用于诱导缓解治疗，但不推荐应用于维持缓解治疗。临床应用时一般 3~6 个月显效，维持 1~2 年，主要不良反应为骨髓抑制。

2.甲氨蝶呤：目前甲氨蝶呤常作为治疗 CD 的二线治疗药物，也取得一定疗效。但新指南不推荐甲氨蝶呤单药治疗中重度 CD 诱导和维持缓解，但因该推荐证据低、样本量小，所以尚需大量高质量的随机对照研究结果进一步明确其在中重度 CD 中的治疗地位。

（四）抗 TNF-α 单克隆抗体（英夫利昔单抗）

英夫利昔单抗又称类克。如今生物制剂应用于临床为 CD 的治疗打开了新的窗口，近几年，多项高质量证据支持生物制剂在中重度 CD 治疗中有积极的作用。其临床一般将抗肿瘤坏死因子 α 和硫唑嘌呤联用于中重度 CD 诱导缓解治疗，两者联合应用暂不推荐应用于中重度 CD 维持缓解治疗。常见副作用包括发热、感冒样症状，肌肉、关节痛等，不良反应常与异体蛋白过敏有关。

第 8 节　克罗恩病外科治疗

外科手术不是根治克罗恩病的主要方法，治愈 CD 罕见，但部分患者内科治疗失败或者伴有严重并发症时必须行手术治疗，部分 CD 患者可经手术达长期缓解。尤其对于青少年及儿童患者，当药物治疗无效或疾病已经影响其生长发育，则应尽早采取手术治疗。手术联合药物综合治疗在术后维持缓解和阻止复发上疗效满意。对于施行手术治疗应在与患者充分沟通的基础上，认真权衡 CD 手术切除的利弊，选择最优手术方式，以提高患者生活质量，降低术后复发风险。

一、适应证

1.营养代谢障碍，药物治疗无效时。

2.肠腔狭窄、肠梗阻，可先应用皮质激素 1~3 天，症状不缓解时。

3.出现腹部炎症肿块及腹腔脓肿者。

4.腹壁肠外瘘或肠内瘘。

5.诊断不明确者，如小肠及结肠慢性反复小量出血、反复发作的急性腹痛、肛门病变者。

6.CD 疑似癌变者。

二、常用手术方式

（一）肛周病变的引流术

约 40% 的克罗恩病患者伴有肛瘘、脓肿等肛门周围疾病，且肛瘘比普通肛门直肠感染的肛瘘更复杂，常见多个瘘管，瘘管弯曲复杂，临床表现也多种多样。手术治疗的目的在于彻底引流脓性分泌物、保留肛门功能和减轻局部症状。手术的同时应积极全身药物治疗，手术与药物的联合治疗是治疗 CD 肛周病变的有效手段。对于严重性肛瘘可行临时回肠／结肠造瘘术，待病情好转后再回纳。

（二）肠段切除术

对于病变肠段包括相应增厚的肠系膜和肿大淋巴结行肠段切除术，是治疗克罗恩病的传统最佳手术方法。应在保证吻合口通畅和足够血运的前提下，尽量减少肠组织切除范围。肠段切除过长会致短肠综合征导致营养不良。

（三）狭窄肠道成型术

适用于 CD 性小肠狭窄，特别是多处较短纤维化狭窄、多次空肠回肠狭窄以及已行广泛多次手术有短肠综合征危险的患者，但不适用于伴有瘘、穿孔、出血等合并症者。对于孤立、短段的轻至中度狭窄病变，可在内镜下行扩张治疗，既可减少创伤术后恢复又快，更符合现代医学的微创理念。

（四）病变肠段旷置转流术（即短路手术）

适用于肠管粘连或较大炎症肿块，病情重者。此方法可以暂时较快的缓解症状，但有发生盲袢综合征的可能。为防止盲袢综合征，可切断梗阻近段正常肠管后，断端与结肠端侧吻合，再将远侧断端缝闭。若术后出现明显盲袢综合征，需行二期手术。

第9节　克罗恩病患者注意事项

　　克罗恩病是一个多系统性疾病，我们治疗的目标不仅仅是针对疾病，而是患者全身心的健康，要加强人文关怀，经过综合治疗加身心修复让患者回归社会，真正收获幸福和健康。

　　为了达到治疗效果的最大化，CD 患者需要做到以下几点：

　　1. 与主治医师一起制订详细的治疗计划，并持之以恒。

　　2. 摄取高蛋白、高热量、低脂肪、低碳水化合物饮食，适当补充维生素及微量元素，均衡胃肠道营养。

　　3. 少食多餐，平衡饮食。拒绝垃圾食品、植物奶油及高糖类食品。

　　4. 注意休息，劳逸结合。

　　5. 生活中"与人为善"，保持健康平衡的心态。

　　6. 接近自然，适量运动，增强体质。

第二十一章　明确的癌前病变——大肠息肉

经常有患者拿着肠镜检查报告来问我："我的肠息肉要紧吗？不治真的会癌变吗？"随着健康意识的增强和肠镜技术的提高，做个结肠镜查查自己的肠道，已经成为很多人的选择。但面对检查报告上那些非常专业的词汇描述和结论，我们到底应该怎么办？下面就肠道一个非常常见的疾病——息肉，为你解答其中疑问。

第1节　大肠息肉漫谈

息肉，突起也，肠黏膜上任何可见的突起，无论其大小，形状及组织类型如何，均称为息肉。故息肉一词含义笼统，不能说明突起病变的性质，它可以是腺瘤，可以是肠黏膜的增生肥厚，也可以指肿块型的癌。

大肠息肉，指大肠黏膜表面突向肠腔内的隆起物。有单发，也有多发，多发的危害性要远大于单发。在整个大肠中，直肠和乙状结肠是息肉高发区域，约占70%以上，而90%的腺瘤是生长在直肠。

在大肠息肉家族中，有一种息肉最常见，危害性也最大，它就是"腺瘤性息肉"，又称为肿瘤性息肉，占全部大肠息肉的60%~80%。癌变率高达10%，如果一个人的肠道内这样的息肉超过100个，不及时治疗，100%会演变成大肠癌。

除了腺瘤性息肉之外就是非肿瘤性息肉，包括错构瘤性息肉、炎症性息肉、增生性息肉等。这类息肉一般不会癌变。

中医对大肠息肉早有记载,《疮疡经验全书》中"樱桃痔"即单发息肉,"珊瑚痔"似多发息肉,另有"息肉痔,质嫩鲜红,儿童多见"。

大肠息肉如今已经成为一个常见的疾病。在美国,据估计,25%~40%的超过50岁的成人至少有一个腺瘤。我国大肠腺瘤性息肉发病率约为1%,但50岁以上发病率明显上升,50~60岁发病率可达20%~25%,大于70岁者达50%。

第2节 大肠息肉成因

大肠息肉的形成原因是复杂的,目前认为主要与以下因素有关。

一、饮食因素

长期吃高脂肪、高蛋白、低纤维素者发生率较高。而吃蔬菜及维生素C多者较低。北美、西欧多见,南亚地区少见,可能与这样的饮食习惯有关。

膳食中脂肪类成分超过40%是形成大肠息肉的一个重要因素,如果脂肪摄入不超过膳食的15%,发病率就会显著降低。高脂肪膳食能增加肠道中的胆酸,胆酸与细菌的相互作用可能是腺瘤性息肉形成的基础。

长期大量饮酒、吸烟,损害免疫功能,使基因突变,发生率提高。

二、机械刺激

大便中粗渣、异物及其他因素可造成肠黏膜损伤或长期刺激肠黏膜上皮,使得处于平衡状态的肠黏膜受到破坏,形成肠息肉。

长期便秘患者,产生的肠内毒素,或使用刺激性泻药刺激肠壁也会发生息肉。

三、炎性刺激

直肠黏膜的长期慢性炎症，可以引起肠黏膜上的息肉状肉芽肿。如慢性结肠炎、慢性溃疡性结肠炎、克罗恩氏病等。

因为直肠长期炎症，溃疡面的中央还存有水肿充血的黏膜区，周围溃疡愈合后形成瘢痕，逐渐收缩，使残留的黏膜突起，表面呈息肉状；或溃疡而肉芽组织增生凸起，而后邻近黏膜生长，将其覆盖形成息肉，这种病理变化多见于炎性息肉。

四、疾病

免疫功能低下者、动脉粥样硬化、冠心病、糖尿病、胃十二指肠溃疡行胃空肠吻合术、癌症放疗患者及肥胖人群的发生率较高。

美国华盛顿大学的研究者报告，2型糖尿病女性与非糖尿病女性比较，其发生结直肠腺瘤的风险增加80%。与非肥胖、非糖尿病女性相比，糖尿病加肥胖可使结直肠腺瘤和更晚期阶段发现的腺瘤的风险增加一倍以上。

五、基因突变和遗传因素

一般认为，息肉形成与基因突变和遗传因素有密切关系。从目前研究情况表明，突变基因可以由父母遗传给后代子女，在遗传机会上男女是均等的，没有性别的差异。

六、中医观点

认为此病的发生，是湿热下注，迫于大肠，气机不利，经络阻滞，痰血浊气凝集而致，重者五脏虚损。

上篇 谈肛说肠不尴尬

第3节　大肠息肉症状

患儿金，男，1岁半。家长代诉，3月来有时在排便时发现有个肉球样东西卡在肛门口，排便后又消失，偶尔还会有少量便血。肛门检查，无论是指诊，还是肛门镜检查，都没有发现异常。再次询问，家长非常肯定前面描述。遂在全麻下行结肠镜检查，结果在距离肛门18 cm处乙状结肠发现一直径3.5 cm的带蒂息肉，即刻予以套扎，后病理检查结果是"幼年性息肉"。

这么高位置的息肉能脱垂被发现，十分罕见，大肠息肉多数起病隐匿，临床上可无任何症状。那么，出现什么样的情况就提示我们要考虑大肠息肉呢？

一、宝贵的临床症状

一些较大的息肉可引起肠道症状，主要为大便习惯改变、次数增多、便中带有黏液或黏液血便，偶有腹痛，极少数大便时有肿物自肛门脱出。一些患者可有长期便血或贫血。

对经常腹胀、腹泻、便秘等轻微和不典型症状不应忽视。对大便带血、黏液血便不要轻易认为是痔疮等肛门疾患或"痢疾"而延误其必要的检查。对原因不明的便血或消化道症状者，尤其是40岁以上的中老年男性应注意作进一步检查确诊。这样，大肠息肉的发现率和确诊率可大大提高。

二、家族史

爷爷奶奶、父母兄弟中有这样的疾病，应引起警惕，对息肉的诊断有重要提示作用。

三、肠外症状

一些患者常因肠道外症状就诊，切不可忽视。例如出现多发性骨瘤和软组织肿瘤应考虑 Gardner 综合征的可能，嘴唇、手指出现皮肤黏膜色素斑应考虑 P-J 综合征等。

第 4 节　大肠息肉检查

大肠息肉的检查分疾病发现和病理诊断，介绍如下。

一、直肠指检

这是最方便快捷的发现方法，但范围有限，一般仅限于直肠中下部的检查。

二、大便隐血试验

大部分的息肉很少出现肉眼便血，大便隐血试验就可以发现肠道少量出血，根据这一结果，再考虑是否作进一步检查。

三、肿瘤标记物

58 岁的刘大妈已经过了更年期，但有两个子宫肌瘤仍在缓慢生长，医生让他检查肿瘤标记物。结果出来了，CA199:40.87 u/mL，高出正常值 1 倍多，又连续查了两次，还是这样。医生让他检查结肠镜，结果在直肠、乙状结肠和降结肠发现多枚息肉，同时通过胃镜在胃里也发现息肉。病理结果，大部分是炎性，少部分是管状腺瘤。做了部分息肉电切术，半年后复查发现更多的息肉。目前正通过中药治疗。

应查 CEA、CA242、CA199，对异常者应连续复查 2 次，如果都高，应该做内镜检查。

四、钡剂灌肠 X 线检查

对肠镜恐惧者，可以采用这一检查方法，可以发现较大、多发的大肠息肉及肠道肿瘤，对较小的息肉容易漏诊。同时不能对疾病进行定性。

五、纤维结肠镜

这是目前肠道检查的最主要手段，镜下可以完成检查、活检和治疗等操作。配合静脉麻醉，无痛肠镜让更多担心有肠道疾患者乐于选择。

六、内镜染色及放大电子结肠镜

在内镜下对局部喷洒染色剂，再用放大结肠镜观察，可以观察局部的微细结构，准确预测腺瘤性息肉、有无癌变，以及确定早期结肠癌浸润深度，对于制订治疗方案具有指导意义。

七、超声内镜

将微型高频超声探头安置在内镜顶端，当内镜插入体腔后，在内镜直接观察消化道黏膜病变的同时，可利用内镜下的超声行实时扫描，可以获得胃肠道的层次结构的组织学特征及周围邻近脏器的超声图像，从而进一步提高了内镜和超声的诊断水平。超声内镜可将消化道壁分成五层，可判断肿瘤浸润的深度，并初步判定肿瘤性质，可以鉴别消化道的隆起是否黏膜下肿瘤或壁外病变压迫所致。

八、激光诱导自体荧光技术

这是一种早期癌症和癌前病变检测技术。肿瘤细胞组织和周围正常细胞的化学成分不同，当受到一定波长的光照射后，其产生的荧光广谱也不同，利用这一原理可以对早期肿瘤作出诊断。这一技术 20 世纪 80 年代美国开始在临床应用，国内开展较晚，到目前应用单位也不多。但其安全、无创的特点，必将被越来越多的人接受。

九、螺旋 CT 的模拟内窥镜技术

利用计算机软件功能，将螺旋 CT 容积扫描获得的图像数据进行三维处理，重建出类似纤维肠镜所见的肠道立体图像。这种技术可以发现 2~5 mm 大小的肠道息肉。优点是无创，缺点是不能取活检，难于发现扁平息肉类的病变。

十、病理学检查

病理诊断除用于对大肠息肉进行分类外，还提示癌变的可能性大小。

在病理诊断报告中我们经常看到这样的描述，低级别上皮内瘤变和高级别上皮内瘤，这是什么意思？

低级别上皮内瘤变是指息肉结构和细胞学异常比较表浅，仅限于黏膜上皮的下半部，相当于轻度和中度异型增生，癌变可能性较小。

高级别上皮内瘤变则指结构和细胞学异常扩展到上皮的上半部，乃至全层，相当于重度异型增生和原位癌。那些形态学上缺乏浸润进入黏膜下层依据的癌都归入高级别上皮内瘤变。高级别上皮内瘤变，具备与肿瘤细胞相类似的生物学特征，有发展为肿瘤细胞的潜在趋势，但仍然属于良性病变，采取相应干预措施可使其发展停止，甚至逆转。

提出高级别上皮内瘤变这个名称比原位腺癌更为合适，黏膜内瘤变比黏膜内腺癌更为恰当。目的是避免过度治疗，防止对人体造成不必要的损伤而影响预后及生存质量。

在管状腺瘤的病理诊断报告中我们常看到不典型增生分成 I、II 和 III 级，级别越高，癌变的可能性越大。

第 5 节　大肠息肉分类

大肠息肉的种类比较多，一般是根据病理来分的，总体上一般分为两

类，即新生物性息肉和非新生物性息肉，也叫肿瘤性息肉和非肿瘤性息肉。新生物性息肉主要指腺瘤性息肉，包括单发的管状、绒毛状和管状绒毛状，多发的家族性多发性腺瘤病、Gardner 氏综合征和 Turcot 综合征。非新生物性包括错构瘤性、炎症性、化生性等。见下表。

大肠息肉分类

分类		单发	多发
新生物性	腺瘤	管状 绒毛状 管状绒毛状	家族性（非家族性）多发性腺瘤病 Gardner 氏综合征 Turcot 综合征
非新生物性	错构瘤性	幼年性息肉 Peutz–Jehpers 息肉	幼年性息肉病 Peutz–Jephers 综合征
	炎症性	炎性息肉 良性淋巴样息肉	假息肉病 良性淋巴样息肉病
	化生性	化生性（增生性）息肉	化生性（增生性）息肉病
	其他	黏膜肥大性赘生物	

一、大肠管状腺瘤

管状腺瘤占全部腺瘤的 75% 左右，是大肠内最常见的息肉状病变。多见于男性青壮年，儿童偶发。

诊断要点：

1. 大便潜血阳性：需 3 次以上检验均为阳性者。

2. 指诊检查：距肛缘 8 cm 以下有息肉，指诊检查肠腔内可触到质软、有或无蒂、活动、表面光滑的球状肿物。

3. 外观检查：息肉位置低者，排便时可见红色肉样肿物脱出肛门外。

4. 肛门镜检查：位置在直肠的管状腺瘤，肛门镜下可以见到肉红色、圆形、柔软的肿物，易出血。

5. 结肠镜检查：可见隆起或球状息肉，表面易出血，有时可见溃疡面。年龄偏大者，腺瘤发生于右半结肠者居多。有继发感染时，表面附有黏液脓性分泌物。5%~10% 的管状腺瘤在蒂部周围邻近黏膜，甚至在腺瘤顶对侧肠黏膜出现白斑，白斑呈圆顶状，约几毫米大小，成簇小片分布。

6. 活组织检查：病理检查为腺瘤样组织，外有包膜，组织排列正常。

二、大肠绒毛状腺瘤

绒毛状腺瘤，又称乳头状腺瘤、绒毛乳头状腺瘤。本病是一种比较少见的腺瘤，约占腺瘤的10%。90%的绒毛状腺瘤发生于直肠和乙状结肠下段，是最易癌变的大肠息肉，据报道，这一比例超过50%。

诊断要点：慢性黏液血便，有时大量便鲜血。位置低者，指诊可触到肠腔内有柔软、分叶、蒂短或无蒂的肿物。窥器检查，可见海绵状或绒毛样肉红色肿物于直肠壁广泛附着，表面易出血。纤维结肠镜可发现较高位置的息肉，70%~80%的绒毛状腺瘤分布在左半结肠、乙状结肠和直肠。病理特点是，表面的肠黏膜上皮呈乳头状或绒毛状增生隆起。瘤细胞突起的表面有多数纤细的乳头状或绒毛状突起，绒毛常直接连接黏膜面，表面有单层或多层柱状上皮细胞，细胞大小不等、排列规则，核浓染位于基底，核分裂相多见。

三、大肠管状绒毛状腺瘤

大肠管状绒毛状腺瘤是管状和绒毛状混合型腺瘤，具有上述两种结构的腺瘤。其癌变率介于管状腺瘤与绒毛状腺瘤之间。

四、家族性多发性腺瘤病（Gardner 氏综合征）

多发性肠道腺瘤，诊断本病的第一个条件是腺瘤的数量要超过100个。其余的条件是基因胚系突变和肠外表现，包括表皮样囊肿、骨瘤、硬纤维瘤、胃底腺息肉等。

本病的最重要临床特点是，一个或更多的结肠、直肠腺瘤几乎不可变地发展成癌。发展成大肠癌的平均年龄约为40岁，但在20~25岁时，癌变风险已经达1%~6%。

对于该类疾病，合适的筛查方式是纤维结肠镜，从10~15岁起，每次间隔1~2年，如果期间未检测出腺瘤，要一直监测到40岁。

五、Turcot 综合征

Turcot 综合征又称为胶质瘤息肉病综合征。其特征为家族性多发性结肠腺瘤伴有中枢神经系统恶性肿瘤。临床上非常罕见，男女均可罹患，发病年龄为 2 ~ 84 岁，平均 17 岁，年轻人多见。预后不良，大部分病例在确诊后数年内死亡。其原因是多数情况下不能完全摘除神经系统肿瘤，在结肠息肉癌变前，即已死于脑肿瘤。

诊断要点：

1. 症状。癌变前症状多不明显，可首先出现结肠息肉病引起的不规则腹痛、腹泻、便血或黏液脓血便。也可先见神经胶质细胞瘤引起的症状，如腹痛、复视、视力障碍、运动意识障碍等。

2. 结肠息肉息肉数为 100 个左右，全结肠散在分布，体积较大，癌变率高且较年轻（20 岁以前）。

3. 中枢神经系统肿瘤。多发于大脑半球，也有发于小脑、脑干部及脊髓者。还可合并脑垂体腺瘤、恶性淋巴瘤等。

4. 伴随病变。可并发胃、十二指肠、小肠的肿瘤，脂肪瘤，甲状腺癌，卵巢囊肿等，皮肤多见咖啡牛乳色斑及其他皮肤异常。

六、幼年性息肉

又称先天性息肉、潴留性息肉。主要发生在 10 岁以下儿童，平均发病年龄 5 岁，男孩多于女孩。4 岁及 18 ~ 22 岁会呈现两个发病高峰，约 70% ~ 80% 发生在直肠，且 60% 距肛口 10 cm 以内，多为单发。青春期后有自然消失趋向。成年人也可发生，但较少见。

发病机理尚无定论。可能的病因有：①炎症的增殖性反应；②肠管壁的胚胎时残留；③先天性因素加慢性刺激；④遗传性家族性因子；⑤饮食因素，由于少渣食物致大便秘结，粪时和含粗糙物质的粪便，可在直肠内经常摩擦刺激，引起黏膜表皮及腺上皮和下层组织的局限性增生；⑥病毒感染，据报告，小儿和成人单个息肉和多发息肉中，可找到脱氧核糖核酸胞质包涵体，而这种包涵体可在病毒性传染性疣中找到。

诊断要点：

1. 大便带血，或便后滴血，血色鲜红，与大便不混，出血量一般不大，很像内痔出血。由于出血多为慢性且量少，并无疼痛感觉，易被忽视。低位息肉，用力排便时可脱出肛外，便后又缩回。便秘时有个别病人出现脱落。由于肠蠕动和排便动作迁拉，甚者出现肠黏膜外翻现象。

2.直肠指诊扪及带蒂、活动的球形息肉。

3.息肉呈球形或卵圆形，直径不超过1cm，表面光滑，一般均有细长的蒂，蒂为正常黏膜组织。

病理学上认为，此种息肉是一种正常组织的异常组合，称其为错构瘤，与腺瘤不同，不发生癌变。内镜下切除后一般不会复发。

七、Peutz-Jephers 综合征（简称 P-J 综合征）

P-J综合征又称为黑色素斑胃肠息肉综合征，癌变率较低，一般<3%。

诊断要点：

1.一般无症状，部分病例有黏液、血便、腹泻、腹痛、贫血及蛋白丢失。偶有发生肠套叠和肠出血者。较大量的消化道出血，多提示胃、十二指肠息肉。息肉可直接或间接诱发肠套叠，此时出现腹部绞痛和一系列肠梗阻症状，与小儿肠套叠或老年人因肿瘤所致肠套叠相比，本征所致者较轻，腹痛多历时 10~15 分钟而自行缓解。

2.消化道多发息肉，胃、十二指肠、小肠、直肠、结肠分布密集且广泛，多数在 2 cm 以内，大部分带蒂。

3.伴有面部、口唇周围、鼻孔、口腔黏膜、手指、足趾、手掌背面有色素沉着。

八、炎性息肉

炎性息肉又称假性息肉，与大肠黏膜炎性病变有关，多见于溃疡性结肠炎、阿米巴痢疾、肠结核、克隆病、血吸虫病等。由于炎症造成黏膜溃疡，上皮破坏，上皮再生修复时，纤维组织增生而成。

诊断要点：

1.一般症状不明显，常以腹泻、黏液便、血便为主。

2.息肉大部分无蒂，体积仅数毫米大小，形态似黄豆大，表面苍白，易于出血。

上篇　谈肛说肠不尴尬

炎性息肉如果引起上皮不典型增生，就有癌变可能。如溃疡性结肠炎并有假性息肉的形成，病程在 20 年者癌的发生率可达 13%。

九、增生性息肉

增生性息肉又称化生性息肉，多见于中老年人，好发于直肠。

内镜：常为小丘状隆起，呈现灰白露滴状，直径多在 2~5 mm 广基、半球形、表面光滑、呈淡红色或淡褐色；绝大多数无临床症状。息肉表面光滑，质地软。通常单发，约 10% 多发。

体积较大的增生性息肉可出现不典型增生，形成所谓的锯齿状腺瘤，极少数可发生癌变。不会恶变，诊断明确可不予处理；但与腺瘤外形相似，注意加以鉴别，应对其中具代表性息肉切除活检，以排除腺瘤。

第 6 节　大肠息肉的处理原则

1. 腺瘤性息肉，无论大小或多少，均应摘除并送病理，瘤体直径大于 1 cm 应检查近段结肠及随访。

2. 非新生物性息肉，如增生性黏膜性或炎性息肉，不作进一步处理或随访，但幼年性息肉病，按腺瘤性息肉处理。

3. 息肉摘除后三年复查一次。息肉未全摘除以及广底腺瘤者随访时间应提前。如三年随访阴性者可改为五年后再访。

4. 大的扁平息肉不能内镜摘除者，需行手术。

5. 在内镜下切除完全的息肉伴有重度或高度不典型增生（原位癌），两年随访一次，随访阴性则改为五年。

6. 结肠镜内摘除恶性腺瘤息肉者（包括浸润性癌），根据摘除状况进一步处理。如全部切除者且切除切缘阴性，分化中或高，无淋巴管及血管内浸润，经内镜摘除已可。如若未肯定完整切除，有小淋巴管或血管浸润，应施行外科手术。

7. 对有家族史者 J-P 综合征、家族性腺瘤性息肉病等要作为特殊筛检对象进行随诊。

第 7 节　大肠息肉药物治疗

张某，男，18 岁，因便血、腹痛 1 年，作肠镜检查。

报告单：进境至盲肠，回肠瓣呈唇状，开闭自如，阑尾开口正常。升结肠见三枚腺瘤样新生物，1~2 cm 大小，有长蒂，表面光滑。横结肠中段见一个 1.5×1.8 cm^2 大小腺瘤，表面充血，有长蒂。脾曲附近见一枚 2 cm 大小腺瘤，表面充血，局部糜烂，于该处取组织两处送检，质软。直肠内见 10 余枚腺瘤样新生物，0.3~1.2 cm 大小，表面分叶状，上光滑，部分腺瘤表面糜烂出血，直肠腔内见大量血性液体，于直肠下段糜烂腺瘤处取组织两块送检，质软。另全结肠见多发 0.2~0.3 cm 大小腺瘤样，总数约 10 枚，表面均光滑。

诊断为结肠息肉病。病理诊断：（脾曲，直肠）腺瘤，个别腺体伴轻度异性增生。医生给出的治疗方案是：直接切除大肠，终身挂袋处理。

患者因不愿接受这一治疗方案转院来诊。第一步，切除较大息肉。共分三次在镜下电切，每次间隔两周。术后肠道仍有少量直径小于 0.5 cm 的小息肉未予处理。第二步，中药治疗。疗程半年。

处方：乌梅 30 g、生山楂 30 g、鱼腥草 15 g、夏枯草 15 g、皂角刺 10 g、三七粉 6 g、白芍 15 g、木香 10 g、炙甘草 10 g。水煎内服。服药两周便血消失，腹痛缓解。上方去地榆炭、白芍、木香，加黄芪 30 g、生地 15 g、当归 15 g，继服。3 月后肠镜检查，残留息肉萎缩变小。后又服药 3 月，因没有症状，患者停药，1 年后复查，原息肉消失，没有息肉再生。

上篇　谈肛说肠不尴尬

在息肉的药物治疗方面，西药没有有效药物，中医多辨证施治。我在临床实践中认为大肠息肉的核心病机是热毒内蕴、痰湿瘀滞，立解毒祛湿，化痰散结，自拟乌梅去胬汤为基本方，临证加减。药有：乌梅、生山楂、鱼腥草、夏枯草、皂角刺、土鳖虫、苍术、炙甘草。

对大肠多发息肉手术无法切除干净，或因身体不具备手术条件，或术后预防复发，可以选用本方。

第8节　大肠息肉简易治疗

一、氩气刀（APC）治疗

APC治疗适用于大量多发小息肉。正确连接，选择适宜模式，按下充气按钮使管腔内充满氩气。使用过程中保持氩气刀通畅，避免出现折痕。

二、高频电凝圈套器电切术

这是目前临床最常用的一种息肉切除法。在患者肌肉厚实处粘贴电极板，收拢圈套器时，切勿过紧过猛，以防机械割伤出血，亦不能过松，否则会伤及邻近组织。术中逐渐加大收拢力度，使息肉中小动脉凝固以达到止血目的。

三、内镜下黏膜剥离术

内镜下黏膜剥离术适用于早期胃肠道癌症或癌前病变，局限于黏膜层或只有浅层黏膜下侵犯，同时无局部淋巴结及远处转移者。

在内镜下经黏膜下层将早期癌肿病灶与其下正常的黏膜下层逐步剥离，以达到将病灶完整切除的目的。

其优点为能完整切除大于2 cm的较大病灶，并且具有较低的复发率。

四、内镜下黏膜切除

内镜下黏膜切除适用于部分无蒂息肉、平坦或浅凹陷型息肉、平滑肌瘤、早期癌（包括食管、胃、结肠早期癌）的切除。能增加切除的面积和深度，达到根治的目的。

内镜下黏膜切除是指于病灶的黏膜下层内注射药物形成液体垫后切取大块黏膜组织的方法。

其优点是避免了常规活检方法摘取黏膜组织标本太小，对许多病例未能作出正确诊断的缺陷，它是治疗癌前期病变及早期癌有效而可靠的方法，已成为早期癌和临界病变的首选诊疗方法之一。

第9节 大肠息肉手术治疗

对直肠中下部的息肉可以直接经肛切除或结扎。

对已经癌变，尤其转变成浸润癌，或家族性多发性腺瘤病部分息肉已经癌变者，应考虑尽快手术。

第10节 大肠息肉预防

1. 多食水果、蔬菜和全谷类食物。这些食物富含纤维素，可以降低结肠息肉的风险。水果和蔬菜还富含抗氧化剂，可以预防结肠癌症。

2. 远离烟酒。吸烟、过量饮酒都会增加结肠息肉和结肠癌的风险。如果有大肠癌家族史，尤其应该减少吸烟和饮酒，可以降低发病风险。

3. 坚持体育锻炼。控制体重可以降低大肠息肉发病风险。

上篇 谈肛说肠不尴尬

4. 预防糖尿病、高血脂和高血压。

5. 补钙有助预防结肠息肉。

6. 保持良好的心态应对压力，劳逸结合，不熬夜，不过度疲劳。

7. 不食被污染的食物。

8. 服用非甾体类抗炎药物。研究证实，这类药有预防息肉癌变作用。目前可用于临床的制剂主要有阿司匹林、舒林酸（奇诺力）、吡罗昔康（炎痛喜康）和吲哚美辛（消炎痛）。由于需长期用药，吡罗昔康和吲哚美辛副作用较大，可用阿斯匹林 160~200 mg/ 天口服。舒林酸是一种非甾体类前体药物，吸收后需经生物转化而成有活性的代谢产物，由于该药是以无活性的代谢物随尿排出，故副作用较阿斯匹林少，常用剂量为 400 mg/ 天口服，主要副作用为胃肠道反应。

第二十二章　要命的肠道菜花——大肠癌

菜花，含丰富的可溶性膳食纤维，营养价值极高。但这种"菜花"如果长在人身上，就很可怕了，尤其是长在肠道里，弄不好会要人命。这就是发病率逐年增高已经挤入恶性肿瘤前三的大肠癌。

第1节　大肠癌漫谈

大肠癌是结直肠癌的统称，英文名称 colorectal cancer，简称 CRC。中医叫"肠蕈""盘积""肠毒""癥瘕""积聚""锁肛痔"等。

这是一种严重危害人类生命的恶性肿瘤。美国癌症统计数据显示，结肠癌每年新发病例超过 10 万例，发病率居全球恶性肿瘤的第三位，死亡率居所有肿瘤第二位。在 2008 年有超过 120 万新发病例和大约 608700 人死亡。

近年来，随着我国人们生活水平的提高、老龄化、工业化的进程和饮食结构的变化，我国大肠癌发病率与死亡率正在逐渐上升，在北京、上海等发达城市结直肠癌发病率位于消化道肿瘤第一位。小于 30 岁的青年人结直肠癌发病率为 12%~15%，直肠癌的发病率比结肠癌高，而且中低位直肠癌所占直肠癌比例高，约为 70%。结肠癌根治手术后 5 年生存率一般为 60%~80% 之间，直肠癌为 50%~70%。

直肠癌是指从齿状线至直肠乙状结肠交界处之间的癌，因其位置深入盆腔，解剖关系复杂，手术不易彻底，术后复发率高。中下段直肠癌与肛管括约肌接近，手术时很难保留肛门及其功能是手术的一个难题，也是手术方法上争论最多的一种疾病。

第2节　大肠癌成因

大肠癌的发病原因目前尚不十分清楚，可能与以下因素有关。

一、饮食

直肠癌发病率高的国家，人均动物蛋白质、动物脂肪消费量大，其粪便中的甲基胆蒽物质增多，动物实验表明该物质可诱发结直肠癌。饮食纤维中的戊糖具有很强的吸水能力，高纤维饮食摄入可增加粪便的体积和重量，使粪便通过肠道速度加快，减少肠道中有害物质的形成和活性，缩短致癌物质与肠黏膜的接触时间。

二、炎症

如溃疡性结肠炎、血吸虫病使得肠黏膜不断重复破坏和修复的过程，从而产生癌变。

三、遗传

统计数据表明，结直肠癌的发生主要与环境有关，但也有不少癌症家族被发现，原因可能是抑癌基因突变和遗传不稳定性。

四、癌前病变

结直肠癌并非在肠黏膜突然发生，而是通过"正常黏膜—腺瘤—癌变"

的顺序发展规律，因此如结直肠腺瘤，尤其是绒毛状腺瘤就要引起足够的重视。

五、中医观点

在多种不良因素作用下，机体阴阳失调，脏腑经络气血功能障碍，导致气滞、血瘀、痰凝、湿聚、热毒内蕴，这些因素进一步发展相互作用导致癥块的形成。

中医对于肿瘤的认识源远流长。明代《外科正宗》云："夫脏毒者，醇酒厚味，勤劳辛苦，蕴毒流注肛门结成肿块。"《外科大成·锁肛痔》云："锁肛痔，肛门内外如竹节锁紧，形如海蜇，里急后重，便粪细而带扁，时流臭水。"金元四大家之一的朱丹溪在其《丹溪心法》中云："坐卧湿地，醉饮房劳，生冷停寒，酒面积热，以致荣血失道，渗入大肠，此肠风脏毒之所由作也。"

第3节 大肠癌症状

刘某，女，76岁。便血、排便困难1年余，前半年是单纯的鲜红血，后半年是鲜红血夹黏液。近3个月，大便变细，困难，腹胀，放屁时会放出血，有时候还不自主流出，污染内裤。10个月前以便血和排便困难上医院就医，当时诊断为混合痔，开了一些痔疮药，使用后效果不明显，也没再去医院复查。来诊时身体没有其他不适，也没有明显消瘦，指诊时在肛门内7cm处直肠腔触及肿物，形成环形菜花状，该段直肠腔明显狭窄，一指进入困难，质硬，不活动，处之出血。诊断为：直肠癌。后病理证实，直肠腺癌。

这是不久前在社区的一个病例，之前的症状还是典型的，但是没有

上篇 谈肛说肠不尴尬

抓住。

大肠癌的早期大多没有明显症状，肿瘤生长到一定程度，根据不同部位会有不同的临床表现。直肠癌症状出现的频次依次为便血 80%~90%，便频 60%~70%，便细 40%，黏液便 35%，肛门痛 20%，里急后重 20%，便秘 10%。侵犯前列腺、膀胱可引起尿频、尿痛、血尿等。侵犯骶前神经可出现骶尾部持续性剧烈疼痛。

一、便血

便血是大肠癌的最早期症状。当发生少量出血时，往往肉眼看不到，通常是在做大便常规显微镜检查时，才发现有大量红细胞或大便潜血试验呈阳性。出血量较多时，一般用肉眼就能看到，血可以是鲜红，也可以是暗红，此时，人们往往自认为是"痔疮"，而不去医院检查、治疗，以致延误了病情。当然，大便出血不是大肠癌的特有症状，内痔、直肠息肉、溃疡性结直肠炎、肠结核等许多疾病都有便血症状，但应注意是如果有便血症状或大便潜血试验阳性，尤其是中老年患者，又经药物保守治疗无效，要想到有大肠癌的可能。

二、大便习惯改变

大便习惯改变是大肠癌另一个较常见的早期症状。经常表现为大便不规律，大便次数增多，有时便秘，有时腹泻，或者二者交替发生，进一步发展，可表现为便意频繁，排便不尽或肛门下坠不适等。

三、黏液便和脓血便

几乎所有的大肠癌病人，出现肉眼血便时，都不是单纯的血便，往往是带有不同程度的黏液，或脓液，尤其是发生在距肛门较近的肛管、直肠、乙状结肠部位的癌肿，该表现更加多见。

四、大便形状改变

主要是指发生在肛管、直肠末端的癌肿，当癌肿长到一定大小时，常使大便形状改变，表现为大便变细、变扁或有沟等，当然，痔疮长到一定大小时，也有大便形状的改变，一般痔疮患者虽有大便形状改变，但大便带血常在大便表面，血不与粪便相混，血色鲜红，而肛管、直肠有癌肿时，大便常为粪便、黏液、脓血混合，一般不难鉴别。

五、腹痛和腹部不适

腹痛和腹部不适是大肠癌后期的症状，当癌肿发生糜烂、坏死或继发感染致使肠管痉挛而引起，可表现为隐痛、钝痛、绞痛，可以是阵发性的，也可以是持续性的。

六、腹部肿块

张大娘是幸运的，今年72岁的她，八年前因为右下腹不适，自己摸摸觉得有东西，去医院，B超未显示异常，回家后她觉得就是有东西，2个月后去医院查结肠镜，诊断结肠癌，及时顺利手术，未转移。至今每年都去检查，未复发。

大肠癌的癌肿在生长到一定程度时，可出现腹部肿块，其发生率为47.7%~80%，肿块坚硬，大小不等，也可随体位变化而移动，尤其是发生在横结肠段、乙状结肠段时，癌肿位置极不恒定，若癌肿波及肠壁外，与其他脏器发生粘连，可出现相对固定的肿块。

七、急慢性肠梗阻症状

随着癌肿的生长，肿块可以阻塞肠腔引起完全性或不完全性肠梗阻症状，其发生率为20%~55%，主要表现为腹痛，腹胀，恶心，呕吐，大便不通等。

八、全身表现

发展到后期，可表现为贫血，消瘦，全身乏力等。

第4节　大肠癌诊断

大肠癌的检查应遵循由简到繁的步骤进行，常用方法有：

1. 直肠指诊。最简单而最重要的方法，我国约75%的直肠癌为低位，大多能在直肠指诊中触及，因此有便血、大便习惯改变、大便变形的患者均应接受直肠指诊的检查。

2. 大便潜血检查。作为普查和初筛的重要手段。标本应选择无肉眼血便，多次阳性者需进一步检查。

3. 肿瘤标记物。对直肠癌诊断有意义的是癌胚抗原（CEA），但对于早期诊断非特异性，意义不大，主要用于监测术后复发。

4. 内镜检查。包括直肠镜、乙状结肠镜和全结肠镜，可发现肿瘤并取得病理活检以明确性质。全结肠镜与直肠指诊是结直肠癌的最基本检查手段。

5. 影像学检查。包括钡灌肠、腔内超声、CT、MRI，影像学对于检查周围脏器和淋巴结的转移有重要意义。

6. 病理学诊断。腺癌（管状腺癌最常见，黏液腺癌、印戒细胞癌和未分化癌恶性程度高，预后较差）；腺鳞癌（主要见于直肠下段和肛管，较少见）。大肠癌可以在一个肿瘤中出现两种或两种以上组织分型，且分化程度并非完全一致。

第5节　大肠癌早期发现

其实目前大肠癌病死率高正是因为难以早期发现，因为高位结肠的早期癌几乎无任何症状，即使是低位结肠直肠的直肠癌，症状也不甚明显。所以对与此相关的任何蛛丝马迹都不应放过。

一、普查

（一）对有症状的病人进行普查

即对有黑便和便血鲜血，无明显诱因出现腹泻的病人，行钡灌肠气钡双重造影检查或纤维结肠镜检查。

（二）对无症状的人群进行普查

40 岁开始每年行一次肛门指诊，50 岁开始每年行一次大便潜血试验，必要时再行气钡双重造影或行纤维结肠镜，乙状结肠镜检查。

二、自我预测

由于大肠癌的早期症状不具有特异性，很多疾病都表现有便血、黏液、腹痛、腹胀等症状，但当出现大便下血，大便习惯不规律或干稀粪便交替发生，继之又伴有黏液、脓液，经专科检查，没发现有痔疮，同时又给予药物对症治疗无明显效果，并且有逐渐加重的趋势，应该想到有大肠癌的可能。

三、详细检查

（一）大便潜血试验

大便潜血试验是早期发现结肠癌的最好方法。因为结肠癌患者早在出现其他临床症状之前，大便潜血试验即可呈阳性，该方法简单经济、无痛苦。但它有一定的假阳性和假阴性，它对大肠癌的预测率只有 44% ~ 50%，临床上应多次检查，以提高阳性率。

（二）肛门指诊

肛门指诊也是一个简单易行、无痛苦，而且可靠的检查方法，由于大肠癌 70% 左右发生在直肠和乙状结肠，其中又有 70% 以上的直肠癌位于指诊可触到的地方，而且在退出手指时能取少量粪便观察有无混杂物，如有黏液或脓血样物还可以做涂片检查，看有无癌细胞，以便及时确诊。因此该方法是不可缺少的一种经济可靠、简单易行的诊断方法。

（三）肿瘤标志物

肿瘤标志物尤其是 CEA、CA242、CA199，对异常者应连续复查 2 次，

上篇 谈肛说肠不尴尬

如果都高，应该做内镜检查。

（四）内镜检查

如果用指诊不能发现可疑病变，可用内窥镜检查。检查距肛门较远的直肠远段和中段癌肿，肛门指诊不能触到时，直肠镜和肛门镜简单实用，是较好的检查方法；对于稍高位置的癌肿可用纤维结肠镜检查，纤维结肠镜是当前诊断大肠癌最好的检查方法。

（五）X线检查

X线检查也可作为早期诊断大肠癌的主要检查手段。普通钡灌肠检查对较小的大肠癌容易漏诊。气钡双重造影能明显提高诊断率。因此，气钡双重造影对早期大肠癌的诊断价值较大。

（六）PET-CT

通过快速的全身 PET-CT 扫描，发现早期癌，为不明原因的转移性肿瘤寻找原发病灶。

第6节　大肠癌分型

根据病理分型，大肠癌有早期大肠癌，进展期大肠癌之分。

一、早期大肠癌

早期大肠癌是指局限于大肠黏膜层及黏膜下层的癌。其大体分型有：

1. 息肉隆起型：根据肿瘤根蒂的形态，又有广基型和有蒂型两种。

2. 扁平隆起型：肿瘤如钱币形状隆起于黏膜表面。

3. 扁平隆起伴溃疡型：肿瘤如小盘状，边缘隆起，中心凹陷。

二、进展期大肠癌

1992 年全国大肠癌病理研究协作组讨论，认为该期大体分型为以下四型。

1. 隆起型（息肉型）：即指凡是肿瘤向肠腔内生长，并突出者即为本型，肿瘤呈结节状、息肉状或菜花隆起，有蒂或呈广基状。

2. 溃疡型：凡是肿瘤形成较深的溃疡者，均属此型，肿瘤外观可呈火山口状。

3. 浸润型：是指肿瘤向肠壁各层弥漫浸润，使局部肠壁增厚，但表面常无明显溃疡或隆起，肠管多环状狭窄。

4. 胶样型：肿瘤外观不一，或隆起或伴有溃疡形成，但外观呈半透明胶冻状。

第7节　大肠癌转移方式

大肠癌的转移方式主要有：

1. 直接浸润：主要向三个方向扩散，即肠壁深层、环状浸润和纵轴浸润。直肠癌纵轴浸润发生较少，尤其是向下浸润很少，这是保肛手术适应症的病理学依据。下段直肠癌优于缺乏浆膜屏障作用，容易侵入附近器官如前列腺、精囊、阴道、输尿管等。

2. 淋巴转移：为主要转移途径。直肠癌主要以向上方、侧方转移为主，很少发生逆行性淋巴转移。淋巴转移途径是决定直肠癌手术方式的依据。

3. 血行转移：结直肠癌手术时有 10%~20% 已经发生肝转移，也可转移至肺、骨骼、脑等重要器官。

4. 种植转移：即在腹腔内播散，如出现血性腹水多为腹腔内种植转移。

5. 前哨淋巴结：原发肿瘤的第一个淋巴结，是最可能发生转移的，术后可根据此淋巴结病理分析肿瘤转移情况。

上篇　谈肛说肠不尴尬

第8节 大肠癌手术治疗

结直肠癌最主要的治疗方法是手术。直肠癌根据部位、大小、活动度、细胞分化程度有不同的手术方式。

1. 局部切除术：适用于早期癌，瘤体较小，未侵犯肌层的高中分化癌。

2. 腹会阴联合直肠癌切除术：即 Miles 手术，原则上适用于腹膜返折以下的直肠癌，其主要方式为将肿瘤所在区域以下（包括乙状结肠远端）全部直肠和肛门区域全部切除，于左下腹行永久性结肠造口。

3. 直肠低位前切除术：即 Dixon 手术，是目前应用最多的直肠癌根治术，原则上适用于腹膜反折以上的直肠癌，选择该术式取决于病人的全身情况、肿瘤分化程度、浸润范围及肿瘤下缘距齿状线的距离。其主要方式为将肿瘤所在区域及上下缘 2 cm 以内切除，断端吻合。

4. 经腹直肠癌切除、近端造口、远端封闭术：即 Hartmann 手术。其与 Miles 手术区别为不切除肿瘤下端直肠和肛门区域，仅行封闭，必要时可行二次手术将断端再次吻合。适用于全身一般情况很差的病人。

近年来医学科学技术发展，越来越多的先进设备和手术方法被创造出来，随着结直肠肿瘤早期筛查的不断普及，越来越多的患者在疾病早期即可发现并获得根治性治疗，患者在获得较好疗效的基础上对术后生活质量有了更高的要求；另一方面，随着近 20 年来微创技术不断发展、成熟和普及，其在直肠癌治疗中的应用越来越普遍，直肠癌的外科治疗因此有了很大的进步。目前直肠癌微创治疗的最新手段包括：内镜下黏膜切除术（EMR）；经肛门内镜微创手术（TEM）；腹腔镜直肠癌手术；机器人直肠癌手术等等。但目前很多技术仍处于发展中阶段，需要严格掌握其适应征。

第 9 节　大肠癌辅助治疗

除了手术治疗，直肠癌尚存在多种不同的辅助治疗手段，对疾病的发展和预后起到重要作用。

一、化疗

即通过药物化学作用达到杀灭或抑制癌细胞的目的。可分为术前化疗——使肿瘤缩小，提高手术成功和降低复发率；术中化疗——主要作用是可使药物直接作用到肿瘤或转移脏器，减少术后复发和转移；术后化疗——对伴有淋巴结转移的手术后患者均应采用，常用方案为铂剂 +5-Fu+ 甲酰四氢叶酸钙。

二、放疗

通过放射线局部照射达到杀灭或抑制癌细胞目的。但直肠癌大多数为腺癌，对放射线敏感度较低。放疗主要用于术后辅助、不能接受手术患者、晚期患者缓解疼痛和改善症状。

三、其他

包括免疫治疗、导向治疗、基因治疗等，目前仍处于实验和临床研究阶段。

第 10 节　大肠癌中医治疗

在我国，中医药治疗已成为结直肠癌综合治疗中的重要组成部分。大量的临床实践表明，中医药治疗能提高患者对手术的耐受性，减轻放化

上篇　谈肛说肠不尴尬

疗的不良反应，预防复发和转移以及在提高晚期患者生存质量、延长生存期的治疗中发挥着举足轻重的作用。

具有抗癌作用的常用中药：补骨脂、败酱草、漏芦、蕲蛇、三七、千金子、女贞子、旱莲草、五倍子、蒲黄、五灵脂、没药、龙葵、地龙、壁虎、西洋参、藏红花、阿魏、茜草、茵陈、扁豆、紫河车、黄芪、蝉蜕、瞿麦等。

验方：

1. 白花蛇舌草 150 g，蚤休、槐米各 10 g，每日 1 剂，水煎服。

2. 凤尾草 40 g，藤梨根、水杨梅根各 30 g，野葡萄根、半边莲各 25 g，半枝莲、白茅根各 15 g，水煎服或研细末，每日早晚各 1 次，空腹口服。

3. 白花蛇舌草、败酱草、半枝莲，水煎至 80 mL，做保留灌肠，每日 2 次，每次 40 mL。

第 11 节　大肠癌预防

由于大肠癌的病因还不十分清楚，所以至今仍没有特殊的预防办法，但是生活中如注意某些细节，可能会减少大肠癌的发病率或减少癌变机会，甚至能够早期发现，以便得到及早治疗。

1. 应积极防治大肠癌的癌前病变，如溃疡性结肠炎，结肠腺瘤性息肉，特别是家族性息肉，多发性结肠息肉病等，应及早治疗，或早期手术切除病灶，以减少癌变机会。

2. 注意饮食结构，避免高脂肪、高蛋白饮食，多吃些含纤维素和维生素的新鲜蔬菜。

3. 防止便秘，经常保持大便通畅。

4. 对中年以上高危人群进行定期粪便潜血检查，肛门指诊检查，必要时行纤维结肠镜或气钡双重造影检查，发现"危险信号"及时进行诊治，做到早发现、早治疗，以进一步提高大肠癌的生存率。

下篇　冷眼看热点

当今，肛肠界的热点是什么？"微创""无痛""PPH""HCPT""排毒""清肠"，等等，这些关键词充斥在网络上各种科普文章、各种媒体和户外广告、各家医院介绍、各种会议内容中，就连路边的小广告传单上也都是对这些方法的描述。俨然是，有了这些热点，得了肛肠病还怕什么。

其实，肛肠界一直就不乏热点，枯痔、注射、激光，其中除了枯痔早已经从我们的记忆中消失外，注射和激光至今还不断被患者问起，可见其影响的程度有多深。

网络时代，制造一个热点很容易，有时容易到可能就是瞬间的事，只要你能迎合大众口味，只要你足够新奇，只要你想造热点。

自然形成的热点和人为推动的热点是有区别的，前者往往是一种发展的必然，而后者可能是一种利益的驱使，所以热点来了，我们自己不要热，冷静看看热点背后是什么。

从历史的角度看，大部分肛肠界的热点都是流星，寿命短暂。当然有人会说，真理不就是不断否认的过程吗？是，但给人看病，还是尽量不要冒险，尽量不要走弯路，否则代价就太大了，因为热点不等同于就是进步，能留存下来的才是离真理最近的。

肛肠热点不仅如此，如何看待并发症与后遗症，惊慌与漠视不可偏执。

拒绝盲从，冷眼看潮，这才是一种对自己负责任的态度。

第二十三章　早治不是过治

　　《黄帝内经》有句非常著名的话："是故圣人不治已病治未病，不治已乱治未乱，此之谓也。夫病已成而后药之，乱已成而后治之，譬犹渴而穿井，斗而铸锥，不亦晚乎。"所以中医非常重视治未病，早治病。现在中医医院一般都要设置治未病科。

　　不仅中医如此，现代西医也无比重视疾病的早期治疗。癌症，过去认为是不治之症，如果某个人哪天医生突然给他下了这样一个诊断，大家会认为是给他宣判了死刑。但是现在的观点是，癌症不是不能治愈，是因为没有早被发现。所以现在一些早期筛查肿瘤的检查项目无一不受到追捧，虽然不是很准确，但是费用很高。

　　早治的价值无疑是巨大的，有的时候就是一条人命。正因为如此，医学专家不断研究为早治创造条件，患者的健康意识不断强化而不再扛病。

　　但不知从何时起，在肛肠界早治成了幌子，在这幌子下面出现了一些怪现象。

第1节　大炮打蚊子

　　22岁的小于是个进城务工者，有一天可能工地干活太忙，没有喝水，晚上回去就大便干燥，费了很大劲才排了出来，当时就有些便血，也没在意。第二天早上排便又滴血，他就有点害怕了，赶紧上附近的一家医院去检查。结果出来了，医生对着一张图告诉他，说是两个病，肛裂和肛乳头瘤。什么？自己得瘤了？小张赶紧问，要紧吗？医生告诉他，当然要紧，手术吧，不然会癌变，不过手术做了就没事了。听说手术可以随治随走，小张赶紧回去找工友们凑够了手术费就来把手术做了。但术后并没有像术前医生说的那么简单，三周了，天天大便疼痛，出血，根本上不了工地。来诊时肛门前后有两个创口未愈，肛门紧张。初步判断，电刀切除局部组织过多，肛管未作相应松解处理，致肛管张力过大造成。

任何手术都会有风险，患者也存在个体差异，所以术后出现一些状况，这是可以理解的。但这里介绍这个病例的目的是想讨论一个非常敏感的话题：过治。一种疾病对人体到底有什么样的危害，一种疾病在某个阶段最适合用什么处理方法，是不是都应该告诉实情。

就上面这个病例而言，肛乳头瘤癌变的可能性千分之一，万分之一都没有，所以，如果不是脱出肛外，影响日常生活，一般是不需要手术的。再说，肛裂，患者有明确的便燥诱因，多喝水，多吃蔬菜软化大便后，应该很快可以康复，所以也是不需要手术的。相反，手术不当反而破坏了肛门局部组织和压力平衡，人为制造了一个大肛裂。所以，我说这是在用大炮打蚊子，受伤的到底是谁？

有一个数据，在被确诊的痔疮患者中有多少人最后手术了呢？美国两个地区分别是：60.24/10万、48.65/10万，法国是：46/10万。我国呢？虽然没有准确统计数据，但要远远高于这些。

第2节　甲病乙治

先看一个患者的咨询留言：

"我于2011年10月份感觉肛门瘙痒，如针刺、虫咬，2月后逐渐加重，晚上睡不着觉，去当地县医院诊断为痔疮，于2011年12月20日做了手术。术后感觉略有缓解，到2012年10月痒得受不了，就去省城一家肛肠专科医院，又做了痔疮手术，但根本没管用，11月21日再次来到这家医院，医生给打了一针，但术后痒得更厉害。没有办法，听说县里康复医院可以治疗，就去了，12月18日他们给我做了激光手术，这次术后情况更糟糕，不仅痒没好，还疼了，像裂开一样，有时像针刺，有时候像有石子，有时候像火烧。现在非常疼痛，非常难受。"

　　肛门瘙痒，患者在一年时间内先后来到三家医院四次行手术治疗，其中只有一次是针对瘙痒在治疗，结果不仅瘙痒未除，又添肛门顽固性疼痛，每天痛苦不堪。肛门瘙痒的确是个非常难缠的肛门部疾病，没有办法没有关系，但这样来回在痔疮上下功夫，这又是为何呢？

　　所谓"甲病乙治"就是患者得的是甲，结果医生治的是乙。就好比，如果你眼睛有问题，医生给你治耳。当然这样明显的地方，这样明显的错误，你肯定能马上发现，你也肯定不干。但如果换个隐蔽的地方，换个你看不到的地方，你可能就会被糊弄过去。

　　这种甲病乙治的现象在肛肠科其实并不少见，你肛周脓肿，给你做痔疮PPH术，你肛窦炎肛门坠胀，给你做痔疮手术，你便秘排不出大便，也给你做痔疮手术。为何我们的眼里就只有"痔疮"？为何我们的手段就只有手术呢？

第3节　核磁成了常规

　　小胡，男，23岁。1年前肛门肿痛，摸上去硬硬的，非常难受，还好，输了几天消炎药后流出不少脓，疼痛就缓解了。但后来总是反复肿痛出脓，赶紧就上医院看。初步诊断肛瘘，但要做 B 超和核磁进一步确诊。几天后结果出来了，高位肛瘘，治不了，转院。小胡算了下，为获得这个结论，他花费了近八千元。来诊时，一根探针，一只手指，内口、瘘管完全诊断清楚，手术后三周顺利康复。

中秋节，朋友送我一盒月饼，外观看上去绝对高大上，拿在手里也很有份量。高高兴兴拿回家，先从包装袋里边拿出来，一个木头盒子，打开后是一个透明塑料盒，里边放着四个小小的硬纸盒，打开小盒子，又是一层塑料包装膜，撕开后才真正接触到月饼。吃完这四个月饼，剩下的是一小堆的垃圾。

讲完这两个例子，我不禁要问，需要搞这么复杂吗？

医学在进步，我们多了更多的检查和治疗手段，这绝对是好事，我也不否认核磁的应用给肛瘘的诊断带来的积极意义，但如果不分病情，而是把它升格到常规，是否有过度检查嫌疑呢？

第4节　早治也要讲方法

癌症，早期发现，早期治疗，这道理我们都懂，但这早期治疗并不等同于早期手术。鼻咽癌，早期发现，最好的方法是放疗。大肠癌，现在的观点是，即使是处于处于进展期，也应该先化疗，可以让癌细胞局限，然后再手术，就可以起到更好治疗效果。癌症是这样，很多肛肠良性疾病也是如此。

便秘能早手术吗？不能。肠炎能早手术吗？不能。肛裂能早手术吗？也不能，要看病情。就连肛瘘、脓肿也不都是马上可以手术。

黄某，男，42岁，武术教练，平时身体特棒。开始是发热，也没在意，后来持续不退，同时出现肛门疼痛，赶紧从张家口赶来就诊。马蹄性肛周脓肿。黄教练身体素质真的很好，这么严重，他竟然还能行动自如。对于大部分脓肿，都是可以一次手术，但黄教练是个意外。当肛门后侧切开一小口后，手指进入脓腔探查时，发现肛门后侧、右侧已经完全烂掉，可以触摸到尾骨悬浮在脓腔中。术中决定该患者不适合根治，否则极可能会造成肛门失禁，先在脓腔内放置引流管引流，待脓腔肉芽填充，肛门固定后再行根治术。患者非常配合。在进行3个月引流处理后，来再次手术，术后效果很好，现在已经完全康复，术后没有出现肛门失禁。

　　医生在打击疾病这个敌人时，都希望手中有很多武器，但打击敌人和战胜疾病还是有区别的，杀敌当然需要威力大的武器，但对疾病就不能这样。疾病是你中有我，我中有你，手术刀就是我们手中的核武器，不到万不得已是不能随便放的。看病更多讲究的是智谋，用的是巧劲，当然还有一条也非常重要：仁心。有了仁心，才有仁术。

下篇　冷眼看热点

第二十四章　微创别成重创

这是一例我在社区出诊时遇到的病例。患者张女士，女，43岁。便鲜血，便后有物脱出不能自行还纳。通过检查确诊为"混合痔"，建议手术治疗。手术毕竟不是小事，患者就上网查询相关内容，自己"做功课"，最后选择了一种微创疗法，因为介绍中说这种方法无痛苦，可以"随治随走"。三月后的一天，她又来到社区，进门的第一句就说："我上当了，当时应该听您的。"

原来她去接受这种方法治疗后，是不要住院，但术后的情况非常糟糕。疼痛、出血，根本上不了班，天天都要去换药，一换就是一个月。不仅如此，到了术后40天的时候，出现了大便变细、排出困难。听人说肠清茶喝了能通便，就买回来天天喝，现在感觉大便越来越困难。

我查看局部，肛管前后皮损严重，出现明显的狭窄迹象。需要手术松解肛门。

这就是一例由微创引发的悲剧，当然有类似遭遇的人绝不止张女士一人。微创本来是为了减轻手术的痛苦，为何反而会出现这样的情况？

第1节　什么是微创

我想没有人不对"手术"产生恐惧，恐惧什么？疼痛、并发症、后遗症。手术是用来纠正我们出了问题的组织和器官，是用来切除侵蚀我们机体的病灶。当我们在进行这项治疗的同时，也会对我们身体造成一定程度的伤害。当今外科的发展趋势除了努力提高疗效的同时，就是想方设法降低这种伤害，所以"微创"一词应运而生。

当我们的肺出现了问题，我们需要拿掉几根肋骨，打开胸腔。当我们的胃出现的问题，我们需要切开肚皮，打开腹腔。当我们的子宫出现问题，我们需要打开盆腔。当我们的脑袋出现问题，我们需要切开脑壳，打开头颅。当然这是过去，现在只需要开几个很小的孔就 OK 了，这就是"微创"的本来面目，腔镜技术的临床应用。

过去我们要伸进去几只大手操作，所以手术通道必须要开得足够大，这样创伤无疑是巨大的。今天，腔镜下，一些很细小的专用工具代替了手指，深入病灶周围进行治疗，大大减轻了创伤。

现在，几乎 50% 以上的外科操作在微创下完成，微创技术离不开现代科学技术的发展，比如图像技术，现在已经发展到 3D，还有大量先进的手术器械，如超声刀、微型手术器械等。

微创外科的发展经历了百年历史，是人类物质文明和精神文明高度发展的必然结果，是外科发展的必然方向，未来的目标一定是无创伤方法代替有创伤方法，小创伤代替大创伤的方法。

第2节　变味的微创

先讲个真实的笑话。

今天这个痔疮非常重，所以无论术者、助手还有观摩者都精力集中于手术过程中。手术室里非常安静，只有嚓嚓的剪刀声。躺在手术台的患者突然大声发问："大夫，不是微创吗，不是说用电脑做吗，怎么有剪刀声，你们骗人的吧？"啊啊，我突然不知如何回答是好。医生："谁跟你说微创就是用电脑做？"患者："网上说的，全电脑操作。"医生："你中病毒太深了，躺着别动，我给你好好治治。"

看看，我们的患者脑袋被洗成什么样子。

当微创在外科领域全面开花的同时，肛肠领域也不甘落后，及时把这一热词引了过来。

在百度上推广的单位，没有一家不在宣传"微创"，甚至出现一些"肛肠微创医院"。

如果说大肠癌用微创，这没有问题，过去需要腹会阴联合开口，创伤非常大，现在 3D 腔镜已经开始广泛临床应用，创伤大大降低。但问题是，上面这些肛肠微创讲的是痔疮。下面我们看看痔疮微创手术指的到底是什么技术？

"百度百科"上介绍的"痔疮微创手术"主要有 HCPT、PPH、TST、STARR、COOK 枪，都是些时髦的洋名，下面我简单介绍下。

HCPT，就是我们通常所说的"电刀"，一种切割工具，这和微创有啥关系？这种设备不仅不微创，使用不当，会对局部组织造成更大伤害。

PPH，前面介绍过，黏膜切除吻合器，国外谨慎应用，效果存疑。国内应用过程中问题很多，适应范围有限，效果也是存疑，关键是对大部分痔仍需要配合其他方法联合应用，尤其是术后出现比例不低的许多不良反应，使它与"微创"根本不能等同。很多学者认为，这一方法的问题要大于肛肠经典手术方法。

下面是一个患者给我的来信。

"王教授您好，我今年 49 岁。2013 年 11 月我在当地一家医院行

PPH痔疮手术，术后持续肛门胀痛。2014年2月，我实在忍受不了了，就在当地另一家专科医院行第二次手术，手术取出一些钛钉，还做了肛窦炎，还说有肛门狭窄，也给手术了。术后肛门还是一直胀痛得厉害。7月又在省人民医院做痛点切除术，神经阻断。现在肛门不但胀痛得厉害而且术后的伤口也不愈合，生活和精神上都是要崩溃了，跪请王教授为我解除痛苦，让我早点脱离苦海，重见天日，谢谢！"

TST，是在PPH基础上改进的一种方法。考虑到PPH环形切除直肠黏膜可能造成的直肠狭窄，该方法改为对直肠黏膜选择性切除吻合。但这样对痔疮的治疗意义就很小，对大部分痔疮不再同时使用剥扎术，很难获得满意效果。所以，两种方法加一起，这还是微创吗？

STARR，也是一种环切吻合器，但与PPH不同的是，它不仅切黏膜，也切肌肉，相当于把直肠切去一段，现在主要用来治疗出口梗阻便秘。由于术后问题多，现在应用已越来越少。

COOK枪，也叫RPH，是一种依靠设备来套扎痔核的方法，套扎和结扎都是阻断痔根部的血液循环，让痔核缺血坏死脱落，临床效果、副作用与痔核大小、部位、数量、套（结）扎手法及残端注射的药物都有关系。与传统结扎法比较，提升了操作的便利性，尤其是位置较高的直肠黏膜，但安全性比结扎法要差。

所以，现在很多肛肠科标榜的这些微创方法，跟真正意义的微创相去甚远，或者说已经变了味。

第3节　工具的作用

微创需要工具的支持，但工具并不是方法，更不能成为微创的代名词。如果你拿着一把超声刀，告诉别人，这就是微创，一定会把人笑死。

工具是什么？是盘子、碟子，是镰刀、锄头，是自行车、三轮车。方法是什么？做一盘菜，炒、炖还是凉拌。

同样，一台手术，手术刀、电刀、激光刀、超声刀，只是工具，而不是方法。

一台手术用什么样的工具，取决于采取何种方法，而方法的选择又取决什么样的病情。

医学的发展离不开医疗器械的改进和方法的创新，但手术，什么时候都会以人为主导。

张大千的画价值连城，而我的画一钱不值，同样都是用笔画的，为什么？这和一台手术的道理是一样的。

经常有患者问我，你们是用激光吗？是用 HCPT 吗？我做手术，用什么工具还要你来选择吗，更何况你问的这两件工具根本就不是什么好东西。

这其实是在混淆概念，把工具当方法，把方法当疗效。

第4节　请不要问我方法

如果你问我这个病是怎么回事，我会告诉你，但如果你问我用什么方法，我一般不会告诉你。为什么？因为你想要的答案其实很简单："微创"。

很多患者对网上宣传的"微创技术"充满期待，但又不敢全信，于是就跑到医院来求证。很多患者一开口问，我说你是不是要问有没有微创，他们会说，你怎么知道我要问这个。我说你"中毒"太深，我是个医生，会看。

有一次一个环痔的患者一再问我："大夫，你能用微创给我治疗吗？"没办法不回答，我说："可以，但你可能不会同意。""为啥？""全部切掉是传统，切半留半是部分微创，一点不切是最微创，你选择哪种？"患者不好意思笑笑，不再问了。

这虽然是在开玩笑，但有一点提醒我们，想微创，就要在疾病的尽早阶段寻求医生的帮助。

第5节　肛肠微创的思考

肛肠有微创吗？肛肠微创到底是什么？今天我们必须慎重思考下这些问题。

外科手术是一种治疗疾病的手段，是一种快速完成对人体内病变、畸形、创伤的灭活、切除、修复或重建的治疗方法。外科手术在完成这些操作过程中，无一例外会对正常组织造成创伤，这种创伤小了，对我们的影响可能就是一过性，不会造成局部或全省的残疾。但如果大了，就会造成我们人体某些生理功能的下降。所以只要是外科手术，就存在是否"微创"的问题，肛肠手术也不例外。

对痔疮、肛瘘等这些肛门直肠疾病来说，其实还属于一种体表的手术，不存在手术通路损伤的问题，也不需要借助腔镜，那肛肠手术的微创到底是什么呢？

其实，腔镜也好，超声刀也好，PPH也好，这都是些表面的东西，微创的真正含义是一种新的医学理念，这种理念是一种人本位思维，一种哲学思维。

直肠癌，过去手术的理念是，切得越尽越好，一切工作都要服从于这个大目标。所以手术后很多患者粪便要改道腹部，肛门彻底废弃，很多人性功能丧失。今天呢？更精细化剥离切割，保留肛门，保留肛门功能。这种更重视人伦的手术追求就是微创！

肛瘘手术，谁都明白，会损伤肛门括约肌，括约肌损伤势必会影响到肛门功能下降。那这手术到底是做还是不做？国外在没有好方法之前是不会为了治愈肛瘘而去贸然损伤肛门括约肌，而是采取一种折中的方法叫"带瘘生存"，在瘘管内放上一根皮筋，不让瘘感染，也不损伤括约肌。

下篇　冷眼看热点

319

当然我们会笑话老外，怎么这样不负责任，或者说，老外的水平也不怎么样。其实，这正是一种人本位的微创思维在起主导作用。

为什么说微创还是一种哲学思维呢？我举两个例子。

一、辨证施法

合理把控疾病病情、阶段与方法的对应关系与合理使用。比如，对于初期内痔，当药物难以控制症状时，最微创合理的方法是什么呢？注射，痔核内注入少量的硬化剂，既解决问题，又不会有多大痛苦和不良反应。但是对一个三期内痔来讲，我们就要考虑去除病灶了，这时候结扎或套扎就是最好的方法。

二、抓主要矛盾

比如一圈的环状痔，手术时怎么办？哪儿切哪儿留？切多切少？这些都需要我们用哲学的思维去权衡、选择。这时候我们可以抓主要矛盾，既解决疾病的危害与痛苦，又保护了肛门的正常功能。一个复杂肛瘘，千头万绪，哪是主要问题，哪是次要问题，哪儿可以保留，哪儿可以切开，这都需要我们先作分析，辨证去看，最终作出一个合理的取舍。

所以，肛肠微创说到底就是一种对肛门直肠功能的保护意识，如果我们没有这样的意识，没有对局部生理、解剖的了解，拿着现代化的工具又有什么用呢？一不留神就会弄巧成拙，微创成了重创。

第二十五章　清肠还是毁肠

秦女士,41岁。对这个年龄段的女人来讲,什么最重要? 家庭? 事业? 健康? 都不是,而是容颜。为了能保留住那份曾经无限自豪的青春美貌,开始他花费高额的费用跑美容院,但效果并不好,后来听别人说,清肠可以美容,她决定一试。多途径打听后,买了一台家用洗肠机,开始了自己的美容工程。天天晚上睡觉之前都必须洗肠,虽然这样很麻烦,也很耽误时间,但她觉得值。大概三个月后的一天,她出差离开了家,次日突然没有了大便,她以为是换环境造成,但第二天、第三天,依然没有,肚子很不舒服,没办法,只好去当地医院开些泻药,喝了第二天才排出大便。有了这次教训,以后只要出差,泻药是必备随身物品。半年后,光鲜亮丽的容颜并没有出现,反到是肤色苍白,而且,洗肠之前非常正常的大便,现在已经完全离不开洗肠机了,出差、旅游都要带着足够量的泻药上路,经常是吃了之后又腹泻,她很后悔。上医院后根据医生的建议,现在已经彻底不洗了,开始吃药恢复肠道功能,但这又谈何容易。

秦女士现在还在吃药,但迟迟不见效果,每天都要吃通便药,这叫清肠不成毁了肠啊。

第1节　清肠热席卷中华大地

有一次去做一个电视节目,貌美的女主持人问我,有什么清理宿便的好办法？我说，为什么要清理？她说，都说宿便会产生毒素，经常清洗可以美容。我说，你还要美成啥样，现在就挺好，不要进入误区而得不偿失。在我的说教下，她放弃了清肠的冲动。

我们今天的社会非常喜欢跟风，有些事我们根本不去求证，不去思考，轻易就盲从。清肠风现在可以说已经刮到了国内各个角落。

药物清肠有段时间非常流行，肠清茶、肠润茶、排毒养颜茶的广告天天播，市场上也到处可以见到这些保健品的身影。年轻人，尤其是女性，喝、喝，天天喝，既排毒美容，还可以减肥，一举多得啊。老年人也买来喝，因为可以通便，不用去吃药，喝茶就能解决问题，多方便啊。后来很多人喝出了问题，胃喝坏，肠子喝坏了，原来没有的便秘，也喝了出来。人们才开始意识到，原来这些"茶"还有副作用，温度才逐渐下降。

美容茶不喝了，但美貌不能没有，很多人又该洗肠，喝药不好，从下面清洗应该没有什么副作用了吧？不少年轻人甚至把这种行为当成一种时尚的生活方式。她们会隔三差五就来洗一次，说是给肠子洗洗澡。一时间，洗肠业生意非常火爆，洗肠机遍布医院、美容机构、家庭等。

第 2 节　清肠美容的理论来源

清肠美容是怎么兴起的呢，人们为何就轻易接受呢？这一热潮的理论依据主要有三点。

一、肺与大肠相表里

《黄帝内经》："肺合大肠，大肠者，传道之府。"这句话就是中医"肺与大肠相表里"的来源。由于肺又主皮毛，所以皮肤的问题，病因可以追溯到大肠。依据这一理论，当大便干结，面部长痘时，甚至发热、咳嗽时，被认为是大肠有实火，这个时候可以采取泻便这个"釜底抽薪"的方法来治疗。

这是清肠美容的最主要依据，但是我们忽视了一点，"釜底抽薪"的前提是"大肠有实火"，是出现了脏腑功能失衡的一种纠正手段。中医治病是要讲究辨证施治的，这种不分青红皂白就清肠，是没有道理的。

二、宿便论

人的肠道有 8~10 m 长，并且千褶百皱，平均每隔 3.5 cm 就有一个弯折，人们即使每天都排泄，也总会有一些食物残渣滞留在肠道的褶皱内，它们在细菌的作用下干结、腐败、发酵，日积月累，这些食物残渣最终形成厚达 5~7 mm，重达 5~6 kg 的黑色、恶臭、有毒的物质，并像锈一样牢牢地粘连在肠壁上，其坚硬程度与轮胎相似，它们慢慢侵蚀着我们的身体，人们习惯称之为宿便。

这种说法有道理吗？其实无论中医还是西医，都没有"宿便"这个概念，从某种程度上讲，"宿便"一词是为了某种产品的营销而杜撰出来的。

一个正常的肠道，粪便都会在 12~72 小时内完全排出。即使是一些便秘患者做传输试验，大部分人也会在 72 小时内排空粪便。在结肠镜检查中，还没有在大肠内发现所谓的宿便。所以绝不能用一两个极端的案例来推论人体存在宿便。

三、肠道毒素说

这一说法是"宿便"说的继续。

宿便堆积在肠道内发酵、腐败，就会产生吲哚、硫化物等 22 种恶性肠毒素，造成肠内环境恶化、肠胃功能紊乱，既而引发内分泌失调、新陈代谢紊乱，还有可能引发各种病症。如果毒素渗入皮肤会使皮肤粗糙无光泽，发生色斑、暗疮。如果毒素渗入肝脏使其解排毒功能超过负荷，并削弱其解排毒功能，易被传染肝炎及另外肝病。如果毒素渗入乳房腔会引发肿瘤。如果毒素渗入子宫，会引发纤维瘤和子宫性能变态。如果毒素渗入大脑，伤害神经中枢，会使人失眠、烦躁、精神不振，引发痴呆等更为重症的症状。如果毒素渗入心脏，会使心脏衰弱和受压迫。如果毒素渗入肺部，会使肺脏变衰弱，引发呼吸短促和口臭。如果毒素渗入关节，会产生关节痛和关节僵直。

医学上有"肠道毒素"这个概念吗？有，但肠毒素专指由葡萄球菌产生的一种内毒素，能引起腹泻、腹痛等肠道炎性反应。显然这个"肠道毒素"不是这个。当肠道功能出现紊乱，或肠道菌群失调，或过高比例的蛋白质饮食，的确会产生粪臭素、吲哚、硫化物等有害物质，但其危害根本没有这么大。

第3节　清肠的常用手段

清肠通常有四种方法。

开塞露灌肠。这是最常用的方法，很多便秘患者会经常使用，相对比较安全，非常适用于老人、儿童。但清肠范围有限，一般对存于直肠、乙状结肠部位的粪便较有效。

开塞露主要成分是甘油和山梨醇，再辅以一些其他辅料。其主要原理是利用甘油或山梨醇带来的高渗作用，让更多的水分渗入肠腔，软化大便，刺激肠壁，反射性地引起排便反应。同时，甘油本身也能起到一定的润滑作用。

一般一次使用 40 mL，开塞露挤入肛门后，应等候 10 分钟左右在去排便会更有效。对比较严重的便秘，则需要更长时间才能起效，但不要超过 30 分钟。

这种方法虽然安全，但不建议长期使用，长期使用，直肠被刺激次数越多，其敏感性就差，结果就会形成依赖。

清洁灌肠。在医院由护士操作完成，主要用于手术前肠道准备，帮助病人排出粪便和积存的气体，防止因麻醉后肛门括约肌松弛而使大便污染手术台，增加感染机会，同时可减轻术后腹胀。

灌肠液主要采用温肥皂水或者生理盐水，每次 500~1000 mL。通过肛门，自肛管经直肠缓缓地灌入结肠。灌完后让患者自行排便。有时一次灌不尽需要多次。

机器洗肠，也称"肠道水洗疗法"，用洗肠机注入经净化的 38 ℃左右的水，进而把肠道表层清洗干净。全程需 30~45 分钟。患者不用自行排便。一般可以洗到降结肠。

使用峻泻剂。甘露醇、硫酸镁、大剂量聚乙二醇，还有中药大黄、番泻叶等。口服后都能起到清肠作用。但只可偶尔为之，绝对不可以作为治疗便秘的药物来长期使用。用这些药物来清肠，一定要大量喝水，同时要吃少渣饮食。

第 4 节　过度清肠的危害

清肠的美容作用有限，而热衷或过度去做，是极其有害的。

1. 损害体质。前面讲过，只有"大肠实火"，才可以适当使用泻剂来清肠，但如果是个虚寒体质的人，过度去清肠，就会越清越寒，越泻越虚。有些肥胖者是因为脾虚造成的，这个时候，我们不分阴阳表里、寒热虚实，一味去清，就起不到减肥的作用。

2. 破坏肠道神经。市售的很多这方面的保健茶，都含有蒽醌类化合物，长期使用就会破坏肠壁神经，引起黑肠变，导致肠功能瘫痪。

3. 引起便秘。洗肠时会导致排便感受器敏感度下降，打乱排便生物钟，使排便反射系统闲置，日久就会造成我们没有便意，不会排便，导致顽固性便秘。

4. 肠道菌群失调。肠道是个相对稳定的内环境，在这个环境内，各种微生物保持着相对平衡状态。频繁洗肠，洗肠液就会破坏这种平衡，导致很多疾病的产生。

下篇　冷眼看热点

5. 破坏肠道屏障。肠道内黏液是第一道屏障，细菌是第二道屏障。洗肠液不仅会平衡菌群失调，还会破坏黏液屏障，造成肠道中性菌和有害菌侵犯肠道组织，甚者还会越过屏障，侵犯肠外组织。

6. 部分维生素缺乏。食物残渣在大肠内细菌作用下，可以合成维生素 B 族和维生素 K，被人体吸收利用。长期洗肠就等同于长期使用肠道抗菌药物，引起维生素 B 族和维生素 K 缺乏。

7. 肠穿孔。洗肠时没有掌握方法，插管粗暴，或进水太多，有造成肠穿孔的风险。

第 5 节　什么时候需要清肠

清肠作为一种治疗手段，必要时使用也会起到独特的效果。

1. 大肠实火导致的高热不退。多合并大便不通，频转矢气，脘腹胀满拒按，按之硬，甚或潮热谵语，手足汗出，舌苔黄燥。可以用中药"大承气汤"，药有：大黄（12 g）、厚朴（15 g）、枳实（12 g）、芒硝（9 g）。注意，要中病即止。

2. 大肠湿热导致的面部痤疮。合并大便干结，舌苔黄腻，可服用防风通圣丸。

3. 粪嵌塞。中医又叫"热结旁流"，粪便结较大粪球嵌塞在直肠，很难自行排出。可以采取特殊灌肠法来灌肠。

4. 孕妇便秘。孕妇便秘很多药物不可以使用，所以多会使用灌肠来通便。

5. 卧床患者。残疾人、年老体弱者，不能自行下床排便，可以用开塞露或洗肠。

6. 结肠检查前准备。口服甘露醇，或硫酸镁，或聚乙二醇 4000，同时多喝水。

7.通过肠道给药。治疗大肠炎、大肠溃疡、大肠息肉等。

第6节　洗肠的注意事项

1.正常人不需要洗肠，除非用于治疗和检查。

2.三种病人不要洗肠：第一是有严重消化系统疾病，像溃疡性结肠炎、巨结肠症、急腹症、消化道出血、穿孔等。第二是肠道肿瘤，肠粘连、肠扭转等。第三是肠道手术半年以内的患者和心血管疾病，心肺肾功能不全，严重大动脉血管瘤。

3.应该在医院进行，最好不要去美容院洗肠。

4.洗肠次数不应过于频繁，每月不应超过2次。

第7节　绿色清肠法

如果说在非要清肠的情况下，建议长期采取以下绿色方法。

1.多食具有清肠作用的食物。据报道，这九种食物清肠作用显著。

黑木耳，肠清洁"钟点工"，所含的植物胶质有很强的吸附能力，可以在短时间内吸附残留于肠道内的不健康物质，起到清洁血液和"洗涤"肠道的作用。

海带，肠蠕动"加速器"。海带属于碱性食物，富含的碘可促进血液中三酸甘油酯的代谢，并防止血液酸化，有助于润肠通便。且热量很低，膳食纤维丰富，能加速肠道的运动。

苹果，肠排毒"仪表"。含促进肠道排毒的半乳糖醛酸、果胶，将肠道中的毒素降至最低。其中的可溶性纤维素，有效增加了宿便的排出能力。

糙米，肠疏通"管道工"。含钾、镁、锌、铁、锰等微量元素，以及大量膳食纤维，可以促进肠道有益菌增殖，预防便秘和肠癌。

魔芋豆腐，肠轻盈"正能量"。魔芋豆腐中含有束水凝胶纤维，大大促进了肠道的生理蠕动，减轻了它每天要承受的"各种压力"。

蜂蜜，肠表情"养颜液"。含人体所需的氨基酸、维生素，促进身体良性循环，保护肠道健康。另外，蜂蜜中的镁、磷、钙等营养元素会调节神经系统，也可以为肠道提供良好的休息环境。

低温酸奶，肠动力"添加剂"。益生菌在肠内无声无息地"繁衍"，协助肠道抵抗有害菌。但随着年龄的增长，肠内的益生菌逐渐减少，加速了肠道老化。唯有大量补充益生菌，才能筑起维护肠道均衡的天然防线。

花生，肠润泽"华容道"。花生入脾经，有养胃醒脾、滑肠润燥的作用。而且，其中独有的植酸、植物固醇等特殊物质，也会增加肠道的韧性，使抵抗外界侵扰的能力不断增强。

芹菜，肠快乐"兴奋码"。芹菜在经过肠内消化时可以产生木质素，这是一种很强的抗氧化剂，有效抑制肠道内产生致癌物，并加快粪便在肠内的运转时间，让肠道"快乐"起来，并保持健康的"运动节奏"。

2. 每天应该摄入 2000~2500 mL 的水（含食物中的水分），最好每天起床后喝一杯温开水。

3. 经常多喝酸奶、益生菌等也能够改善肠道菌群。

4. 每天早晚做一次顺时针摩腹运动。

5. 远离这些物品：香烟、酒精、咖啡因、高糖、高脂肪、高蛋白、防腐剂、添加剂、香精、调料。防辐射、噪音、水和空气污染、杀虫剂、室内装饰材料污染。

6. 减轻精神压力。

第二十六章　底潮别因手潮

　　肛门的第一职责是闭合，所以当受伤后功能下降，表现出来的最直接变化就是一个字，漏！漏气、漏液、漏粪，损伤程度不同，漏的东西也不一样，专业名词叫肛门失禁，这里姑且称作"底潮"。事实上也确实就是底潮，天天漏东西，肛门能不潮湿吗。

　　手潮，是指新手，没有什么经验，技术不熟练，还会犯错误。对于一般的小事，手潮关系不大，错了，从头再来，谁不是从新手过来的。但在人身上的手术，手潮就麻烦了，先介绍我曾经接诊的两个病例。

　　第一个患者来自东北。38岁的何女士这辈子最后悔的一件事就是2年前接受的一次痔疮手术，正是这次手术彻底改变了她的人生。本来并不重的痔疮在就诊后很快进行了手术，原本说得很轻松的治疗过程成了她的梦魇。术后肛门无法正常关闭，稀便经常不自主流出。她放弃了工作，到处求医，结论都是一个，肛门失禁，无法补救。来找我的时候，括约肌松弛，肛门洞开。我的诊断是：肛门完全失禁。原因是括约肌被严重损伤。

　　第二个患者来自河北。黄某，男，52岁。5年前做了痔疮手术后，就出现了令他非常尴尬的事。经常大便偷偷溜出肛门外，他竟然发现不了，只是到了肛门外，污染到内裤，肛周的皮肤感觉出来了才发现。来就医的时候，肛管皮肤完全缺损，再一问，多年前他接受的手术是传统的环切术。我的诊断是：感觉性肛门失禁。原因是肛管皮肤缺损。

下篇　冷眼看热点

这是让我至今记忆犹新的两个病例，痔疮手术后肛门失禁了。

肛门失禁虽然不威胁人的生命，但却严重影响人的生存质量，长期生理上的不便会导致情绪、心理和社会等诸多问题，如社交恐惧和性功能障碍，日久还会使患者身体逐渐衰弱。而且肛门失禁一旦发生就很难挽救，治疗效果不理想，其痛苦和麻烦可能要伴随终身。

手术是一种高风险的医疗行为，这种风险可能即刻呈现，我们叫并发症，也可能是延迟呈现，我们叫后遗症。这种两种风险统称为不良反应。不良反应的发生原因有多种，排除疾病的复杂和不可控性外，就是术者的经验、方法、注意力和态度等医方因素。对于肛门局部手术来说，很多人觉得是小手术，不太重视，也不太看重技术和经验，认为随便找个医生都可以，这是错误的。这里的手术才是重要的，因为一不留神，会带给你一辈子的痛苦，就像上面两个例子。

怎样才能不"手潮"？先从了解"底潮"开始。

第 1 节　肛门失禁也分轻重

肛门失禁是指肛门直肠节制和排粪机能障碍，不能随意排出和控制粪便和气体，不能感知直肠内容物的容量和性质，不能控制夜间排便。

我们常说的"兜不住大便"只是肛门失禁的一种，医学上叫"粪失禁"，指不自主排出固体粪便和液体粪便，是比较严重的肛门失禁。对肠道的气体和液体不能随意控制也是肛门失禁，程度上较轻。临床上根据失禁的程度轻重进行以下分类。

1.完全性肛门失禁：肛门失去控制粪便、黏液和气体的功能。

2.不完全性肛门失禁：肛门能控制固体粪便，但不能控制液体粪便和气体。

3.感觉性肛门失禁：直肠和肛门局部失去对肠内容物的感觉，经常有少量液体粪便、黏液或气体不自主排出。

4. 便急：当直肠腔粪便积聚到一定量时，或腹泻时产生强烈的排便需要，而此时周围环境又不具备排便条件，需要人为控制排便，如果通过收缩肛门仍不能抑制并延迟排便至少5分钟，就叫便急。

第2节　肛门控便的机理

在探讨肛门失禁发生的原因之前，我们先看看肛门是如何发挥闭合作用的。

肛门是人体消化道的出口，承担着排便和闭合消化道防止肠内容物漏出的作用。肛门的控便作用分静息和应急两种状态。

一、静息状态下肛门控便机理

静息状态即肛门处于一种静止和休息的状态，是指在排便和有便意以外的时间里，此时肛门保持一种持续的不知疲倦的无意识关闭状态。

那么这种闭合作用是哪些因素在发挥作用呢？我归纳为神经、肌肉、角度（肛管和直肠的夹角）和肛垫四大因素，如果其中一种或多种因素出现问题即会导致肛门闭合功能障碍而失禁。

（一）神经因素

神经因素包括神经和神经中枢，是他们控制、指挥着肛门直肠肌肉的活动及局部的感觉系统来实现肛门的开合，完成排、控便动作。

与肛门直肠有关的神经中枢有两个，高级中枢位于大脑皮层，低级中枢位于骶脊髓内，两者通过脊髓神经相连。肛门直肠通过盆腔的神经与低级中枢相连。因此，上到大脑中枢，中到脊髓，下到盆腔的神经，构成了控制肛门直肠的神经系统，这一系统如果我们用一棵树来比喻，那么树根就是大脑中枢，树干就是脊髓，树枝就是肛门局部神经。其中如果中枢受损将导致肛门肌肉瘫痪，肛门松弛而失禁。如果肛门直肠局部神经受损则影响具体支配的组织功能。

肛门除内括约肌外是由来自于骶2至骶4的肛门神经支配，肛门神经从两侧经过坐骨直肠窝到达肛门，支配肛门外括约肌、肛提肌、肛缘皮肤。该神经受主观意识控制，我们在做提肛锻炼时就是通过该神经发挥作用的。临床在行坐骨直肠窝脓肿手术时要避免对它的损伤。

直肠及肛门内括约肌是由植物神经支配，发自骶前神经丛，分交感和副交感神经。我们便意的产生就是通过该神经感知的。位于肛门直肠交界附近的排便感受器就属于这类神经，损伤后会导致感觉性肛门失禁。

（二）肌肉因素

肌肉因素包括肛门周围的内外括约肌和来自于盆底的肛提肌，是肛门闭合的最刚性最主要因素。

静息状态下参与肛门闭合的肌肉主要是肛门内括约肌、肛门外括约肌的Ⅰ型肌纤维和耻骨直肠肌，其中内括约肌的作用占其中75%~85%，是肛门闭合的最主要肌肉。如果手术损伤或先天性缺乏，肛门就处于松弛状态，出现漏气、漏液或粪失禁。

肛门外括约肌的Ⅱ型肌纤维只是在腹压突然升高时能快速自主收缩，控制排便。耻骨直肠肌起自耻骨后方的两侧，在阴道和肛管的侧方穿行，主要控制固体粪便的排泄，其持续的静止张力使肛管和直肠保持一定的成角。

（三）角度因素

角度因素是指肛管和直肠交界处形成的角，临床叫肛管直肠角或直肠会阴曲，是现在被认为肛门自治的重要因素。

角度为何有闭合作用呢？一根水管直线状态下流量最大，当从中间折弯后流量就减少，如果折到90°或小于90°，就会阻断水流。肛管直肠角闭合肛门就是这个道理。维持该角度的力量是耻骨直肠肌，通常状态下处于90°左右，排便时约130°，直肠脱垂的患者近乎180°，故直肠脱垂的患者多伴有肛门失禁。

如果耻骨直肠肌被切断就会加大肛直角，导致闭合功能下降。肛门（直肠）癌手术该角度被破坏，一般通过人工的方法再造一个角度来防止失禁。

（四）肛垫因素

肛垫因素是直肠下端的轻度黏膜隆起，过去被认为是内痔，由于在很多正常人体中发现，所以认为这样的隆起是人体的生理需要而不是痔，在肛门闭合时起"衬垫样"作用，并命名肛垫。

肛垫内主要有动静脉、窦状静脉及起固定作用的结缔组织，肛垫的大小受多种因素制约，如果手术时肛垫被完全清除，就可能会出现轻度的漏便现象。肛垫表面分布着丰富排便感受器，如果肛垫被严重损伤也会出现感觉性肛门失禁。

二、应急状态下肛门控便机理

应急状态是指生理上有排便需要而周围环境不允许排便需要人为控制使肛门闭合的状态。当直肠腔的粪便积聚到一定量或有稀便时，会刺激直肠壁使直肠产生收缩，同时肛门内括约肌会不自主扩张，此时如果不加以人为控制，粪便就会被排出。我们通常会收缩肛门来制止排便。那么这一过程是如何完成的，为何有时能控制，有时又不能控制（便急）呢？

收缩肛门时首先收缩受主管意识支配的盆底横纹肌，包括肛门外括约肌和肛提肌，内括约肌受到外括约肌的压迫就会收缩，使肛门强行闭合，同时直肠壁肌肉松弛，一次排便活动就被终止。这一过程的顺利完成是建立在神经反射弧正常，直肠的容积和顺应性正常，内外括约肌健全的基础上。如果内括约肌缺损或被损伤，单纯的外括约肌收缩难以持久，就会导致肛门失控而失禁。外括约肌是骨骼肌，易疲劳，一般持续收缩闭合肛管只能维持约一分钟，超过这个时间肛管就失控。

所以应急状态下能否有效控制排便，内、外括约肌因素至关重要，尤其是内括约肌。

第3节　肛门失禁的原因

　　通过以上分析，我们得出凡损伤和影响到神经、肛门肌肉、角度和肛垫四要素都是肛门失禁的原因，针对这些发病原因，我们就可以有效进行预防。

一、中枢及神经因素

　　中枢神经系统疾病，如大脑肿瘤、外伤、脑血管意外等。脊髓及骶尾神经受损，如脊髓肿瘤、脊柱裂、脊髓脊膜膨出、脊髓手术及外伤等。盆腔神经受损，如长期便秘时盆底过度牵拉造成阴部神经变性、肛肠手术损伤肛门神经、产妇分娩过程中损伤盆底肌神经。

二、肛管及盆底肌肉因素

　　先天性肛门闭锁及直肠脱垂，肛门括约肌缺失或不完全缺失。产伤导致肛门括约肌机械性断裂，有研究称产妇产后3个月粪失禁的发生率可达9.6％。在一项有62例与产科操作有关的粪失禁的研究中，通过直肠内超声检测，发现90％的患者有外括约肌损伤，65％的患者有内括约肌损伤。肛门直肠手术对肛管肌肉的损伤也是肛门失禁的主要因素，将在下节专门论述。手术后导致的肛周瘢痕、肛管畸形、黏膜外翻也是肛门不全失禁的常见原因。此外，长期腹泻、肿瘤、放疗、克隆氏病等可能破坏括约肌功能而发病。

三、肛管直肠角因素

　　耻骨直肠肌是维持肛管直肠角的主要因素，如果受到损伤就会加大这一角度，出现肛门闭合功能障碍。高位脓肿和肛瘘手术可能会损伤到耻骨直肠肌。此外，如果肛门向前移位，也会加大肛管直肠角，手术时应保护好肛门后侧的固定组织肛尾韧带。

四、肛垫因素

治疗内痔的一些不合理术式。

五、直肠因素

直肠容积过小及顺应性降低使得很少量的粪便就会刺激排便导致肛门失禁。直肠炎、直肠脱垂、直肠切除、回肠储袋过小等导致直肠容量过小。糖尿病、全身硬化病患者结肠运动失调可导致便秘、腹泻、细菌过度生长和获得性巨结肠，如果伴内括约肌萎缩则导致肛门自治困难。

第4节 高风险的肛肠术式

无论国内或是国外，肛肠术后肛门失禁屡有发生，那么临床上哪些疾病和手术有这一风险呢？

在肛肠手术中传统的痔环切除术和高位肛瘘切开（挂线）术被认为是最有可能发生肛门失禁的术式。

痔环切术由 Whitehead 首创，手术时完全切除痔核的生长区域，然后将肠腔的黏膜和肛缘的皮肤对接缝合。优点是痔核切除彻底，缺点是肛垫、肛管皮肤被破坏，导致肛门闭合不全和感觉性肛门失禁。该术式目前一些普通外科医生仍在使用。

高位肛瘘和脓肿被公认为是疑难病，由于病变部位超过肛管直肠环，传统的手术方法在切开病灶的同时也切断了肛管直肠环。肛管直肠环是肛管壁肌肉的集合体，1934 年，英国学者 Millgan-Mongang 提出了肛门直肠环的概念，认为只要不切断肛门直肠环不会引起肛门失禁。国内目前的手术方法，包括挂线法，都难免会切断肛管直肠环。所以高位肛瘘切开（挂线）术是肛肠病中对肛管肌肉损伤最重的手术，如果不在手术方法上加以改进，术后必将出现不同程度的肛门失禁。

下篇　冷眼看热点

女性前侧肌肉比较薄弱，手术时稍有不慎也会出现肛门失禁。所以前侧位肛瘘，即使是低位，切开时也应慎重。前侧位肛裂，在行括约肌松解术时最好避开前侧选择在侧位或后位。

环状混合痔的结扎手术，往往会出现肛垫、齿线和肛管皮肤被过度破坏，造成术后狭窄、黏膜外翻和感觉性肛门失禁。所以这类手术要注意保留皮桥和黏膜桥。

一些外涂药治疗痔疮和肛瘘、肛裂的方法，由于这些药具有较强的腐蚀性，对肛管和肛缘皮肤造成广泛损伤，也会造成术后疤痕过重，肛门闭合不严，出现不全失禁和感觉失禁。

一些肛肠病术后会出现暂时的液体失禁，造成术后肛门瘙痒，一般经过3月至半年的时间可以自行恢复。

肛肠手术导致肛门失禁毋庸置疑，但并不是等号关系，了解肛门闭合的原理，科学设计手术方案，合理规避高危因素和保护肛管组织，是完全可以在治疗疾病的同时避免肛门失禁的发生。

第5节　肛门失禁的治疗方法

肛门失禁的治疗应按发病原因及损伤范围选用不同的治疗方法。肛门失禁如是继发于某疾病，则需治疗原发病灶，如中枢神经系统疾病、代谢性疾病、肛管直肠疾病等，治疗原发疾病，肛门失禁有的可治愈，有的可改进。

一、非手术疗法

1.促进排便：治疗结直肠炎症，保持大便正常，避免腹泻及便秘，避免服用刺激性食物，常用多纤维素食物。

2.药物治疗：金匮肾气丸有补肾气强肛门的作用，久服有改善肛门功能的作用。

3.肛管括约肌操练：改进外括约肌耻骨直肠肌、肛提肌随意收缩能力，增加肛门功能。

4.电刺激：常用于神经性肛门失禁。Caldwell（1963年）将刺激电极置于外括约肌内。Hopkinson（1966年），Macleod（1979年）用塞和肌电计刺激括约肌和盆底肌，使之有规律收缩和感觉反馈，均可改善肛门功能。

二、手术疗法

由于手术损伤和产伤或外力暴力损伤括约肌致局部缺陷。先天性疾病，直肠癌肿术后肛管括约肌切除等则需进行手术治疗，可采用括约肌修补术，直肠阴道内括约肌修补术，骨骼肌移植术，括约肌折叠术，皮片移植管成形术，括约肌成形术等，自体脂肪注射术，人供肛门括约肌植入术，结肠造口术和前结肠灌洗术，等等。

需要说明的是，无论何种治疗手段都很难完全恢复肛门的功能，或存在一定副作用，所以对肛门失禁预防才是最重要的。

下篇 冷眼看热点

附篇一　长痛不如短痛

　　徐某，男，26 岁。爸妈带着来看病的。妈妈说，这孩子平时胆小，尤其是怕疼，一说上医院，百分百是躲。这次，没办法了，才来看。我看了看面前这个 26 岁的大"孩子"，面无血色，非常消瘦，根据自己的经验，从指甲盖和眼睑上看存在严重贫血，血色素不会超过 6 g。爸爸说，一周前刚查，是 5.6 g。这是什么概念？他的血管里流淌的血液只有正常人的一半，其余的一半是水。他自己说，现在已经上不了班了，走路稍快点，就接不上气，更甭说上楼了，所以就想睡觉。这一起源于拉血，半年前身体好好的，后来因为便血反反复复，有段时间就是直接喷血。我说你为何不早点来？他说，看网上别人都说这个手术很痛，而且术后还会复发，这样的话，我就想忍忍也许就好了。没想到越来越重，现在实在是扛不住了。我给他查了查，结论：内痔Ⅱ期，失血性贫血。处理意见，先输血，然后马上手术。这回他同意了。

　　是手术，就会有疼痛，这是不争的事实，尤其是肛肠手术，有人还把肛肠手术的疼痛排在各种疼痛的首位。但是像小许这样宁愿长痛而躲避短痛，最后长痛短痛一个也没少，你说他傻还是聪明？

　　现在和小许有同样想法的人很多，临床上经常碰到很多患者，确实早就该治疗了，但就是一拖再拖，理由只有一个，怕痛。

　　肛肠手术真的有这样恐怖吗？

一、肛肠手术痛为何让人恐惧

手术都会痛，为何唯独肛肠手术的疼痛让人记忆深刻，让人恐惧，让人色变？这主要是因肛门直肠的特殊性决定的。

1.肛门感觉敏锐：肛门是消化道的出口，由于其承担着排便任务，人类在长期进化过程中，使支配肛门的神经异常丰富，肛门局部较身体其他部位对各种刺激异常敏感，所以哪怕是麻醉针刺、切割和结扎时的牵拉等手术操作时都会感到非常疼痛。

2.肛门括约肌痉挛：肛门括约肌分内括约肌和外括约肌，内括约肌主要承担闭合肛门的作用，是直肠壁肌肉的延续和终端，属于平滑肌。平滑肌的特点是非常容易痉挛且不受主管意识控制，当处于暴露状态受到肠腔分泌物、粪便、手术牵拉等化学和物理的刺激都会不自主发生痉挛，痉挛后会加重肛门局部缺血和水肿的发生，使疼痛加重。

3.排便：肛门在排便过程中会反复扩张、收缩，牵拉手术创口，加重疼痛。同时若粪便异常，干燥或腹泻也会刺激创口。所以很多肛肠患者把术后排便叫过关，有人甚至通过禁食来控制排便希望逃过这一关。但这是错误的，一方面禁食导致营养缺乏会影响创口愈合，另一方面肛门也需要在"活动"状态下修复才不影响以后的功能。

二、肛肠手术疼痛的分类

以上从肛门的特殊性谈肛门手术痛的原因，但具体到每位患者身上，其疼痛的原因又不同，我们通常将术后疼痛分成以下几种，一个患者的疼痛性质属其中一种或数种。

1.创口痛：是由于手术切开组织后神经末梢暴露造成的。主要发生在术后数小时内和排便过程中和过程后，平常状态下不明显，一般可忍。特点是疼痛程度与手术创口多少和创面大小成正比，也会随着时间的延长会逐渐减轻或消失。

肛周脓肿手术创口痛的峰值与其他疾病有所不同，一般出现在术后5日左右，主要是因为此时脓腔的腐败组织才脱落，神经末梢才会暴露。此后随着肉芽的生长，神经末梢被覆盖，疼痛也会减轻和消失。

2.括约肌痉挛痛：主要是因为组织损伤过多，创面过大，内括约肌暴露，或内括约肌遭到结扎，或组织水肿、血栓的刺激，都会导致肛门内括约肌痉挛，产生剧烈疼痛。发生在术后数天内，疼痛剧烈，难以忍受，呈持续性或有规律的阵阵发作，有的患者形容为阵阵抽搐样痛，严重时会合并排便排尿困难。

3.并发症痛：主要是因为不合理手术造成了术后肛门水肿、血栓、感染等并发症的出现。发生在术后数天内，突然发生，疼痛程度较重，随着时间的延长会递减。

4.瘢痕痛：是手术创口愈合后的瘢痕挛缩造成的，瘢痕越重越易出现。一般出现在术后一月后，表现为一过性针刺样痛，程度不重。

三、肛肠手术痛有对策

肛肠止痛切忌单一化、简单化、盲目化，应该分析发生的原因，从疼痛的源头抓起，我们主张预防性止痛，治疗性止痛。

1.改变麻醉方法：麻醉是手术第一关，由于肛肠手术多采用肛门局部浸润麻醉，而肛门局部又异常敏感，在麻醉进针时患者会感到疼痛。我们通过改善麻醉方法来减轻此种疼痛。由于肛门神经是从肛门两侧发出，在肛门前后交叉，因此，肛门前后侧的感觉相对迟钝，可以先从后侧进针，再通过细针、慢推和推药进针的方法就可显著减轻肛门麻醉时的疼痛。此外，单纯的内痔注射、结扎和肛乳头瘤手术采用从齿线处进针的肛管麻醉，因为齿线处的痛觉敏感度较肛缘外要显著迟钝。复杂肛瘘、高位肛瘘、肛周脓肿及环状混合痔采用骶管麻醉或腰麻，但要注意观察术后尿潴留。

当然，如果采取全麻，这就不成为问题了。

2.局部长效麻醉：这方面内容目前临床比较热衷，因为可以立竿见影。使用最多的药是亚甲蓝。亚甲蓝本不是止痛麻醉剂，为一氧化还原剂，原主要用于治疗氰化物中毒、亚硝酸盐（包括烂白菜及腌渍不好的蔬菜、酸菜等）及苯胺类引起的中毒。还可治疗治尿路结石、闭塞性脉管炎、神经性皮炎等。由于其注入皮下可刺激末梢神，致神经髓质受损，起到神经阻滞作用而止痛，这种对神经髓质的损伤是可复性的，约30天后，新的髓质生长，感觉可恢复正常。因此被肛肠医师大量用于手术的创面止痛。但该药在注射后5小时内有强烈刺激作用，须与其他麻醉药配合使用。使用时浓度也不可过高，防止注射局部皮肤溃疡。

3.改变手术方法：不合理手术方法是导致肛门难以忍受疼痛的最主要因素，因此预防术后疼痛首先要从手术本身开始。从原则上讲创伤越小的手术痛苦越小，应避免那些对肛门皮肤、肛管肌肉造成严重损伤的手术，如痔环切术、激光及冷冻等；应避免那些对局部产生持续刺激作用的手术，如肛瘘和脓肿挂线术、外痔结扎术、外涂腐蚀药等。PPH手术从理论上讲痛苦小，但实际临床上也会出现严重的术后疼痛。

4.中枢镇痛：即使用直接作用予中枢神经系统的镇痛药，此类药作用强大，但持续时间短，有一定副作用，反复应用易致成瘾，因此一般只针对术后数小时内的疼痛暂时使用。

5.排便和换药无痛处理：大便干燥、黏稠和腹泻都会刺激肛门加重疼痛。对有便秘史的患者术后应给予通便药，对术后排便困难应及时使用开塞露协助排便。术后换药时，操作要轻柔，避免过多过强刺激创面。

6.心理干预：由于对肛肠手术的固有恐惧心理，术前多处于紧张状态。紧张后不仅降低机体对麻醉药品的敏感度，还可造成交感神经兴奋，导致周围血管收缩、心跳加快、血压升高，呼吸困难、尿潴留、胃肠蠕动减弱便秘。因此，消除紧张的心理状态是必要的。对过度紧张的患者给予鲁米那，术中尽量做深呼吸，术后全身放松，尤其是肛门放松，将有利于大小便的顺利排出，在一定程度也可防止并发症的发生。

综上，肛肠手术是一类独特的手术，手术疼痛有多方面的原因，随着医学的进步，虽然目前做到"全程无痛"还有点难，但对此产生过度的恐惧完全没有必要，更不要因此耽误了疾病的治疗。长痛不如短痛，更何况这种"短痛"已经被大大缩短，很多患者说，已经可以忽略不计。

附篇二　淡定就是造化

多年前听到这么一段对话。

刚手术完的患者，还是担心自己的病情，问："医生，这次手术完我就能好了，是吧？"医生想了想，很有智慧地回答说："这就要看你的造化了。"

这句话表面听起来是在踢皮球，那有没有道理呢？我认为有，而且有大道理。

有人可能会说，你们医生就会推卸责任，手术没做好，还骂人，还搞迷信。非也，这里谈这个话题不是这个意思，是有原因的。

有些患者会经常问到这样的问题："医生，我隔壁的床位为什么手术后一点都不痛？而我痛得都下不了床。"出院了还会问："医生，我隔壁的床位早就好了，我怎么到现在还不好？" 当然这很正常，是人都会比较，而且比好不比坏，谁不希望自己顺顺利利别有事。

问问题没错，担心自己，对自己负责，有问题早发现早处理，不是少受罪嘛。但问题是，有这么一些人，你回答了，你解释了，没用，还是要问，反复问。不仅是问，还吃不下，睡不好。什么问题？心态。

一、做梦都在出血

27 岁的小冯有 5 年痔龄，总是出血，最近决定做个了断。他上网查阅了大量资料，手术有可能会出现的问题，他都能背出来，但他最担心的是出血。来诊时我不记得他问了多少问题，也不记得一个问题重复问

342

了多少遍。术中他不住在哆嗦，手术都做完了，他的臀部肌肉还在颤动。第二天查房，他说晚上没睡一会儿，就是那一会儿合眼的工夫还做了个可怕的梦，梦见自己大出血。术后三天正常出院，他的问题一直不断。术后第七天的一个深夜，被一阵电话铃声惊醒，值班医生说，出院的某某床位患者因出血被救护车送来了。我赶到医院一看是他，心想，怎么会就是他。他告诉我，回家后，依然很紧张，就是担心出血，只要是大便，他就观察，还拍照，但之前一直都挺好，今天晚上就出血了。经过检查，并无大碍，就是正常痔核脱落，创面少量渗血，而且已经不出了。我说你能不能淡定点，总这样对你康复不利。他答应我试着去做做，后来还算"争气"，两周后来复查，一切正常。

像小冯这样的过度紧张心态其实大有人在，有人表现在术前，有些人表现在术后，还有人表现在术中。这种心态的产生一方面来自于遗传与性格，另一方面来自于片面的知识。知识多了，或者片面的知识，自己又没有甄别能力，它们就会在大脑中打架，搅乱你的思维，搞坏你的心态。所以这样的知识不需要多，而需要正，正确的知识才会带来正能量。

二、紧张并发症

紧张其实是一种恐惧，这种恐惧既来自对未来的未知，又来自于对已知的误解。这种紧张恐惧的心态是人体健康的大敌，从生理上看，会出现心率加快、血压升高、头晕、心悸、心慌、食欲不振、消化不良，肠胃失调、四肢乏力、容易疲劳、经常头痛、肌肉紧张、失眠、多梦、糖尿病、心脏病、中风等，从心理上看，会出现焦虑、抑郁、情绪暴躁、注意力分散、厌烦等。

小胡因为术前太紧张，所以他的手术申请用腰麻。手术台上虽然下肢已经完全不能动弹，但他还是在喊痛。麻醉师说，太少见了，麻药都加了量。通过比较上下身的感觉，已经完全不痛了，但是要手术，他就是不干，没办法，又加用了全麻，这才让他安静下来。

对过度紧张者来说，如果是局部麻醉，同样疾病的两个人，紧张者至少要多出 30％的药量才能获得同样的麻醉效果。在术后疼痛、水肿、排便困难、排尿困难、腹胀、出血、康复时间延长等方面，紧张者都会出现正相关效应。

所以，不要小看这精神的力量，一个淡定的心态对快速康复有多重要，此时，淡定就是最好的造化。

三、淡定有门，你可以的

赵女士的病不轻，看上去也很紧张，但她无论是手术，还是术后换药，都配合得非常好，每次在台子上，她从来不喊不叫，但口中念念有词，速度很快，不细听，还以为她在念阿弥陀佛，但不是。有次我问："你念的张××谁啊，你老公吗？""儿子。"她说我一念儿子就不紧张了。真有办法。

紧张是一种性格，大部分是与生俱来，或受环境影响，虽然我们知道紧张有诸多危害与不好，但这种东西不是说不就能做到的。但是淡定也并非无门，不要小看自己的学习能力，改变自己有时就是一念间的事。

正念很重要，上网查询，多方打听，没有错，但最好让专业人士来告诉你是怎么回事，该怎么办。找一个信任的医生，把自己交给他，比你自己瞎闯瞎撞要强一百倍。很多患者自以为自己功课做得很好，有时把自己当专家了，往往这时候麻烦就来了。

分散或转移注意力。赵女士做得就很好，不去想医生在干嘛，或者进行到哪一步了，而把注意力放到自己开心的事上，放不过去就默念，有声念也可以，实在不行，数数也可以。术后不要紧抓不松手，注意力转移得越早越好，除了遵医嘱外，干别的事，把它忘掉。

比不足。相信自己的选择，看看有多少人走了弯路，自己是幸运的。

想想从患病中收获到什么？不要把疾病看成一件绝对坏事，结识了医生，结识了病友，获得了防病知识，提高了健康意识。一次就医经历，就是一次重新思考人生的过程。

这样做，难道你不可以吗？

四、心中有数不恐惧

有痔不在年高，20 岁的小唐患痔已近 3 年了，高中阶段学习紧张，就是出血很严重，也只能用药来控制，现在进入大学了，总算有时间来"收拾"它了。手术很顺利，但术后有一个问题让他难以忍受。手术后小便变得异常困难，每次小便站在便池前使了半天劲，也只能挤出一点点，手术当天，膀胱胀得实在难受，最后只好导尿。两天后，年纪轻轻在身上总挂着个尿袋不方便，也不好意思，就拔了尿管，结果小便又恢复原样。没办法，只好又插上了尿管，这次不敢马上拔了，一直带了一周，后来才没事。自己没有前列腺肥大，术前也没有小便困难，做痔疮手术怎么会影响到小便呢，他不明白，这到底是怎么回事呢？

小唐的情况是肛肠手术后常见的一种反应，出现后完全不必大惊小怪，如果正确认识，合理处理，就不会出现这样两次导尿的情况。肛肠手术后还有哪些反应？我们一起来做到心中有数。

（一）疼痛

没有一个肛肠手术能绕开疼痛这个话题，虽然很多宣传都在卖"微创""无痛"标签，但真正能做到，又有几家。

肛门术后的疼痛分两种，反射性痛和炎症性痛。因为人体肛门区域神经丰富，属脊神经支配，痛觉非常敏感，所以手术创伤和炎症刺激都可导致疼痛。疼痛有以下原因：

1.患者因恐惧，对疼痛极度敏感，肛门括约肌处于紧张状态，稍有刺激便可引起疼痛。这种疼痛主要出现在手术时和术后换药。

2.术后感染，创口水肿，便秘、异物刺激亦可引起疼痛。

3.肛门狭小，大便时用力撕裂肛管皮肤引起疼痛。

4.创伤面较大，愈合后瘢痕过重，瘢痕挛缩压迫神经末梢而引起疼痛。

处理：对轻度的疼痛不需处理，疼痛剧烈者根据情况分别处理。如口服或注射强痛定等止痛药。排便困难者服乳果糖。瘢痕性疼痛,轻者无需处理,重者用中药坐浴熏洗。炎症性痛行抗炎治疗,如炎症已化脓应及时切开。

（二）肛缘水肿

肛缘水肿也是肛肠手术后常见反应,水肿后会加剧肛门疼痛,水肿发生的原因是多方面的。

1.手术时肛缘组织过多被切除或结扎、切口过多及切口选择不合理等,致局部血液和淋巴回流障碍,血管通透性增加,水分在组织间隙中潴留。

2.肛缘静脉团剥离不充分。

3.术后敷料填入不均及大小便困难,下蹲过久。

4.紧张导致内括约肌痉挛

处理:轻度的水肿都可以慢慢自行吸收,不必反复去修剪。可以口服迈之灵,用消肿止痛洗剂外洗,局部换药时用40%高渗盐水湿敷,或用金黄膏外敷。水肿甚者,可手术作减压切口。

（三）腹胀

肛肠术后出现腹胀的原因主要有:

1.麻醉,尤以腰麻和骶麻明显,出现在术后当天。

2.包扎创口的敷料过多过紧,使肛门无法排气。

3.术后卧床,肠蠕动差。

4.过食奶、糖等食品。

处理:先用腹部热敷,在征求医生同意后适当松弛包扎创口的绷带,也可请求医生给予肛管排气,必要时口服理气助消化药、木香顺气丸、四磨汤等。

（四）发热

主要原因有:

1.术中失血、出汗失液,身体抵抗力下降,导致感冒发烧。

2.术中使用的药物反应,如一些硬化剂和枯痔液。

3.输液反应。

4.手术消毒不严格,引起局部感染。

处理：先查明是否局部感染，通过血常规检查和肛门局部检查一般可以确诊。若确为局部感染，应及时予以感染部位手术切开，全身抗感染。若不是局部感染，再考虑其他原因，给予对症处理。

若没有其他症状和体征，体温不超过 38 ℃者，应考虑为药物吸收热，无须特殊处理，一般 5~7 天可自行缓解。

（五）便血

肛肠手术多是开放伤口，主要采用局部压迫止血，术后几天时间每次排便时少量出血，便后自止，属正常情况。若出血不止，应立即找医生处理。肛肠术后便血有以下原因：

1.术中遗忘小动脉未结扎或术后结扎线脱落。

2.创口包扎时未压紧。

3.术后当日即排便。

4.术中使用肾上腺素，术后小动脉出血。

5.注射硬化坏死剂后，痔核坏死感染大出血。

6.使用激光治疗，小动脉暂时凝住不出血，但术后患者一活动，小动脉即破裂出血。

7.患者合并有出血倾向的内科疾病，如白血病、凝血因子缺乏、肝硬化、高血压等。

处理：先查明出血原因和出血部位，局部通过使用明胶海绵、云南白药并加压包扎或结扎出血点。全身使用止血药，如立止血、维生素 K、止血敏等，并适量使用抗生素。失血较多者还应补液、输血、纠正水电解质酸碱平衡。嘱患者控制大便，尽量卧床休息。

（六）大便困难

主要原因有：

1.患者对排便时引起的肛门疼痛产生恐惧，有意延长排便时间，使粪便中水分被过度吸收而干结，导致排出困难。

2.术中过度紧张，交感神经兴奋，抑制肠蠕动。

3.术后卧床、活动减少使肠蠕动缓慢

4.饮食中纤维素少。

处理：肛肠术后首次排便可用开塞露协助排便，以后可服用一些润肠药预防，如蜂蜜、芪蓉润肠口服液等，也可服用杜秘克、乳果糖来软化大便。

（七）小便不畅

主要原因有：

1.麻醉因素。麻醉使膀胱膨胀感觉迟钝或消失，膀胱过度膨胀失去张力。

2.尿道括约肌痉挛。术后肛门疼痛，使肛门括约肌痉挛，由于肛门括约肌和尿道括约肌属同一神经支配，结果尿道括约肌也痉挛。

3.卧床后改变排尿习惯。

4.肛门局部或肠腔敷料填塞过多，压迫尿道。

处理：可以采用以下方法。

1.热水袋敷小腹和肛门会阴。

2.人造水滴声刺激，造成条件反射，增强排尿感。

3.征求医生同意后松解包扎绷带。

4.鲜生姜或生大蒜刺激尿道口。

5.肌肉注射新斯的明 0.5~1 mg，或 0.5% 普鲁卡因 10~20 mL 行长强穴封闭。

6.在脐下四横指腹部正中线，用指尖垂直向下按压片刻，当产生尿意感时即去排尿。

7.500mL 生理盐水灌肠，松驰肛门而使尿道括约肌也松弛。

8.膀胱过度充盈，采用导尿。

9.术后第一次小便排出后，如仍感小便不畅，可通过口服中药八正散或车前子少量代茶饮来治疗。

（八）肛门瘙痒

肛肠术后肛门瘙痒，可能有以下几种情况：

1.创口愈合过程中的正常反应，一般在愈合后期，伤口爬皮，创缘可瘙痒，不用治疗可慢慢消失。

2.一种是对术后外用药膏或洗药过敏，可出现肛周皮肤潮红，起丘

348

疹等。

3.手术破坏肛门腺体，肛腺液流出刺激肛周皮肤，或手术损伤肛门括约肌，使肛门闭合不严，肠液漏出刺激肛周皮肤。

处理：参看肛周皮肤病一章。

附篇二 淡定就是造化

结语　医患间架彩虹

　　我一直在想，医患间到底是一种什么样的关系，在今天的中国，一个普通的医生能为这种关系的构建与改善做点什么？

　　什么是关系？人或事物之间相互作用、相互影响的状态。所以，既然是关系，那就是相互间的，如果我们过度强调一方的主导作用，或一方的弱势地位，那这种关系就会失去平衡，就会产生冲突。

　　医生离不开患者，患者也离不开医生，既然谁都离不开谁，那就坐下来谈谈怎样合作。所以我认为，医患间应该是平等互助的关系。

　　难道我们不应该感谢患者吗？虽然抓贼的人总是希望天下无贼，医生则希望众生无病，但前提是建立在强有力的防控手段上。防控手段从哪儿来？医患合作。我始终认为，患者是医生的最好老师，越复杂的病情教给你的会越多，所以嫌麻烦就是拒绝学习。

　　2011年我主动去援疆，有人问，为什么要去那么艰苦的地方？当时我没有回答。一年后当我回京汇报时，面对着全院职工，我说："援疆，支援了新疆，也成就了自己，是我的人生加油站，事业助推器，意志磨炼场。"所以我要感谢新疆。

　　2014年医院成立医联体，这是我国推进分级诊疗所作出的最有实际意义的一次尝试，我再次投身到这种"上门服务"的活动中，再忙我都会每周抽出半天时间下社区。半年多的实践表明，患者真正需要这样的服务，在这里，医患关系非常融洽。

　　任何的付出都会有回报的，我的患者对我是信任的，他们甚至说："找王医生看病，不用多问，把自己交给他就行了。"很多热心的患者在他们康复后，这种关系并没有结束，不仅没有结束，还得到了升华。他们自发成立了患者服务团，义务帮助新老患者就医和康复。他们在医患间搭建起一座桥梁，架起了一道彩虹，为医患间的合作扫清障碍。他们的付出非常值得尊敬。

希波克拉底说："余之唯一目的，为病家谋福，并检点吾身，不为种种堕落害人之败行。"

我说："我是个医生，但我选择站在患者一边。当一个人把健康乃至幸福都托付给了你，这是怎样的信任？唯有赤诚以待，全力以赴。"

结语 医患间架彩虹

351